“十三五”职业教育国家规划教材

高等职业教育航空运输类专业系列教材

航空保健与急救

梁　军　许爱莉　主　编

贺　晴　熊越强　魏　彬　副主编

科学出版社

北　京

内 容 简 介

本书是基于海南省高等学校教育教学改革研究项目“基于国家、行业标准的空中乘务专业医疗类课程教材建设的研究”（项目编号Hnjg2016-95）的教学成果编写而成。

本书由航空保健篇和航空急救篇两篇共十章组成。航空保健篇主要介绍人体基本结构和生理功能、航空生理学基础、航空飞行心理保健、航空飞行营养保健、空勤人员常见病预防；航空急救篇主要介绍机上急救基础、应急医疗设备及使用、机上急救技能、机上常见病症的急救、实操训练。这些内容是航空服务类专业学生应当具备的医学素养，也是其将来从事空乘工作进行自身保健和机上急救必备的知识和技能。

本书可作为高等职业学校和高等专科学校空中乘务、航空服务等专业的教材，亦可供其他相关专业和职业培训使用。

图书在版编目（CIP）数据

航空保健与急救 / 梁军，许爱莉主编. —北京：科学出版社，2019.8
（“十三五”职业教育国家规划教材·高等职业教育航空运输类专业系列教材）
ISBN 978-7-03-061818-4

Ⅰ. ①航… Ⅱ. ①梁… ②许… Ⅲ. ①航空卫生学－高等职业教育－教材 Ⅳ. ① R851

中国版本图书馆CIP数据核字（2019）第137870号

责任编辑：高立凤 杨 昕 / 责任校对：王 颖
责任印制：吕春珉 / 封面设计：东方人华平面设计部

科学出版社 出版
北京东黄城根北街16号
邮政编码：100717
http://www.sciencep.com

新科印刷有限公司 印刷

科学出版社发行 各地新华书店经销

*

2019年8月第 一 版 开本：787×1092 1/16
2021年1月第三次印刷 印张：12 1/4
字数：290 000

定价：49.00元

（如有印装质量问题，我社负责调换〈新科〉）
销售部电话 010-62136230 编辑部电话 010-62195035

高等职业教育航空运输类专业系列教材
编写指导委员会

序

FOREWORD

民用航空业（以下简称民航业）是我国经济社会发展的重要战略产业，“十二五”期间，民航业处于较快的发展阶段，主要发展指标保持两位数的增长。按照建设民航强国战略“两步走”的推进方案，至2020年我国将初步建成民航强国。“十三五”是实现民航强国战略构想的重要时期和全面夯实民航强国建设基础的关键阶段。《中国民用航空发展第十三个五年规划》提出：“到2020年，基本建成安全、便捷、高效、绿色的现代民用航空系统，满足国家全面建成小康社会的需要。”同时指出：“完善现代民航教育培训体系。以行业需求为导向，建成与民航持续安全和民航强国建设相匹配的教育和培训体系。”《民航教育培训“十三五”规划》明确指出：“继续支持和引导行业外教育培训机构提高民航专业人才培养能力，到‘十三五’末满足行业发展50%以上新增人才需求。”

高职教育的培养目标是培养合格的高技能人才，即从事生产、建设、管理、服务第一线工作的高素质技能型人才。我国高职教育在借鉴世界职教先进国家的教育经验特别是对德国职教理念进行了较为深入的研究后，走上了一条具有中国特色的改革之路。改革的主导思想是：以岗位工作的各项要素为基础，以典型工作任务为整合能力目标和知识点组织教学内容，注重学生知识运用、解决问题和自我发展能力的培养；以任务驱动、项目导向的教学方式，替代原有的以课堂知识讲授引领的教学形式；强调学生职业岗位工作任务的胜任度。

依据这个主导思想，我们组织民航专家和相关院校的教师编写了全国高等职业教育“十二五”规划教材·航空服务类专业教材系列。这套教材自2011年出版以来，受到用书院校的不断好评，也收获了一些很好的建议。为满足民航行业的高速发展对专业人才的迫切需要以及适应教育部新版高职（专科）专业目录的实施需要，我们组织民航专家和相关院校的教师对航空服务类专业教材系列进行了修订和补充，更名为“高等职业教育航空运输类专业教材系列”。

未来的20年是中国民航业前所未有的黄金时代，也是民航教育大发展的黄金时代。现在，人才问题依然是制约民航业发展的瓶颈之一，从今后长期的发展来看，民航业对各类人才的需求还将持续一个相当长的时期。

我们重新修订出版的本套教材紧密围绕民航专业人才的教育培养目标，遵循职业教育教学规律，以满足行业发展对高素质技能型人才的需求为出发点，做到“实用、适用”；其内容选取对接企业实际工作任务中知识、能力、素质要求，涵盖了民航运输类专业必修的专业基础课程和专业技能课程；课程内容与行业从业标准相对接，在结构、内容及方法等方面进行了改革及创新，提升了精准服务民航企事业单位的能力。

本套教材既注重学生专业技能的培养，更注重职业素养的养成，同时关注行业先进技术在社会各领域中的应用，包括《民航基础》《民用航空法基础》《民航服务心理》《民航服务与人际沟通》《民航英语基础教程》《民航客运英语教程》《民航乘务英语教程》《民航国内客票销售》《民航货物运输》《民航旅客运输》《服务礼仪》《空乘职业技能与训练》《机场服务》《航线地理》《形体塑造与展示》《职业形象塑造》《空乘口语与播音》《饮食营养与卫生》《航空服务营销实务》《航空港概论》《航空服务面试技巧》《民航商务运输基础》《民航运输生产组织》《客舱安全与应急处置》《民航应用文》《民航旅客订座实训教程》《民用航空法案例教程》《航空保健与急救》《民航旅客离港系统实训教程》《民航法规基础教程》。

本套教材体现以工作过程为导向，符合高技能、应用型人才培养的目标和相关专业领域的职业岗位（群）的任职要求；内容设置科学、实用，突出了针对性、适用性和创新性，为学生的一专多能和可持续发展奠定了良好的基础；在此基础上，把学生职业能力的培养和素质养成放在重要位置来考虑，满足了职业性、实践性和开放性的教学要求。

本套教材设计独树一帜，目标定位准确；每本教材专业课程的内容以真实岗位工作任务为基础设计教学单元；每个单元中均设计了综合性的实训任务，以任务实施为主，配合知识要点，穿插知识拓展、课堂练习。有关部分配备了可供教师扩展发挥的教学提示，以利于开展定制化教育培训服务，供不同专业教师选用、参考。

科学出版社先后多次召开有民航业资深专家、参编学校骨干教师、企业代表参加的审纲会，对本套教材的内容以及编写体例进行了充分论证。本套教材的编者，既有在职教战线工作多年、直接参与高职教育改革且具有丰富经验的资深教师，也有具备企业专业技术背景，又有丰富教学经验的双师素质教师。来自行业、企业的领导和专家也对本套教材进行了指导。因此，本套教材融合了教育界的改革成果和企业界的专业技术，紧密结合行业标准和工作实际，与国家职业资格考试制度接轨，充分反映了目前高职教育改革的阶段成果，是编者经验和各个高职院校教学改革成果的结晶。

本套教材体现了目前高职航空运输类课程教改思想和理念，与空中乘务、机场运行等民航运输服务的工作内容相连接，既符合高端服务领域——空中乘务的技术规范，又为相关各拓展领域专业的教学提供参考。

本套教材能够较好地满足高职院校航空运输专业课程的教学需要，也可作为中职学校航空服务类课程教学和企业专项技能培训的参考书。

高等职业教育航空运输类专业系列教材编写指导委员会

2017年2月

前　言

PREFACE

教育部高等教育司《关于加强高职高专教育教材建设的若干意见》指出，教材建设工作是整个高职高专教育教学工作中的重要组成部分。教材建设要紧紧围绕培养高等技术应用性专门人才开展工作。基础课程教材要体现以应用为目的，以必需、够用为度，以讲清概念、强化应用为教学重点。专业课程教材要加强针对性和实用性。同时，教材建设不仅要注重内容和体系的改革，还要注重方法和手段的改革，以跟上科技发展和生产工作实际的需求。这为我们编写符合国家职业标准和行业标准的空中乘务专业教材指明了方向。

众所周知，空勤人员是在飞行中的航空器上执行任务的人员。空勤人员想要出色地完成工作任务，必须拥有一个健康的身体和心理；在飞机上如遇到旅客突发伤病的紧急情况，为了保证其生命安全，则要临时扮演医护人员的角色，这就需要空勤人员具备基本的机上急救技能和一定的医学素质。基于空勤人员自身保健和紧急情况下对飞机上突发伤病旅客医疗急救的需要，空中乘务专业医疗类课程就此诞生。

本书根据空中乘务国家职业标准和行业标准，以及交通运输部《大型飞机公共航空运输承运人运行合格审定规则》（CCAR-121）的有关规定，围绕航空医学保健和机上急救展开编写。根据高职教育的教学特点和学生的学习特点，本着“以应用为目的，以必需、够用为度”的原则，内容深浅有度、简明扼要、突出实用，特点如下。

1）层次清晰。本书分为航空保健篇和航空急救篇两大部分。航空保健篇主要阐述空勤人员为了能够胜任乘务工作所必须具备的身体条件和心理素质。航空急救篇主要阐述机上旅客或机组成员突发伤病时空勤人员应当具备的机上急救技能及素质要求。

2）教学目标明确。本书每章章首设置教学目标（知识目标和能力目标），便于学生明确本章所学知识及应当具备的能力；每章章尾附有思考与练习（第十章除外），便于学生对所学知识进行归纳、概括与总结，最终达到完全掌握的目的。教师可以根据教学要求适当链接相关知识，丰富教学内容，增进学生的学习兴趣。

3）图文并茂。本书在“机上急救技能”一章中附有大量的演示图片，便于学生正确学习和掌握急救技能。

4）强化实训。本书单独编写了“实操训练”一章，强化学生的急救知识和急救技能训练，以达到熟练掌握急救技能的目的。

本书为职业教育专业教学资源库空中乘务专业（备选）课程配套教材，读者可登录相关平台或联系编者获取学习资源。

本书由梁军、许爱莉担任主编，具体编写分工为：贺晴编写第一章、第三章；许爱莉编写第二章、第五章；熊越强编写第四章、第六章；梁军编写第七至九章；魏彬编写第十章。全书大纲的编写与内容设计以及最后的统稿工作由梁军负责。

本书在编写过程中参阅和引用了近年来出版的相关教材与著作，在此向相关作者表示衷心的感谢！本书的编写得到了行业人士的大力支持及相关专业院校同行的帮助，书中急救图片的拍摄还得到了三亚航空旅游职业学院乘务学院空中乘务专业 2016 级多名学生的大力配合，在此一并深表谢意！

由于编者水平有限，书中难免有不足之处，敬请广大读者批评指正。

编　者

2018 年 11 月

目　录

CONTENTS

上篇　航空保健篇

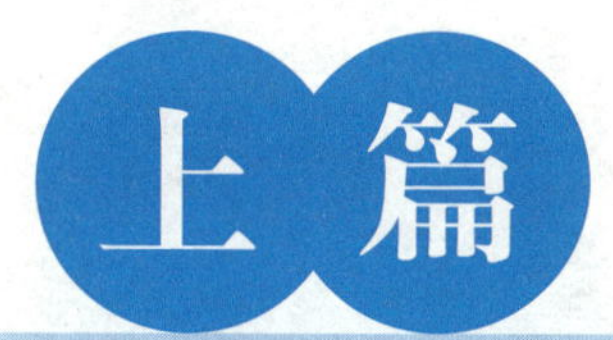

航空保健篇

第一章 人体基本结构和生理功能

知识目标

- 了解人体的基本结构。
- 掌握人体九大系统的结构和主要功能，并熟悉重要脏器的位置、功能及生理特点。

能力目标

能够运用所学知识，准确地判断人体重要脏器所在位置。

人体解剖学和生理学是研究和阐述人体形态结构、发生发展和生命活动变化规律的科学，是了解正常人体基本结构和生理功能的基础，是学习医学的基础。

由于空勤人员（包括驾驶员、乘务员、飞行机械人员）在飞行中的航空器上工作，而航空环境对人体会产生一定的影响。例如，航空环境会影响人体的呼吸系统、神经系统、消化系统、感觉器官等，故可导致人体高空缺氧、高空胃肠胀气、高空减压病、气压性损伤、晕机等疾病的发生；空勤人员工作空间狭小、飞行任务重、与亲人团聚时间少等因素可能影响神经系统、内分泌系统、消化系统、循环系统等，故会诱发一些心理、生理上的疾病；航空环境影响人体的消化系统、内分泌系统等，会使食欲降低、消化腺分泌减少及胃肠运动减慢等而引起消化不良症状。另外，机上急救中的外伤急救技术与循环系统、运动系统相关，四大生命体征的测量技术、心肺复苏技术与循环系统、呼吸系统相关，气道异物梗塞急救技术与呼吸系统相关。

因此，空勤人员有必要认识人体的九大系统。只有了解正常人体的形态结构和生理功能，才能在学习本门课程时快速理解、掌握书中相关的医学知识，才能对在飞机上出现的各种医学问题和自己的身体状况作出准确的判断，进而为疾病的正确诊断、救护和治疗奠定坚实的基础。

第一节　人体概述

一、人体的基本结构

人体从外形上可分为头、颈、躯干、四肢四部分。人体表面覆盖着皮肤，皮肤下面是肌肉和骨骼。人体的头部和躯干部由皮肤、肌肉、骨骼分别围成两个大的腔，即颅腔和体腔。

颅腔内有脑，脑与椎管中的脊髓相连。体腔由膈分为上下两个腔：上腔是胸腔，下腔是腹腔。胸腔内有心脏、肺等器官。腹腔内有胃、肠、肝脏、胆囊、脾脏、胰脏等器官。肾脏位于脊柱两侧，腹膜后间隙内。腹腔的最下部（即骨盆内的部分）是盆腔，盆腔内有膀胱和直肠，女性还有卵巢和子宫等器官。

二、人体的结构层次

1. 细胞

细胞是构成机体形态结构和功能的基本单位，为维持人体自身的生存，细胞分工组成具有特定功能的组织、器官和系统。细胞由细胞膜、细胞质和细胞核三部分组成。

2. 组织

一些形态、结构和功能相似的细胞与细胞间质共同构成组织。人体有四种基本组织，即上皮组织、结缔组织、肌组织和神经组织。这些组织按一定方式组合构成器官。

3. 器官

几种不同的组织按照一定方式组合构成器官，器官具有一定的形态结构并执行特定的生理功能。例如，人的脑、眼、鼻、耳、心、肺、肝、胆囊、胃、脾、胰、肾、小肠、大肠、膀胱、子宫等都是器官。

4. 系统

人体各系统是由一些结构连续、功能相关的器官组合而成，完成连续的生理活动。人体诸多器官按功能差异，可分为九大器官功能系统，包括运动系统、消化系统、呼吸系统、循环系统、泌尿系统、神经系统、内分泌系统、感觉器官和生殖系统。

第二节 运动系统

运动系统由骨、关节（骨连结）和骨骼肌三部分组成，它们在神经系统的支配和其他系统的配合下，对人体起着运动、支持和保护作用。运动系统约占成年人体重的3/5，构成人体的基本轮廓。在运动中，骨起杠杆作用，关节是运动的枢纽，骨骼肌是运动的动力。

一、骨与骨连结

人体共有206块骨，约占成年人体重的1/5，按其在体内的部位可分为颅骨、躯干骨、上肢骨和下肢骨。其中，颅骨有23块，听小骨6块，躯干骨有51块，上肢骨有64块，下肢骨有62块。人体骨骼如图1-1所示。

颅骨包括位于其后上方的8块脑颅和位于其前下方的15块面颅。躯干骨包括24块椎骨、1块骶骨、1块尾骨、12对肋骨和肋软骨及1块胸骨。上肢骨包括肩胛骨、锁骨、肱骨、尺骨、桡骨、腕骨、掌骨和指骨。下肢骨包括髋骨、股骨、髌骨、腓骨、胫骨、跗骨、跖骨和趾骨。

骨连结分为直接连结和间接连结两种。直接连结是指相邻两块骨依靠结缔组织或软骨直接连结，其间无间隙且不活动或者有少许活动。间接连结是指通常所说的关节，是人体骨连结的主要形式。关节一般由关节面、关节囊和关节腔三个部分构成。关节结构如图1-2所示。

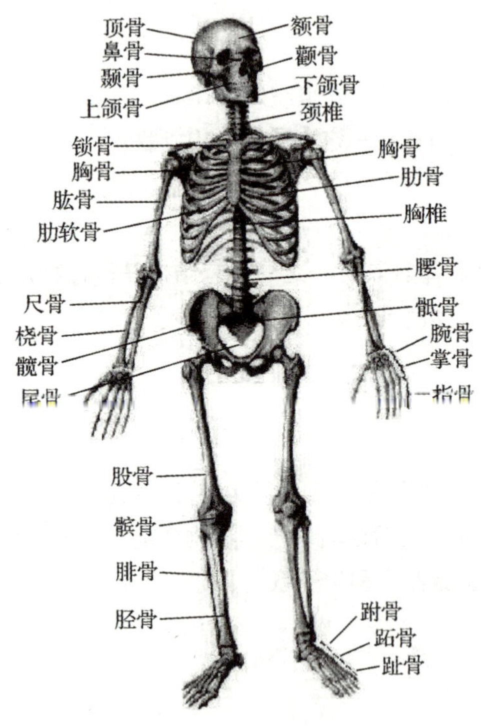

图1-1 人体骨骼

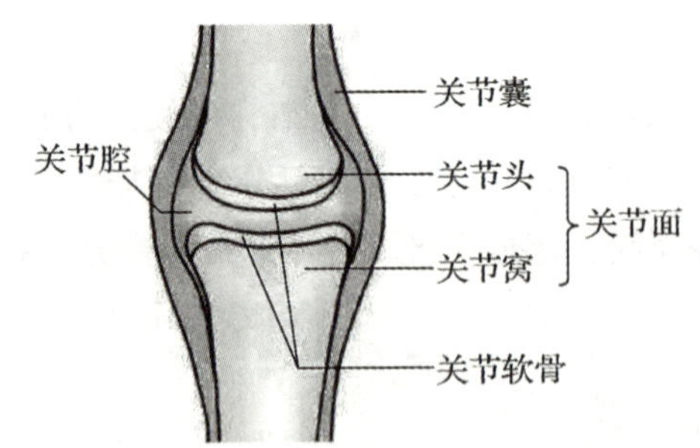

图1-2 关节结构

二、骨骼肌

骨骼肌又称横纹肌，是由具有收缩能力的肌细胞组成的，由结缔组织覆盖并接合在一起。人体共有 600 多条骨骼肌，约占成年人体重的 2/5。每块肌肉都是具有一定形态、结构和功能的器官，有丰富的血管、淋巴分布，在躯体神经支配下收缩或舒张，随意进行运动。人体体表肌肉分布如图 1-3 所示。

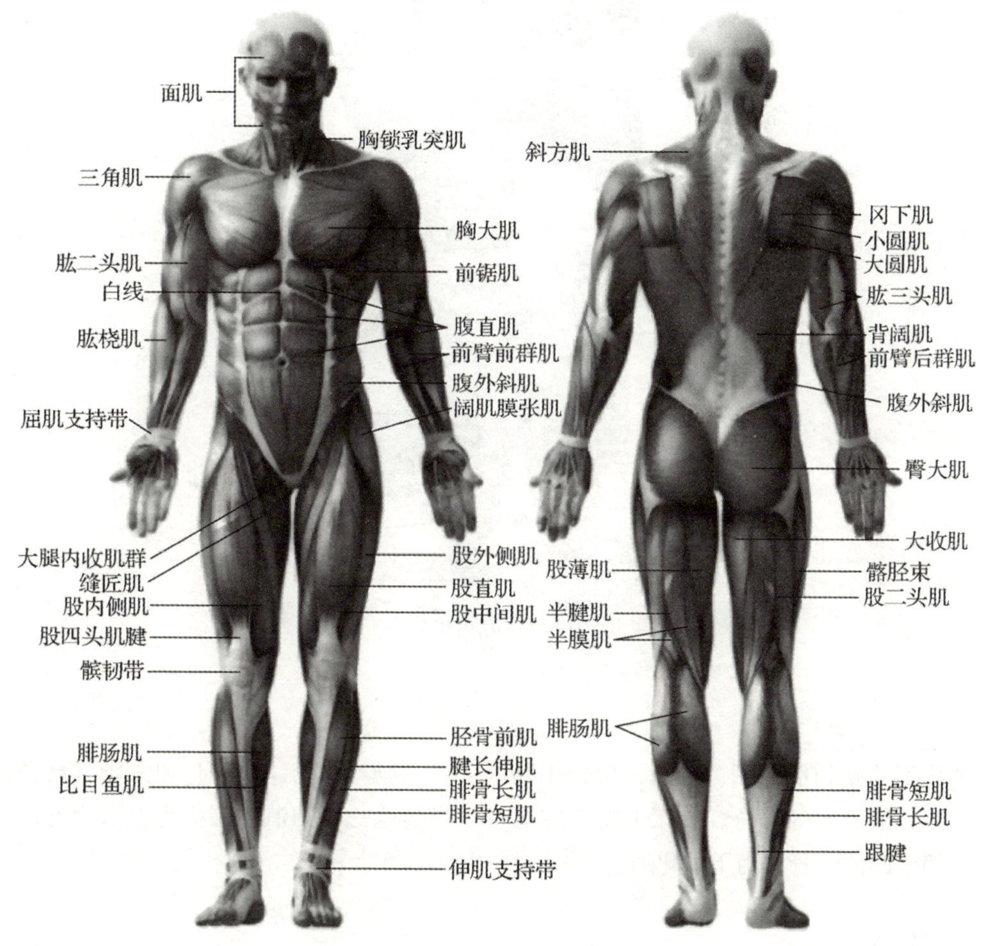

图 1-3　人体体表肌肉

第三节　消化系统

消化系统（图 1-4）由消化道和消化腺两大部分组成。消化系统的基本生理功能是摄取、转运、消化食物以及吸收营养和排泄废物，这些生理功能的完成有利于整个胃肠道协调的生理活动。

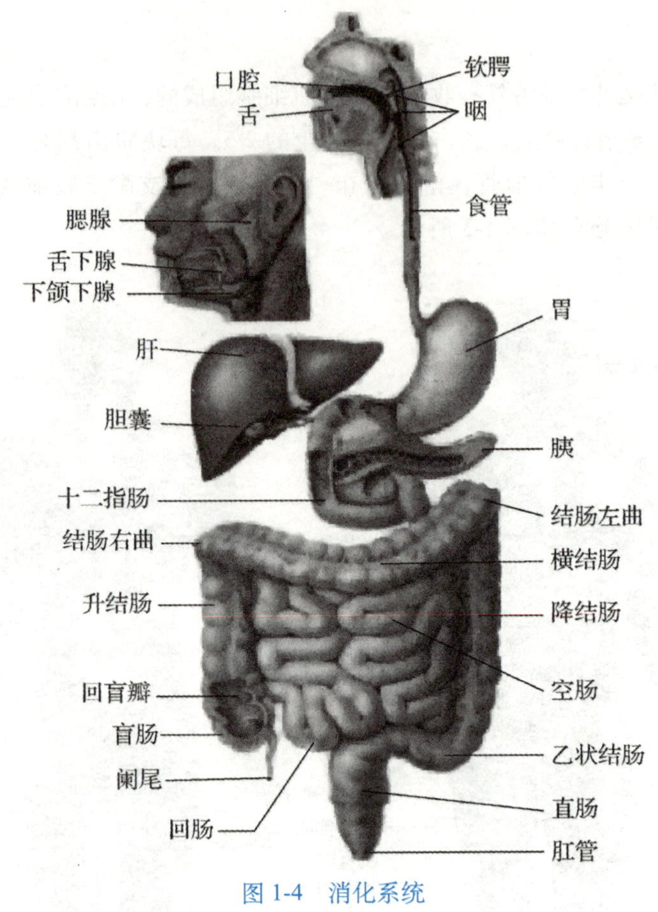

图 1-4　消化系统

一、消化道

消化道包括口腔、咽、食管、胃、小肠（十二指肠、空肠、回肠）和大肠（盲肠、结肠、直肠、肛管）等部位。临床上将口腔至十二指肠这一段的消化管称为上消化道，将空肠以下部分的消化管称为下消化道。

二、消化腺

消化腺分为小消化腺和大消化腺两种。小消化腺分布于消化管各部位的管壁内，包括胃腺、肠腺等。大消化腺是指位于消化管壁外的大唾液腺（腮腺、下颌下腺、舌下腺）、肝和胰。

人体共有 5 个消化腺，分别为唾液腺（分泌唾液，唾液淀粉酶将淀粉初步分解成麦芽糖），胃腺（分泌胃液，将蛋白质初步分解成多肽），肝脏（分泌胆汁并储存在胆囊内，将大分子的脂肪初步分解成小分子的脂肪，称为物理性消化，也称为“乳化”），胰腺（分泌胰液，胰液是对糖类、脂肪、蛋白质都有消化作用的消化液），肠腺（分泌肠液，将麦芽糖分解成葡萄糖，将多肽分解成氨基酸，将小分子的脂肪分解成甘油和脂肪酸，肠液也是对糖类、脂肪、蛋白质都有消化作用的消化液）。

三、食物消化吸收的过程

食物中的营养物质除维生素、水和无机盐可以直接被人体吸收利用外，蛋白质、脂肪和糖类等物质都不能被人体直接吸收利用，只有在消化道内被分解成结构简单的小分子物质，才能被人体吸收利用。

食物的消化方式包括物理性消化和化学性消化。

食物的消化从口腔开始，以物理性消化为主。口腔里的唾液淀粉酶可以将食物中的淀粉分解成麦芽糖。

食物从食管进入胃后，即受到胃壁肌肉收缩的物理性消化作用和胃液的化学性消化作用，食物中的蛋白质被胃液中的胃蛋白酶初步分解，胃内容物变成粥样的食糜状态，少量多次地通过幽门向十二指肠推送。食糜由胃进入十二指肠后，即开始小肠内的消化。

小肠盘曲在腹腔里，上端连接胃幽门，下端连接盲肠，长为 5 ～ 7m，分为十二指肠、空肠和回肠三部分，是消化道中最长的一段，也是消化食物和吸收营养物质的主要场所。小肠壁可以释放少量的酶消化蛋白质、糖类和脂肪。食物在小肠内受到胰液、胆汁和小肠液的化学性消化作用以及小肠蠕动的物理性消化作用，各种营养成分被逐渐分解成结构简单的、可吸收的小分子物质通过小肠壁被人体吸收。

从小肠壁流出的血液运载着肠道吸收的营养物质经门静脉到达肝脏。肝脏对血液进行处理的方式有两种：清除从肠道吸收的细菌和其他异物；分解从肠道吸收的营养物质，使其成为身体可以利用的形式。肝脏高效率地进行血液处理，使富含营养物质的血液流入体循环。

肝脏产生的胆固醇占人体胆固醇总量的一半，另一半胆固醇来自于食物。大约 80% 的肝脏产生的胆固醇用于制造胆汁。肝脏也分泌胆汁，储存于胆囊内。胆汁不含消化酶，对食物不具有消化作用，但是可以促进脂肪乳化，有利于脂肪的消化和吸收。

胰腺的基本组织成分有两种，即分泌消化酶的胰腺腺泡和分泌激素的胰岛。消化酶进入十二指肠，而激素进入血液。由胰腺腺泡产生的消化酶经过各种小管汇集到胰管，再与胆汁在胆总管处汇合，一并流入十二指肠。胰腺分解蛋白质的酶是以无活性的形式分泌的，只有到达肠腔时才被激活。胰腺还分泌大量的碳酸氢盐，通过中和胃酸保护十二指肠。

大肠不具有消化作用，仅能吸收少量水、无机盐和部分维生素。对于未被吸收的食物残渣部分，从小肠进入大肠，以粪便形式排出体外。

第四节　呼吸系统

人体在进行新陈代谢的过程中，经呼吸系统不断地从外界吸入氧气，由循环系统将氧气输送至全身的组织和细胞，同时再通过循环系统将细胞和组织产生的二氧化碳运送至呼吸系统呼出体外。呼吸系统（图 1-5）由呼吸道（气体通道）和肺（气体交换的场所）组成。

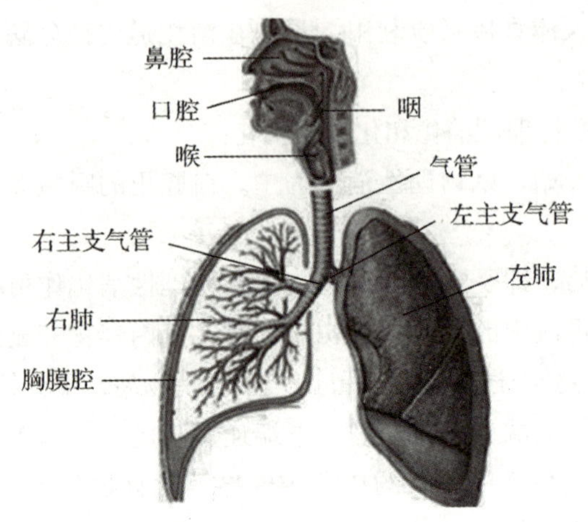

图 1-5　呼吸系统

一、呼吸道

呼吸道是气体进出肺的通道，由鼻、咽、喉、气管和各级支气管组成。通常将鼻、咽、喉称为上呼吸道，将气管和各级支气管称为下呼吸道。其中，鼻是气体出入的门户，又是嗅觉的感受器官；咽不仅是气体的通道，还是食物的通道；喉不仅是气体的通道，还兼有发音的功能。

二、肺

肺是呼吸系统的主要器官，是进行气体交换的场所，主要由肺实质（支气管和肺泡）及肺间质（血管、淋巴管、神经和结缔组织）组成，表面包有胸膜。气体进入肺泡内，与肺泡周围毛细血管内的血液进行气体交换。吸入的氧气透过肺泡壁和毛细血管壁进入肺泡周围毛细血管的血液中，通过血液循环输送至全身各器官、组织，供给各器官有氧呼吸过程的所需；同时各器官、组织产生的代谢废物如二氧化碳再经过血液循环运送至肺，经呼吸道呼出体外。

呼吸器官的共同特点是壁薄、面积大、湿润，并且有丰富的毛细血管分布。流入呼吸器官的血液是静脉血，流出呼吸器官的血液是动脉血。

胸膜是平滑光泽的浆膜，覆盖在肺表面的部分称为胸膜脏层，覆盖在胸壁内面和膈肌上面等处的部分称为胸膜壁层。胸膜脏层和胸膜壁层之间的狭窄间隙称为胸膜腔，腔内含有极少量液体，可以减少呼吸运动时两层胸膜之间的摩擦。胸部左右两侧的胸膜腔互不相通。

纵隔是夹在左右两侧纵隔胸膜之间的器官、结构和结缔组织的总称。纵隔上部主要有胸腺、上腔静脉、主动脉弓及其分支、气管、食管、胸导管和迷走神经、膈神经等。纵隔中部主要有心包、心脏。后纵隔内有胸主动脉、奇静脉、主支气管、食管和胸导管等。

第五节 循环系统

循环系统是一套密闭的管道系统，包括心血管系统和淋巴系统两部分。心血管系统由心脏和血管组成，淋巴系统由淋巴管道、淋巴器官和淋巴组织组成。

循环系统的主要功能是物质运输，将消化道吸收的营养物质、肺吸入的氧气和内分泌腺分泌的激素运送至全身各器官、组织和细胞，并将它们代谢产生的二氧化碳和其他废物运往肺、肾脏和皮肤排出体外，以保证人体的新陈代谢正常进行。

一、心血管系统

心血管系统由心脏和血管组成，血液在其中流动。

1. 心脏

人的心脏形状像桃子，大小与本人拳头差不多，位于胸腔中纵隔，约2/3在身体正中矢状面左侧，1/3在右侧。夹在两肺之间。心脏主要由心肌构成，分为左心房、左心室、右心房、右心室四个腔。心脏的作用是推动血液流动，向器官、组织提供充足的血流量，在供应氧气和各种营养物质的同时，带走代谢终产物（二氧化碳、尿素和尿酸等），以使细胞维持正常的代谢和功能。

2. 血管

血管是运送血液的管道，可分为动脉、静脉与毛细血管。动脉是运送血液离开心脏的血管，将血液从心脏运送至人体各器官、组织，它在运送血液的过程中不断分支，越分越细，最后连接于毛细血管。静脉是引导血液流回心脏的血管，将人体各组织、器官的血液运送回心脏，它起始于毛细血管，在血液回心途中逐渐汇合变粗，最后注入心房。毛细血管是连接微动脉与微静脉之间的微血管，是血液与组织细胞之间进行物质交换的主要场所，它分布广泛，除软骨、角膜、晶状体、毛发、指甲和牙釉质等处外，几乎遍及全身。

3. 血液

血液是在人的血管和心脏中流动的一种红色不透明的黏稠液体。血液由血浆和血细胞组成，其中血浆占全血量的50% ~ 55%，血细胞占全血量的45% ~ 50%。

血浆为浅黄色半透明液体，其中除含有大量的水（占血浆总量的91% ~ 92%）外，还有无机盐、纤维蛋白原、白蛋白、球蛋白、酶、激素、各种营养物质和代谢废物等。血浆的主要功能是营养，运输脂类，缓冲，形成血浆渗透压，参与人体免疫、凝血和抗凝血过程。

血细胞包括红细胞、白细胞和血小板。其中，红细胞的主要功能是运进氧气，运出二氧化碳；白细胞的主要功能是杀灭细菌，抵御炎症，参与体内免疫发生过程；血小板主要在体内发挥止血、凝血功能。

正常成年人的血液总量占体重的 7% ～ 8%。当各种原因导致一次失血量超过全身总血量的 30% 时，就会发生失血性休克，应当尽快采取最有效的止血方法进行抢救。若失血量不超过全身总血量的 10%，则可以通过人体的自我调节很快恢复血量。因此，一个正常成年人一次失血 200 ～ 300mL 对身体健康并无影响。

4．血液循环

心脏分为两房（左右心房）、两室（左右心室）。心脏具有“泵血”功能，其自动有节律地收缩，推动血液在血管中按照一定方向周而复始地循环流动，这一过程称为血液循环。血液循环（图 1-6）可分为体循环和肺循环。

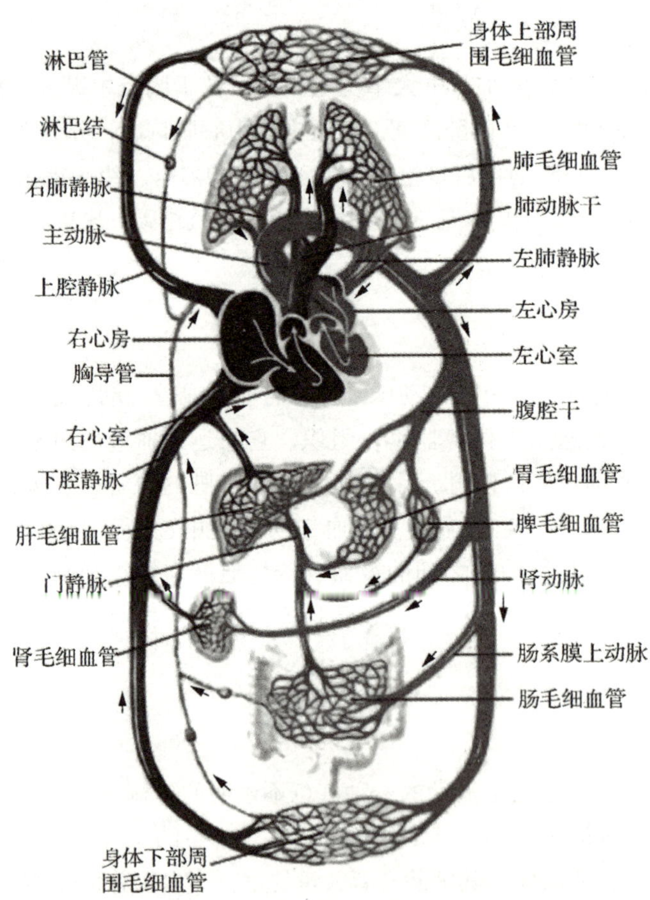

图 1-6　血液循环

体循环：由左心室射出的动脉血流入主动脉，又经动脉各级分支流向全身各器官的毛细血管，血液中的营养物质和氧气透过毛细血管壁进入组织液，并借助组织液与组织细胞进行物质和气体交换，经过交换后的血液就由动脉血变成了静脉血，再经小静脉、中静脉，最后经过上、下腔静脉流回右心房。

肺循环：从右心室射出的静脉血流入肺动脉，经过肺动脉在肺内的各级分支流至肺泡周围的毛细血管网，在此进行气体交换，使静脉血变成含氧丰富的动脉血，再经肺静脉注入左心房。

二、淋巴系统

淋巴系统（图 1-7）由淋巴管道、淋巴器官和淋巴组织组成，淋巴管道内流动的无色透明液体称为淋巴（液）。

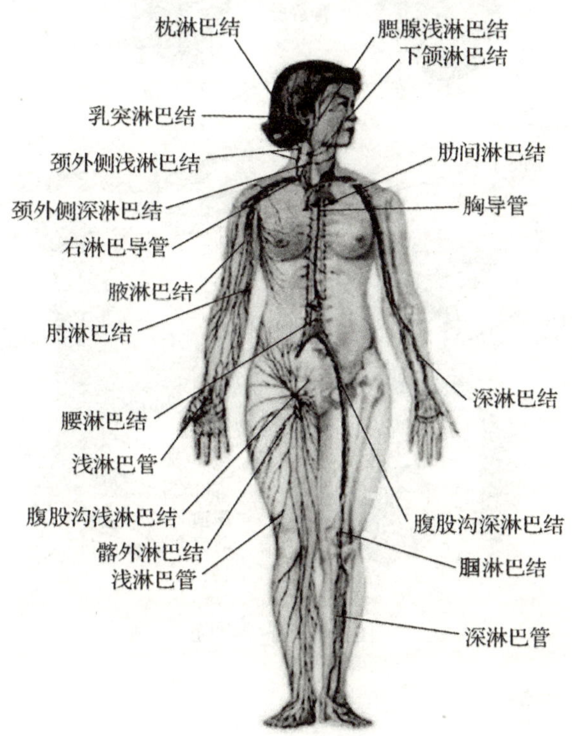

图 1-7 淋巴系统

当血液运行至毛细血管动脉端时，其中一部分血液经毛细血管壁滤出进入组织间隙形成组织液。组织液与组织细胞进行物质交换后，大部分组织液在毛细血管静脉端被吸收进入静脉血流，小部分组织液进入毛细淋巴管内成为淋巴（液），沿淋巴管道向心流动，最后注入静脉。淋巴器官包括淋巴结、脾、扁桃体等，具有产生淋巴细胞、过滤淋巴和产生抗体的作用。淋巴组织是含有大量淋巴细胞的网状结缔组织，主要分布于消化道和呼吸道的黏膜下，具有防御功能（生产淋巴细胞）。

因此，淋巴系统不仅是循环系统的组成部分，还具有造血和免疫功能，是人体重要的防御系统之一。

第六节 泌尿系统

泌尿系统（图 1-8）由肾脏、输尿管、膀胱和尿道组成，负责尿液的产生、运送、储存与排泄。泌尿系统的功能是将细胞代谢产生的废物通过尿液排出体外。泌尿系统是人体代谢产物最主要的排泄途径。

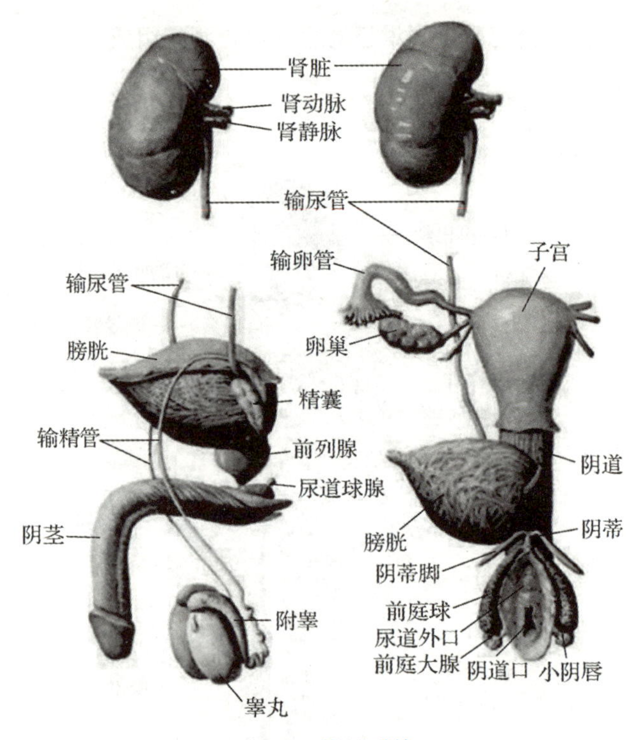

图 1-8 泌尿系统

一、肾脏

肾脏是成对的实质性器官，形似蚕豆，左右各一，位于脊柱的两侧，长度为 10 ~ 12cm、宽度为 5 ~ 6cm、厚度为 3 ~ 4cm、重量为 120 ~ 150g。

肾脏的主要功能是过滤形成尿并排出代谢废物，调节体内电解质平衡和酸碱平衡。肾脏还具有内分泌功能，通过产生肾素、促红细胞生成素、前列腺素等，参与血压调节，促进红细胞生成和钙的代谢。

二、输尿管

输尿管是一对细长的肌性管道，长度为 25 ～ 30cm。输尿管具有运送尿液的功能。

三、膀胱

膀胱是一个肌性囊状器官，其形状、大小和位置可以随着尿液充盈度的变化而变化。膀胱具有暂时储存尿液的功能。

四、尿道

尿道是从膀胱通向体外的管道。男性尿道细长，长度约为 18cm，兼有排尿和排精两种功能。女性尿道粗而短，长度约为 5cm，具有排尿功能。

第七节　神经系统

神经系统是人体内起主导作用的功能调节系统。神经系统结构和功能的基本单位是神经元（神经细胞），由于神经元的突起细长如纤维，因此称为神经纤维。神经纤维分布在人体所有器官和组织间隙中，其主要功能是对冲动发生传导。

一、神经系统的区分

神经系统是一个不可分割的整体。对神经系统可以从不同角度进行区分。

1. 位置和功能

按照位置和功能不同，神经系统可分为中枢神经系统和周围神经系统。中枢神经系统是人体神经系统的主体部分，包括位于颅腔内的脑和位于椎管内的脊髓。周围神经系统包括 12 对脑神经和 31 对脊神经。周围神经分布于全身，将脑和脊髓与全身其他器官联系起来，使中枢神经系统既能感受内外环境的变化（通过传入神经传输感觉信息），又能调节体内各种功能（通过传出神经传达调节指令），以保证人体的完整统一及其对环境的适应。

2. 分布对象

按照分布对象不同，神经系统可分为躯体神经系统和内脏神经系统，它们的中枢部也在脑和脊髓内，而周围部分别称为躯体神经和内脏神经，两者都有感觉（传入）和运动（传出）两种纤维成分。内脏神经除部分独立走行外，皆行于脑神经和脊神经内。

二、中枢神经系统

1. 脑

脑位于颅腔内，由大脑（端脑）、间脑、小脑、中脑、脑桥和延髓六部分组成，是统率感觉（温觉、痛觉、触压觉）、运动、视觉、听觉、嗅觉、味觉以及呼吸和心搏频率等的中枢。脑结构示意图如图 1-9 所示。

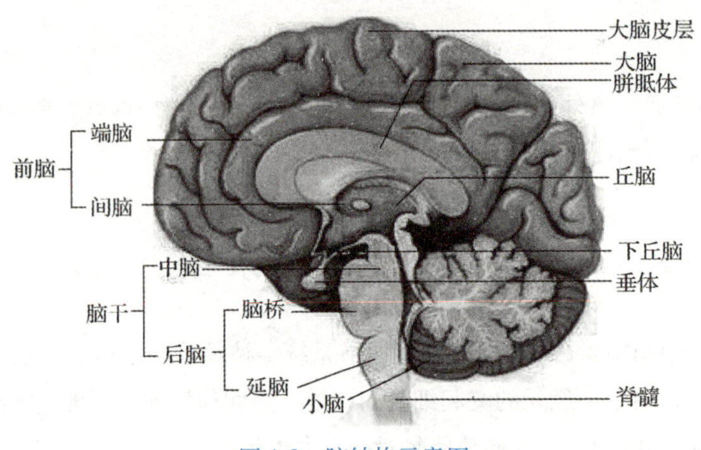

图 1-9　脑结构示意图

大脑是中枢神经的统帅，有人体的“最高司令部”之称。大脑分成左右对称的两个半球，中间由胼胝体相连。除感觉、运动、视觉和听觉功能对称外，大脑两半球的其他功能均不对称。

在脑实质中有一个重要的解剖部位称为内囊。脑血管破裂出血压迫内囊，可以引起对侧肢体偏瘫、偏身感觉障碍甚至偏盲。

2. 脊髓

脊髓呈圆柱形，前后稍扁，位于椎管内，上端在枕骨大孔与延髓相连，下端终止于第二腰椎间平面。脊髓的主要功能是神经传导和反射，如膝反射、排便反射、排尿反射等。

三、周围神经系统

1. 脑神经

脑神经（图 1-10）是从脑干发出的左右成对的神经，共 12 对。通常按其与脑相连部位，从上至下的顺序编码，用罗马数字表示，其排列顺序及名称是 Ⅰ 嗅神经、Ⅱ 视神经、Ⅲ动眼神经、Ⅳ滑车神经、Ⅴ三叉神经、Ⅵ外展神经、Ⅶ面神经、Ⅷ前庭神经（位听神经）、Ⅸ舌咽神经、Ⅹ迷走神经、Ⅺ副神经、Ⅻ舌下神经。

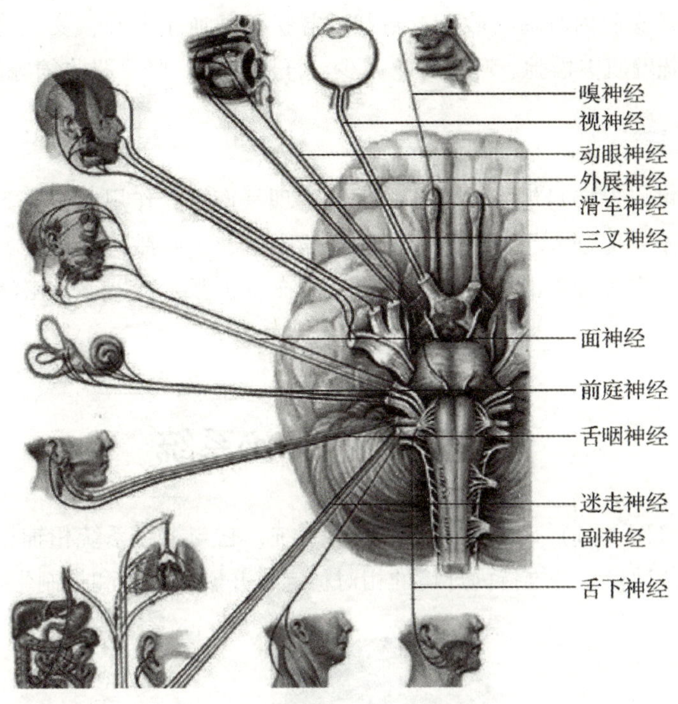

图 1-10 脑神经

2. 脊神经

脊神经连接于脊髓，分布在躯干、腹侧面和四肢的肌肉中，主管颈部以下的感觉和运动功能。脊神经共 31 对，即颈神经 8 对、胸神经 12 对、腰神经 5 对、骶神经 5 对、尾神经 1 对。

四、躯体神经系统

躯体神经包括躯体运动神经和躯体感觉神经，主要分布于皮肤和运动器官（骨、骨连结、骨骼肌），管理皮肤的感觉功能和运动器官的运动及感觉功能。

五、内脏神经系统

内脏神经包括内脏运动神经和内脏感觉神经，主要分布于内脏、心血管和腺体，主管它们的运动和感觉功能。

内脏运动神经调节内脏、心血管运动和腺体分泌，通常不受人的意志控制，因此又称自主神经。内脏运动神经根据其功能的不同分为交感神经和副交感神经，两者的作用往往是相互拮抗的。

1. 交感神经

交感神经的活动主要保证人体紧张状态时的生理需要。交感神经兴奋时，使瞳孔扩大、心跳加快、皮肤及腹腔内脏血管收缩、冠状动脉扩张、血压上升、支气管平滑肌舒张、胃肠蠕动减弱、膀胱壁肌肉松弛、唾液分泌减少、汗腺分泌、竖毛肌收缩等。

2. 副交感神经

副交感神经可以保持身体在安静状态下的生理平衡，其作用主要有3方面：增进胃肠活动和消化腺分泌，促进大小便排出；使瞳孔缩小以减少刺激，促进肝糖原生成；使心跳减慢、血压降低、支气管平滑肌收缩，使生殖器血管扩张、性器官分泌液增加等以协助生殖活动。

第八节　内分泌系统

内分泌系统（图1-11）是人体的重要调节系统，它与神经系统相辅相成，共同调节人体的生长发育和各种代谢，维持内环境的相对稳定，并影响行为和控制生殖等。

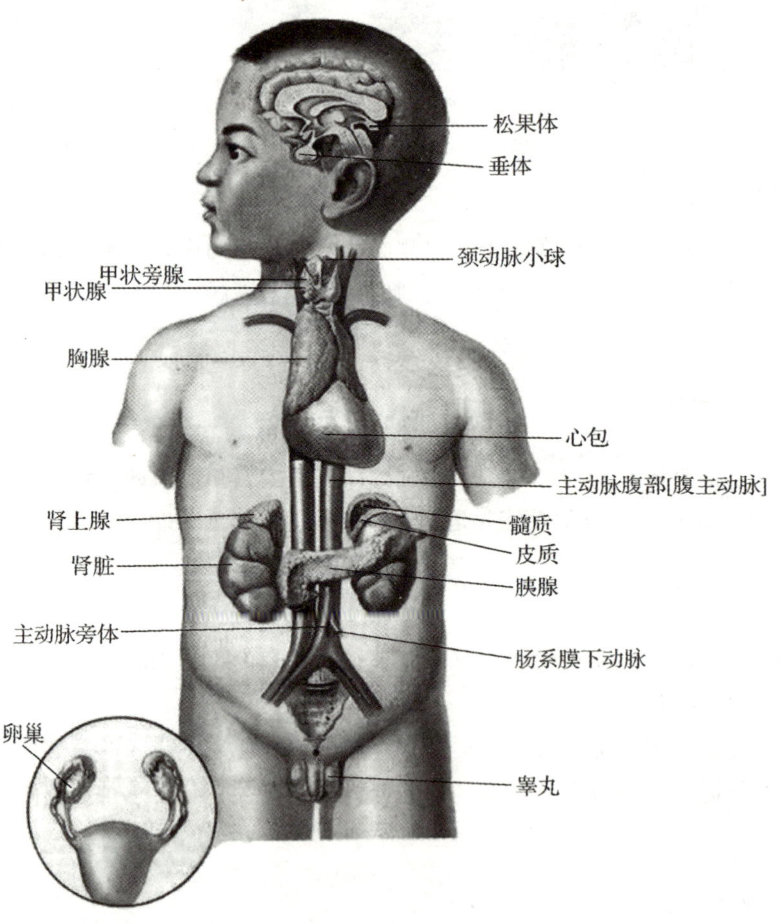

图1-11　内分泌系统

内分泌系统按照内分泌腺存在的形式可分为内分泌器官和内分泌组织。内分泌器官形态结构独立存在，肉眼可见，如甲状腺、甲状旁腺、肾上腺、垂体、胸腺、松果体等。内分泌组织是指内分泌细胞团块，它们分散在其他器官内，肉眼不可见，如胰腺内的胰岛细胞、睾丸内的间质细胞、卵巢内的卵泡和黄体以及胃肠道等有内分泌功能的细胞组织。

一、内分泌器官

1. 甲状腺

甲状腺位于颈前部，分为左右两个侧叶及中间连接的峡部。

甲状腺分泌甲状腺素，能够增进人体的物质代谢，促进人体的生长和发育。甲状腺素对于骨骼和神经系统的发育十分重要，若在幼年时分泌不足，则会导致呆小症；若在成年后分泌过旺，则可致甲亢。

2. 甲状旁腺

甲状旁腺是卵圆形小体，形似黄豆，呈黄棕色，通常有 2 对，分别位于甲状腺左右两个侧叶的后面。

甲状旁腺分泌甲状旁腺素，主要功能为调节钙、磷代谢。甲状旁腺素若分泌不足，则可引起血钙下降，出现手足抽搐；若分泌过多功能亢进，则可引起骨质过度脱钙，容易发生骨折。

3. 肾上腺

肾上腺位于肾脏的上端，左右各一个，右侧呈三角形，左侧近似半月形。

肾上腺实质可分为内层的髓质和外层的皮质。皮质分泌的激素主要用于调节代谢；髓质分泌的激素主要作用于心血管系统。

肾上腺皮质可以分泌多种激素，如盐皮质激素（参与体内水、Na^+、K^+ 代谢）、糖皮质激素（参与糖、蛋白质、脂肪代谢）、性激素（与性行为、副性特征的出现有关）。肾上腺髓质可以分泌肾上腺素、去甲肾上腺素（属应急性的，主要作用于心血管系统和内脏平滑肌，能够使心跳加快、心肌收缩力加强，维持血压和调节内脏平滑肌运动）。

4. 垂体

垂体位于颅底内面的垂体窝内，为灰红色椭圆形或圆形小体，其上面与脑相连。

垂体是人体内最复杂的内分泌腺，它产生的激素不但与身体骨骼和软组织的生长有关，还可以影响其他内分泌腺的活动，因此被称为“内分泌腺之首”。垂体细胞分泌的激素主要有 6 种，分别为生长激素，催乳素，促甲状腺激素（控制甲状腺滤泡上皮细胞增生，促进甲状腺激素合成和释放），促性腺激素（促进雄激素和雌激素的分泌，促进精子和卵泡成熟)，促肾上腺皮质激素（促进肾上腺皮质激素合成和释放）和催产素。

生长激素对人体的生长发育有重要作用。幼年时，生长激素分泌不足会导致侏儒症，分泌过旺可致巨人症；成年后，生长激素分泌过旺可致肢端肥大症。

5. 松果体

松果体位于丘脑后上方，是一个椭圆形小体，呈淡黄色。松果体在儿童时期较发达，一般 7 岁以后逐渐萎缩，成年后不断有钙盐沉着。松果体分泌的激素与调节代谢和其他一些内分泌腺的作用有关，特别是与抑制性腺的发育有关。

6. 胸腺

胸腺位于胸骨后面，紧靠心脏，呈灰赤色，扁平椭圆形，分左右两叶，由淋巴组织构成。胸腺是人体的重要淋巴器官，兼有内分泌功能，分泌 T 淋巴细胞和胸腺激素，参与细胞免疫功能。胚胎后期及初生时，人的胸腺重量为 10 ～ 15g，随着年龄增长，胸腺逐渐退化，成年人胸腺的淋巴组织大多被脂肪组织替代。

二、内分泌组织

1. 胰岛

胰岛是分散在胰腺内的大小不等、形状不定的细胞团。

胰岛分泌胰岛素。胰岛素的主要功能是调节人体糖代谢过程，降低血糖水平，维持血糖平衡。胰岛素分泌过多会引起低血糖，分泌过少会引起糖尿病。

2. 性腺

性腺有男女之别。男性睾丸内的间质细胞分泌雄激素。女性卵巢内的卵泡在成熟过程中分泌雌激素，卵巢排卵后形成的黄体分泌孕激素。上述性激素都可以刺激生殖器官发育，促进第二性征出现。

第九节　感觉器官

感觉器官是人体感受刺激的装置，由感受器及其附属器官组成。感觉器官包括眼、耳、鼻、舌和皮肤，它们是人认识世界的器官。

感受器的功能是感受人体内外环境的相应刺激并将其转换为神经冲动。该神经冲动经过感觉神经和中枢神经系统的传导通路传到大脑皮质，从而产生相应的感觉。在正常状况下，感受器只对某一种适宜的刺激特别敏感。例如，视网膜的适宜刺激是一定波长的光，耳蜗的适宜刺激是一定频率的声波等。

一、视器（眼）

眼（图 1-12）是人体视觉的感受器官，由眼球和眼副器两部分构成，具有视觉、色觉、深径觉等的感知功能。正常人从外界获得的大部分信息来自于视觉。眼是人体最“娇气”的器官，因此必须很好地加以保护。

眼副器由眼睑、结膜、泪器（由泪腺和泪道组成）、眼肌及神经、血管等构成。眼睑具有保护眼球的作用，可以避免异物侵袭、灰尘遮挡、强光刺激对眼球造成的伤害。眼睑睫毛根部有睫毛腺，睫毛腺的急性炎症是麦粒肿，典型症状是局部红肿疼痛、硬结、黄色脓点。泪腺分泌泪液，泪液的作用是冲洗结膜囊内的异物、保持角膜湿润、抑制细菌繁殖。

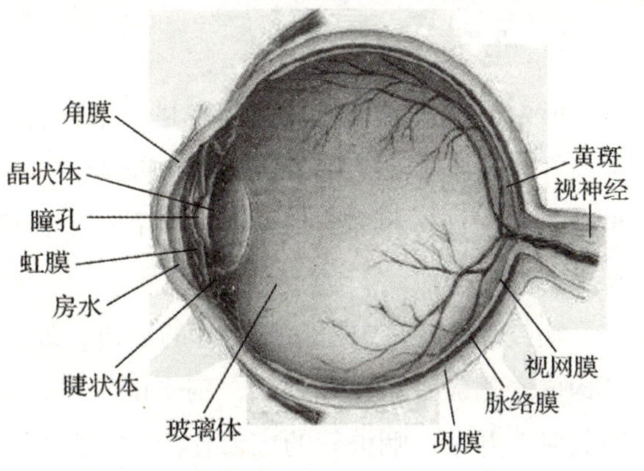

图 1-12　眼

二、位听器（耳）

耳（图 1-13）是人体的听觉和平衡器官，分为外耳（耳郭、外耳道、鼓膜），中耳（鼓室、咽鼓管、乳突小房），内耳（骨迷路、膜迷路）三部分。其中，外耳和中耳是收集和传导声波的装置，内耳是接受位觉和声波刺激的感受器。听觉感受器和位觉感受器均在内耳。

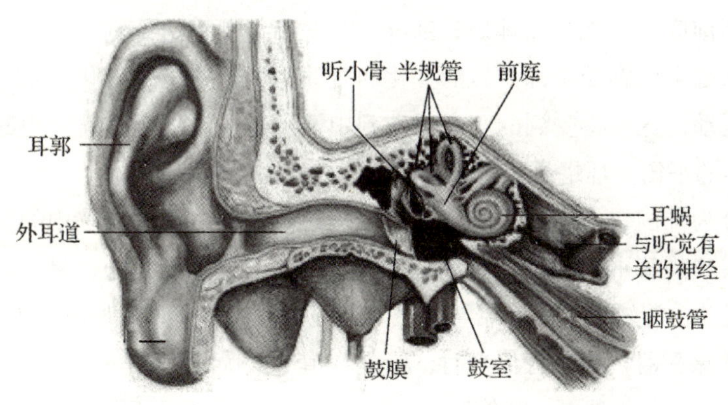

图 1-13　耳

1. 外耳

耳郭的前外面上有一个大孔称为外耳门，与外耳道相接。耳郭呈漏斗状，有收集外来声波的作用。

外耳道是一条自外耳门至鼓膜的弯曲管道，长度约为 2.5cm，其中外 1/3 的外耳道壁由软骨构成，内 2/3 的外耳道壁由骨质构成。软骨部分的皮肤上有耳毛、皮脂腺和耵聍腺。

鼓膜是半透明的薄膜，呈浅漏斗状，凹面向外，边缘固定在骨上。外耳道与中耳以鼓膜为界。经过外耳道传来的声波能够引起鼓膜振动。

2. 中耳

鼓室位于鼓膜和内耳之间，是一个含有气体的小腔。鼓室是中耳的主要组成部分，它里面有三块听小骨：锤骨、砧骨和镫骨，其中镫骨的底板附着在内耳的卵圆窗上。三块听小骨之间由韧带和关节衔接组成听骨链。鼓膜的振动可以通过听骨链传到卵圆窗，引起内耳里的淋巴振动。

咽鼓管是连接鼓室和鼻咽部的通道。外 1/3 的咽鼓管由骨质构成，内 2/3 的咽鼓管由软骨构成。咽鼓管是一条细长、扁平的管道，靠近鼻咽部的开口平时闭合，只有在吞咽、打呵欠时才开放。咽鼓管的主要作用是使鼓室内的空气与外界空气相通，使鼓膜内外的气压维持平衡，这样鼓膜才能很好地振动。

3. 内耳

内耳位于颞骨岩部的骨质内，在鼓室与内耳道底之间，由结构复杂的管道构成，又称为迷路。迷路分为骨迷路和膜迷路两部分。骨迷路由致密骨质构成，膜迷路是套在骨迷路内的膜性囊管。膜迷路内充满了内淋巴液，膜迷路和骨迷路之间的腔隙内充满了外淋巴液，且内、外淋巴液互不相通，有营养内耳和传递声波的作用。

骨迷路包括前庭、半规管和耳蜗三部分。前庭和半规管是位觉感受器所在处，与身体的平衡有关。前庭可以感受头部位置的变化和直线运动时速度的变化，半规管可以感受头部的旋转变速运动，这些感受到的刺激反映到中枢神经系统以后，就会引起一系列的反射活动以维持身体的平衡。耳蜗是听觉感受器所在处，与听觉有关。

膜迷路可分为椭圆囊、球囊、膜半规管和蜗管四部分。椭圆囊壁中的椭圆囊斑、球囊中的球囊斑和膜半规管中的壶腹嵴合称前庭器官，与前庭神经相通，是位觉感受器，能够感受直线变速运动、旋转运动的起始与终止。前庭器官病变会导致晕眩、失去平衡。

蜗管是听觉感受器，当声音传来时，经外耳道→鼓膜→锤骨→砧骨→镫骨→前庭窗→骨迷路外淋巴→蜗管→内淋巴→螺旋器→蜗神经→大脑皮层的听区。

三、鼻

鼻是呼吸道的起始部分，能够净化吸入的空气并调节其温度和湿度。鼻是最重要的嗅觉器官，还可辅助发音。鼻包括外鼻、鼻腔和鼻旁窦（鼻窦）三部分。

1. 外鼻

外鼻是指位于面部中央的突出部分，它以骨和软骨为支架，外面覆以皮肤和少量皮下组织。外鼻分为鼻根、鼻背、鼻尖、鼻翼、鼻孔和鼻唇沟。

2. 鼻腔

鼻腔（图 1-14）由鼻中隔分为左右两腔，前方经鼻孔通外界，后方经鼻后孔通咽腔。鼻腔具有加温、湿润、清洁空气，嗅觉和共鸣的作用。每侧鼻腔分为鼻前庭（鼻翼围成的空腔）和固有鼻腔（上鼻道、中鼻道、下鼻道）两个部分。

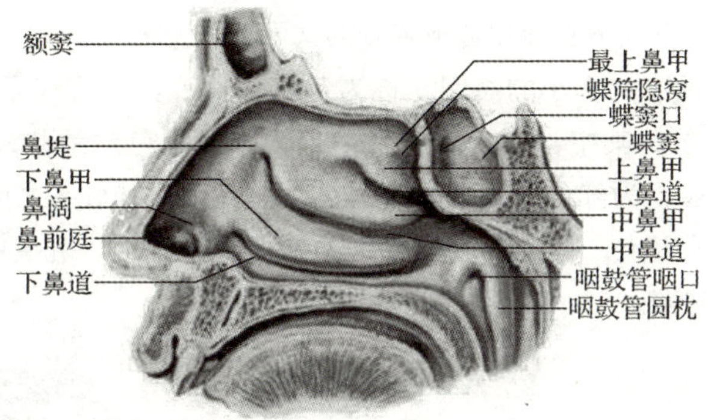

图 1-14 鼻腔

（1）鼻前庭

鼻前庭是指由鼻翼所围成的扩大的空间，内面衬以皮肤，生有鼻毛，可阻挡吸入的尘埃。

（2）固有鼻腔

固有鼻腔是指鼻前庭后面的部分，内壁为鼻中隔。鼻中隔由骨性鼻中隔和鼻中隔软骨共同构成。在鼻中隔前下部的黏膜内有丰富的血管汇聚吻合，称为黎氏动脉区或克氏静脉丛，约 90% 的鼻出血（鼻衄）发生于此，临床上将其称为易出血区。鼻腔外侧壁上有三个呈阶梯状排列的、略呈贝壳形的长条骨片，外覆黏膜，称为鼻甲。鼻甲由上而下依次称为上鼻甲、中鼻甲和下鼻甲，各鼻甲下方的间隙分别称为上鼻道、中鼻道和下鼻道。

固有鼻腔黏膜按其性质可分为嗅部和呼吸部。嗅部黏膜覆于上鼻甲以上及其相对的鼻中隔部分，呈淡黄色或苍白色，内含嗅细胞，能够感受气味的刺激。其余部分覆以粉红色的呼吸部黏膜，黏膜内含丰富的毛细血管和黏液腺，上皮有纤毛，可以净化空气并提高吸入空气的温度和湿度。

3. 鼻窦

鼻窦（图 1-15）又称鼻旁窦、副鼻窦。鼻窦是鼻腔周围颅骨与面骨内的含气空腔，一般左右成对，共有四对，分别为上颌窦、筛窦、额窦和蝶窦，它们均以小的开口与鼻腔相通。鼻窦除参与湿润和温暖吸入的空气外，还对人的脸部造型、支撑头颅内部、减轻头颅重量等起到重要作用。若鼻腔因发生各种炎症而影响鼻窦开口通畅，则在飞行中会引发航空性鼻窦炎。

四、舌

舌（图 1-16）是口腔内的重要器官，具有搅拌食物、协助吞咽、感受味觉和辅助发音等功能。

舌的上面有一个向前开放的 V 型沟称为“界沟”，将舌分为前 2/3 的舌体和后 1/3 的舌根。舌的下面正中有一条黏膜皱襞，称为舌系带。在舌系带根部的两侧有一对小的隆起，称为舌下阜，阜顶上有下颌下腺管和舌下腺管的共同开口。

舌面上的黏膜表面有许多小的突起，称为舌乳头。舌乳头按其形状可分为丝状乳头、菌状乳头、轮廓乳头等。其中，丝状乳头数量最多，呈白色丝绒状，具有一般感觉的功能；菌状乳头数量较少，为红色钝圆形的小突起，散在于丝状乳头之间，内含有味蕾，主管人的味觉；轮廓乳头最大，有 7 ~ 11 个，排列在界沟的前方，乳头中央隆起，周围有环状沟，沟壁内也含有味蕾。

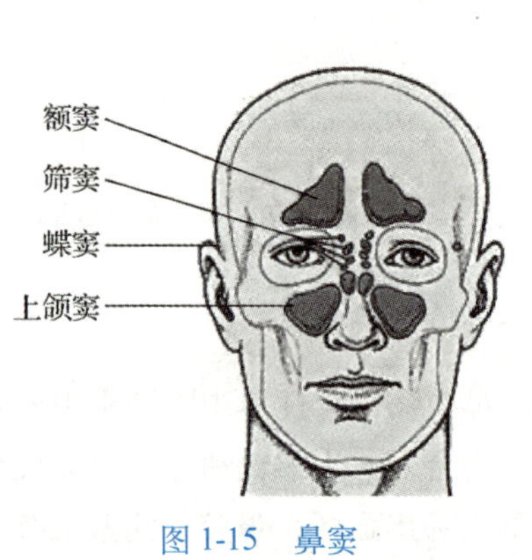

图 1-15　鼻窦

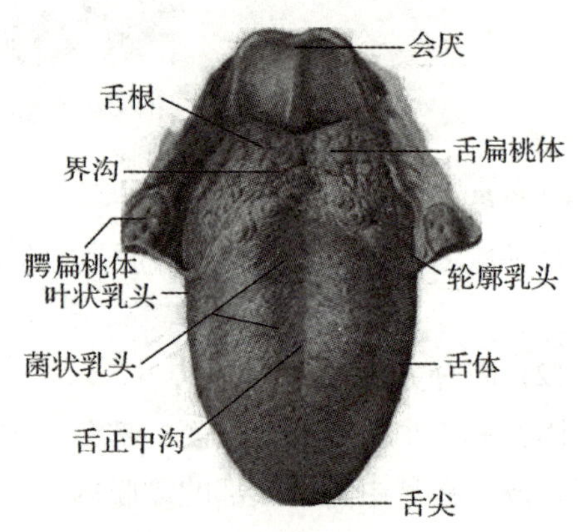

图 1-16　舌背面

五、皮肤

皮肤是指身体表面包在肌肉外面的组织，是人体最大的器官。皮肤总重量占体重的 5% ~ 15%，总面积为 1.5 ~ 2m^2，厚度因人或部位而异，一般为 0.5 ~ 4mm。皮肤覆盖全身，使体内各种组织和器官免受物理性、机械性、化学性和病原微生物的侵袭。皮肤主要承担保护人体、调节体温、吸收、分泌和排泄，以及感觉痛、温、触、压刺激等功能。

第十节　生殖系统

生殖系统的主要功能是产生生殖细胞，繁殖后代，延续种族和分泌性激素以维持性特征。生殖系统根据性别分为男性生殖器和女性生殖器。

一、男性生殖器

男性生殖器（图 1-17）分为内生殖器和外生殖器。男性内生殖器包括睾丸、输精管道和附属腺。男性外生殖器包括阴囊和阴茎。

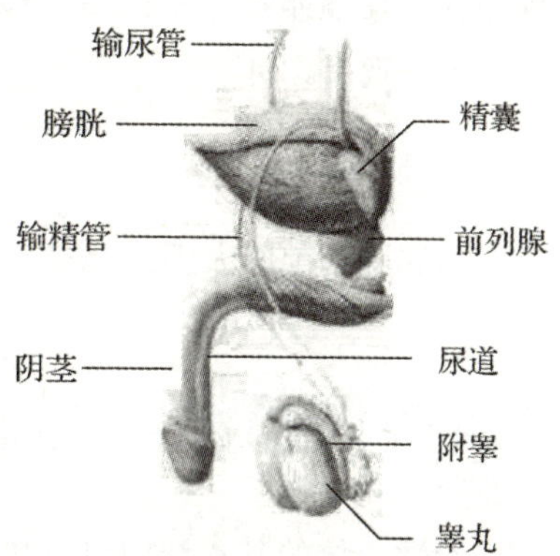

图 1-17 男性生殖器

1. 睾丸

睾丸的主要功能是产生精子和分泌雄性激素（睾酮）。前者与卵子结合形成受精卵，是繁殖后代的重要物质基础，后者则是维持男性第二性征（副性征）的重要物质。

2. 输精管道

输精管道包括附睾、输精管、射精管和尿道。由睾丸产生的精子先储存在附睾内，当射精时经输精管、射精管，最后经尿道排出体外。

3. 附属腺

附属腺包括精囊、前列腺和尿道球腺。它们的分泌物与精子共同组成精液，供给精子营养，并有利于精子的活动。

二、女性生殖器

女性生殖器（图 1-18）分为内生殖器和外生殖器。女性内生殖器包括卵巢、输送管道和附属腺。女性外生殖器有阴阜、阴蒂、阴唇、阴道前庭和前庭球等。

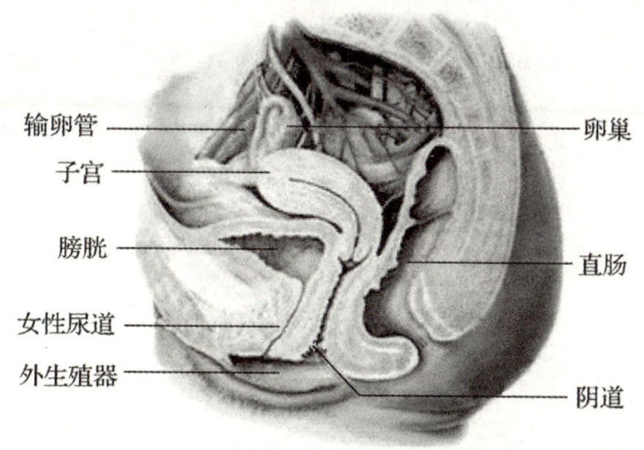

图 1-18 女性生殖器

1. 卵巢

卵巢是产生卵子和分泌雌性激素的生殖腺。

2. 输送管道

输送管道包括输卵管、子宫和阴道。卵巢内卵泡成熟破裂将卵子排出，经腹膜腔进入输卵管，在输卵管内受精后，移至子宫黏膜内着床发育成长。成熟的胚儿在分娩时由子宫口经阴道娩出。

3. 附属腺

附属腺为前庭大腺。

思考与练习

简述人体的基本结构组成和主要生理功能。

第二章 航空生理学基础

知识目标

- 了解大气的组成、功能及分层。
- 熟悉航空环境对人体的影响。
- 熟悉航空环境常见病的病因，并掌握这些常见病的症状和预防方法。

能力目标

能够运用所学知识，对航空环境常见病进行准确的辨别和预防。

在 18 世纪到 19 世纪的一百年间，各国科学家进行了大量的气球载人、载动物的升空试验。由于当时人们没有认识到高空环境会对人体造成危害，因此没有采取相应的保护措施，以致在升空试验过程中发生了冻伤、耳膜破裂、意识丧失甚至死亡的严重事故。此后人们开始重视和开展高空环境研究，并逐渐认识到低压、缺氧、低温对人体的危害，这是航空医学的萌芽时期。随着飞机性能的提高、航行高度的增加、航行速度的增快、续航时间的延长，许多由超重、低压、缺氧、低温等引起的医学问题相继涌现，迫使各国投入了大量的人力、物力开展航空医学研究。

航空生理学研究在大气层飞行时，低温、低压、缺氧、宇宙辐射等外界环境因素对人体组织器官功能的影响，人体对这些环境因素的适应性和耐受能力，人在这些环境因素作用下的工作能力，以及对这些环境因素的防护措施。航空生理学既是航空医学的重要组成部分，又是生理学的一门分支学科。

第一节 大气环境

人类生活的地球被一层厚厚的气态物质包围着，地球周围的这层气态物质称为大气。大气处于不停的运动之中，它的状态和变化时时处处影响人类的活动与生存。大气为地球生命的繁衍和人类的发展提供了理想的环境。

一、大气的组成及分层

大气的主要成分有：氮气，占大气总量的 78.1%；氧气，占大气总量的 20.9%。此外，大气中还有少量的二氧化碳、稀有气体（氦气、氖气、氩气、氪气、氙气、氡气）和水蒸气。大气中还常悬浮有尘埃、烟粒、盐粒、水滴、冰晶、花粉、孢子、细菌，以及其他固体微粒和液体微粒，这些微粒统称为气溶胶粒子。空气密度随高度的增加而减小，越高空气越稀薄。在垂直方向上，大气层的物理性质有明显的差异。根据气温的垂直分布、大气扰动程度、电离现象等特征，一般将大气层分为对流层、平流层、中间层、电离层（暖层）和散逸层。大气层分布示意如图 2-1 所示。

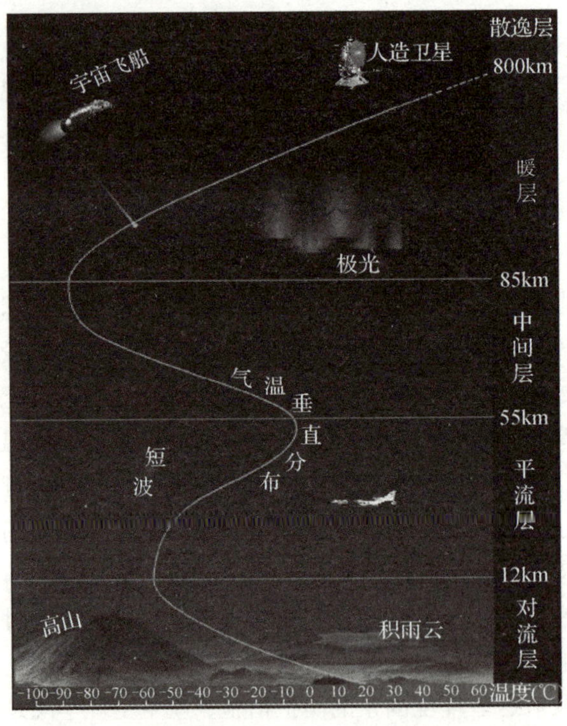

图 2-1 大气层分布示意图

1. 对流层

对流层是大气层的最下层，也是最接近地球表面的一层，其厚度为 10 ~ 20km，不同地区对流层顶界的高度也不同。在对流层中，气温随高度的增加而降低，平均每升高 100m 气温降低 0.65℃。对流层受地表影响较大，并且受热不均，对流层上部冷下部热，有利于对流层的空气形成强烈的对流运动。对流层虽然很薄，但是这里却集中了整个大气层 75% 以上的空气质量和 95% 以上的水汽质量，伴随强烈的对流运动产生水相变化，形成云、雨、雪、雷电等各种复杂的天气现象。大气中各种天气现象和天气变化大多发生在对流层中，因此对流层是对人类生产、生活及飞行活动影响最大的大气层。

2. 平流层

平流层又称同温层，距地球表面 20 ～ 55km。在平流层内，气温随高度的增加由等温分布变为逆温分布。这是由于平流层的下层随高度的增加，气温变化很小，高度在 20km 以上时臭氧含量最多，并且臭氧能够吸收大量来自太阳光中的紫外线，因此气温又随高度的增加而显著升高，出现逆温层。平流层内没有垂直方向的空气对流，只有水平方向的空气流动，其中水汽及尘埃的含量极少，因此平流层天气晴朗，大气透明度好，适宜飞机飞行。

3. 中间层

从平流层顶到 85km 高度的大气层称为中间层。中间层的气温随高度的增加而迅速降低。平均每上升 1km 气温下降 3.5℃，到中间层顶部气温可以降至 -83℃。中间层是大气层中温度最低的层，这是由于该层臭氧含量极少，不能大量地吸收来自太阳光中的紫外线，而氮、氧能够吸收的短波辐射又大部分被上层大气吸收，气温随高度的增加而降低。该层大气上部冷下部暖，导致空气产生对流运动。

4. 电离层（暖层）

从中间层顶到 800km 高度的大气层称为电离层，又称为暖层。该层气温随高度的增加而迅速升高，在 300km 高度上，气温可达 1000℃以上。在来自太阳光中的紫外线和宇宙射线的作用下，氧分子和部分氮分子被分解，该层空气处于高度电离状态。电离层具有反射无线电波的能力，对无线电通信具有重要意义。

5. 散逸层

散逸层又称为外层，它是大气层的最外一层，也是大气层和星际空间的过渡层，但是无明显的边界线。该层空气极其稀薄，气温也随高度增加而升高。由于气温很高，气体粒子的运动速度很快，又因距地球表面远，受地球引力作用小，以至一些高速运动的气体粒子能够克服地球引力散逸到星际空间。由此可见，大气层与星际空间是逐渐过渡的，两者并没有截然的界限。

民航飞机的飞行高度一般为 7000 ～ 12000m，其起飞和降落处于对流层，巡航阶段在平流层的底部飞行。战斗机可以在平流层的下层飞行，飞行高度一般不超过 30000m。飞机的最大飞行高度由其航线长短决定。短航线飞机一般在 6000 ～ 9600m 高度飞行；长航线飞机一般在 8000 ～ 12600m 高度飞行。现在普通民航客机的最大飞行高度为 12600m，有些公务机的飞行高度可以达到 15000m。

二、大气压力及大气的功能

1. 大气压力

大气层中的物体都要受到空气分子撞击产生的压力，这个压力称为大气压力。也可以认为大气压力是大气层中的物体受大气层自身重力产生的作用于物体上的压力。由于地心引力作用，距地球表面近的地方，空气分子的密集程度高，撞击到物体表面的频率高，由此产生的大气压力大；距地球表面远的地方，空气分子的密集程度低，撞击到物体表面的频率低，由此产生的大气压力小。因此在地球上不同高度的大气压力是不同的，位置越高大气压力越小，靠近地球表面处大气压力最大。

2. 大气的功能

（1）提供生命所需的氧气

大气是地球上的生物赖以生存的物质基础。植物通过光合作用从大气中吸收二氧化碳，释放氧气，制造有机质，以维持生物的生命活动。

（2）保护地球的温度

大气层使地球表面的热量不易散失，同时通过大气流动进行热量交换以调节地球表面的温度。

（3）保护地球上的生物免受过多太阳辐射

平流层中的臭氧吸收太阳光中的紫外线；对流层中的二氧化碳和水汽吸收太阳光中的红外线，大部分可见光能够透过大气到达地面；大气中的云层和颗粒较大的尘埃对太阳辐射具有反射作用，空气中的微小尘埃对太阳辐射具有散射作用。大气的吸收作用、反射作用和散射作用，削弱了到达地面的太阳辐射。

（4）大气层是水实现液态、气态、固态之间相互转化的场所

地球表面的水通过蒸发进入大气，水汽在大气中遇冷凝结并以降水的形式降落到地球表面。由于水的循环过程往复不止，因此地球上始终有水存在。若没有大气，则地球上的水就会蒸发殆尽，地球就会变成像月球那样干燥的星球。

三、航空环境及其特点

航空环境是指飞行机组驾驶航空飞行器（飞机）在空中活动时的大气环境，以及航空飞行器座舱内的人工环境。航空环境影响主要包括航空环境中的异常物理因素（大气压力降低、辐射、温度和湿度等）和化学因素（航空毒物、臭氧等）对飞行安全和乘员健康的影响。飞机在高空中飞行，大气的物理特性和高空环境会对人体生理产生一定的影响。

飞机环境控制系统（aircraft environmental control system）是保证飞机座舱和设备舱内具有乘员和设备正常工作所需的适当环境条件的整套装置，又称飞机增压和空气调节系统。在发明飞机之前，人们已通过气球载人升空试验认识到高空稀薄的空气对人体的危害。20世纪30年代中期，飞机座舱增压和空气调节技术得到迅速发展。现代的飞机环境控制系统以控制座舱和设备舱的压力和温度为主，包括增压座舱、座舱供气和空气分配系统，以及座舱的压力控制系统、温度控制系统和湿度控制系统等。

1. 飞机增压座舱

飞机增压座舱是舱内空气压力高于环境气压的座舱，又称气密座舱。增压座舱内的空气压力由飞机环境控制系统控制，高于环境气压并根据飞行高度自动调节，以保证乘员在高空飞行时拥有舒适的环境和工作条件。

增压座舱分为大气通风式和再生式两种。大气通风式增压座舱的工作原理是：首先对环境大气进行压缩提高压力，其后由飞机环境控制系统对座舱增压和通风，最后经座舱压力调节器排回到大气中去。大气通风式增压座舱一般限于24km以下的飞行高度使用，而在24km以上的飞行高度，空气更加稀薄，因此需要使用再生式增压座舱。再生式增压座舱内的空气与大气隔绝，用机载压缩气源对座舱增压并补偿少量的座舱漏气，用过的空气经再生后在座舱内循环使用。再生式增压座舱主要用于飞行高度大于24km的飞机和载人航天器。现代飞机广泛使用大气通风式增压座舱。

增压座舱的功能如下：

① 通过舱压调节，乘员可以减轻或者避免由高空低气压引起的高空缺氧症、高空减压病、高空胃肠胀气和航空性中耳炎。

② 为舱内乘客提供良好的空气环境，使舱内空气温度、湿度、压力、气流速度和空气清洁度等符合生理标准。

③ 舱壁上的隔热材料既可以减小座舱热负荷，又可以降低噪声。

增压座舱内的空气压力与舱外的大气压力之差称为座舱压差，它是座舱设计的重要参数之一。座舱空气压力随飞行高度变化的规律称为座舱调压规律，又称座舱压力制度。不同用途的飞机对座舱空气压力的要求不同。民航机采用高压差座舱。歼击机采用低压差座舱，其目的是减轻飞机的结构重量，以适应战斗要求。座舱通风的空气流量应当满足增压、调温和保持空气清洁度等要求。

2. 空气分配系统

空气分配系统的功能是使调温空气流入并分布于舱内，在舱内形成合适的温度和速度场分布，以保证舱内舒适的环境条件。通风空气由空气分配系统的供气喷嘴流入座舱，在舱内流动和通风换气，最后从排气口流出座舱。民航机座舱空气分配系统要求气流噪声小、舱内温度和速度场均匀分布。客舱内气流速度一般不超过0.2m/s。

3. 座舱压力控制系统

座舱压力调节器是实现座舱压力控制的主要装置，由控制器和排气阀门（执行机构）等组成。它的功能是使座舱内的空气绝对压力按照预定的规律随飞行高度而变化。这种变化规律也称座舱压力制度，通常因飞机类型而异。座舱压力调节器的另一个功能是使座舱空气压力变化速度保持在适当的范围内。此外，飞机还有一些应急装置，在座舱压力调节器失效或其他必要情况下，用于控制座舱空气压力，保证飞行安全。现代飞机的气密座舱并非绝对气密。座舱由供气装置供气，由排气阀门和座舱结构缝隙排气，当供气量与排气量相等时，座舱空气压力维持不变。座舱压力调节器分为气动式、电子气动式和电子电动式等几种型式。战斗机大多采用气动式座舱压力调节器，运输机则广泛使用电子气动式座舱压力调节器或电子电动式座舱压力调节器。更先进的是微处理机控制的数字电动式座舱压力自动控制系统。

4. 温度、湿度控制系统

温度控制系统合理地控制热空气和冷空气，使座舱的热负荷达到平衡，以达到控制座舱温度的目的。热空气通常可以直接从航空发动机的压气机引出，冷空气由飞机制冷系统提供。低温冷空气与高温热空气经过温控装置适当混合后送入座舱或设备舱，以保持需要的温度。座舱温度调定后通常由温控装置自动控制，必要时也可以人工调节。现代飞机的机载电子设备的数量和种类日益增加，也会产生大量的热负荷，这不仅使电子设备工作环境温度恶化，对座舱温度也有很大的影响，因此必须对电子设备进行冷却。

对空气进行增湿或减湿，以使座舱空气具有适宜的湿度。舱内空气太干燥会使乘员感到不适；舱内空气湿度过大会使空调系统结冰，导致舱内出现滴水和雾气、座舱玻璃结雾并影响电子设备正常工作。

第二节　航空飞行环境常见病的病因分析与预防

高空飞行时，人们面临的挑战是空气压力、空气密度和温度变化，这些改变可能会导致一些航空性疾病的发生，进而影响人们的身体健康。

一、高空缺氧症

高空缺氧不是由于空气中氧的比例减少，而是由于高空空气稀薄、密度下降、大气压力降低而导致氧分压降低，人体吸入的氧量减少，导致人体的组织和器官缺氧。高空缺氧对人体的神经、心血管、呼吸、消化等系统均有不同程度的影响，其中对中枢神经的影响尤为明显。大脑皮层对缺氧的敏感度极高，随着飞行高度的增加，缺氧程度加重，高级神经活动障碍越来越明显，最终导致意识丧失。

1. 高空缺氧的分类

根据人体缺氧的严重程度、发展速度及暴露在低气压环境中的时间长短，高空缺氧分为以下三类。

（1）爆发性高空缺氧

爆发性高空缺氧是指在高空飞行期间发展非常迅速、程度极为严重的高空缺氧，常在增压座舱迅速减压、座舱增压系统失灵、呼吸供氧突然中断等情况下发生。

1）主要影响。缺氧若发生在8000m以上高空，则会引起爆发性高空缺氧或急性高空缺氧、高空减压病、高空寒冷症等。如果不对此采取紧急措施，人只能坚持十几秒最多几分钟就丧失意识。高空缺氧最严重时，暴露在低气压环境中的时间超过3～4min即可引起急性心力衰竭、脑组织损伤甚至死亡。

2）主要状态。机上乘员会听到爆破声，轰鸣震耳（慢速释压可以听到漏气声），机舱内温度急剧下降，出现白色的水蒸气烟雾，舱内压力表指针指向零，氧气面罩自动脱落，禁烟灯和安全带指示灯亮，飞机失密警告灯亮，氧气浓度指示灯红灯亮。由于快速释压，机上乘员体腔内气体急剧膨胀，气流从口鼻突然喷出，面颊和嘴唇在气流中不停地抖动，爆发性高空缺氧和高空寒冷症的症状随之而来。

3）紧急处置方法。机组人员打开紧急用氧开关，迅速戴上氧气面罩；乘务员戴上最近的氧气面罩或者使用最近的活动氧气瓶，边吸氧边向旅客发布命令："拉下面罩，系好安全带！"帮助指导旅客用氧，检查旅客氧气面罩是否戴好，保持镇静；对带小孩的旅客，应当指导其先戴上自己的氧气面罩，再协助小孩戴上氧气面罩；飞机立即紧急下降至安全高度。飞机到达安全高度后，停止向旅客供氧，此时乘务员应当携带手提式氧气瓶在客舱内巡视，对需要继续供氧的旅客，可以使用活动氧气瓶为其提供氧气；同时，乘务员应当检查客舱破损情况及客舱内有无烟火，必要时做好撤离旅客的准备，实施灭火程序，护理受伤旅客，及时将旅客和客舱情况报告机长，必要时由机长决定紧急迫降。

（2）急性高空缺氧

急性高空缺氧是指人体暴露在低气压环境中数分钟到几小时内引起的缺氧，大多发生在非增压舱型飞机执行高空飞行任务时，由舱压降低和供氧不足引起，其处置方法与爆发性高空缺氧相同。缺氧症状随高度和暴露时间而异，如头痛、头昏、视力模糊、呼吸困难、发绀、心悸、智力功能障碍、肌肉运动不协调、操作失误、情绪反应异常等。情绪反应异常往往会使机上乘员丧失及时采取措施的时机，严重时几分钟即丧失意识。

（3）慢性高空缺氧

慢性高空缺氧是由长期执行高原飞行任务，或者非增压舱型飞机长期执行高空飞行任务，使人体反复暴露在轻度或中等程度低氧环境中引起的，一般不被人重视。慢性高空缺氧对人体的主要影响有飞行能力下降、头痛、失眠、记忆力和注意力减退，以及消化功能障碍等，其中尤以夜航最为明显。空勤人员易患慢性高空缺氧症。

2. 缺氧的防护措施

1）机组人员在飞行前和飞行后应当检查飞机上的供氧装置及密闭增压系统的完好程度，保障其效能正常，检验氧气的纯度，保证高空用氧的纯度。

2）机组人员应当熟悉各种缺氧的飞行高度、主要表现，供氧装置的正确使用方法，以及发生爆发性高空缺氧或急性高空缺氧时的处置方法。

3）增强体质，提高缺氧耐力。平时坚持体育锻炼、身体健康的人，缺氧耐力就强，反之则弱。应当克服或者避免导致人体缺氧耐力降低的因素，如吸烟、饮酒、疲劳、失眠、肥胖等。

4）旅客在乘机时不应空腹、过饱或饮酒，应消除精神紧张。若旅客在飞行过程中感觉身体不适，则应稳定情绪减少活动。

5）在飞行过程中，乘务员要经常观察旅客的表情和神态，特别要注意观察身体健康状况不好的旅客。

二、高空胃肠胀气

1. 原因

高空气压降低可以使人的胃肠胀气。正常情况下，人体胃肠道内含有 1000mL 左右气体，这些气体的 80% 是随饮食及唾液一起吞咽进入胃肠道的，20% 是食物在消化过程中产生的。根据玻意耳 - 马里奥特定律，当温度保持恒定时，压力越大，气体体积越小；反之，压力越小，气体体积越大。因此，胃肠道内积存的气体体积随高空环境压力的降低而膨胀。高空胃肠胀气的症状和飞行上升高度及上升速度，以及胃肠道的机能状态有关。一般在 6000m 高度可能出现胃肠胀气症状。

2. 主要症状

高空胃肠胀气的主要症状是机械压迫。例如，腹胀、腹绞痛，严重者会出现呼吸困难、面色苍白、出冷汗、脉搏减弱、血压降低甚至晕厥。高空胃肠胀气大多发生在飞机上升过程中，或者达到一定高度后的最初阶段内，若不能经口或肛门顺利地排出部分膨胀气体，则症状随高度增加而更加严重。

3. 预防方法

为预防高空胃肠胀气的发生，要使用增压座舱，并保证增压座舱处于良好的功能状态；遵守高空飞行饮食制度，高空飞行前要严格控制产气食物（黄豆、豌豆、萝卜、韭菜、芹菜、肥肉等）和产气饮料（碳酸饮料等）的摄入；注意饮食卫生，防止便秘，以保持胃肠道的通畅和机能良好。特别要注意的是，刚做过胃肠道手术的人最好不要乘坐飞机出行。

三、高空减压病

高空减压病是当高空环境气压降低到使人体体液中溶解的气体（以氮气为主）游离出来并形成气泡群导致的病症。当增压座舱在 8000m 以上高空突然失压时，乘客就可能罹患高空减压病。

1. 原因及症状

在飞行高度超过 8000m 时，大气压快速降低。此时，若增压舱突然失压，人体从正常气压环境迅速进入低气压环境，使原来溶于血液、组织液和脂肪组织的气体（氧气、二氧化碳和氮气等）迅速游离在血管内外形成气泡。氧气和二氧化碳可以再次溶于体液内被吸收，而氮气由于在体液内溶解迟缓，导致在血液和组织液内形成很多微气泡或者融合成大气泡，继而引起气体栓塞，又称为氮气栓塞。由于氮气析出时气体所在部位不同，其临床表现也不同。位于皮下，引起皮下气肿；位于肌肉、肌腱、韧带内，引起关节和关节周围肌肉疼痛，以及皮肤出疹、刺痛、发痒，这种关节皮肤型减压病又称皮肤型屈肢症，占高空减压病症状的 90% 以上，常见于膝、肩、肘、腕、踝等关节；位于局部血管内，引起局部缺血和梗死，常见于股骨头、胫骨和髂骨的无菌性坏死；位于全身特别是四肢、胃肠道等末梢血管内，可以引起痉挛性疼痛。若短期内有大量的气泡形成，阻塞了人体的多数血管，特别是阻塞了冠状动脉，可以引起严重的血液循环障碍，甚至导致病人迅速死亡。

2. 影响发病的因素

在上升高度高（8000m 以上）、高空停留时间长（5min ~ 2.5h）、上升速度快、低温、重复暴露及高压条件下活动后立即飞行等物理因素的影响下，体重重、年龄大、呼吸和循环系统功能差者，以及肌肉活动或体力活动多者，不仅发病率高，而且症状也重。

3. 预防方法

加强对密封增压座舱控制系统的检查，保证座舱内有足够的空气压力。若增压座舱在高空突然失压，则机上所有乘员应当立即吸氧排氮，直到飞机逐渐下降至安全高度（约为 3000m）。若发生了高空减压病，则病人应当在飞机下降至安全高度后卧床休息并观察 6 ~ 12h，其中病情严重者应当立即吸纯氧排氮，或者在飞机到达地面后立即送入高压氧舱内加压治疗。另外，患有严重贫血、急性心梗、严重高血压、脑血栓、脑出血、哮喘、老年支气管炎、肺心病、严重肺纤维化等疾病的人员，以及在 24h 之内从事过潜水作业的人，均应当被禁止乘坐飞机出行，或者只能在医生指导下乘坐飞机出行。

四、晕机病

晕机病是由于飞机飞行动作产生各种加速度作用于前庭器官所引起的一种综合病症，又称航空晕动病。民航旅客的发病率不高，一般为 0.6% 左右。

1．主要症状

晕机病的症状因人而异，有轻重之分。轻度晕机者一般表现为头晕、胸闷、脸色绯红、全身稍有不适；中度晕机者表现为脸色苍白发青、头痛、心慌、表情淡漠、微汗；重度晕机者会出现浑身冷汗、眩晕、恶心、呕吐不止等症状。引起晕机病的因素很多，如飞机颠簸、起飞、爬高、下降、着陆、转弯时；个人心情紧张、身体不适、过度疲劳等。

2．预防方法

为预防晕机病的发生，可以采取以下措施。

1）在乘机前24h内应适当休息，避免劳累；保证充足的睡眠，少吃油腻的和不易消化的食品，适当多吃些水果；不可空腹乘机，也不宜过饱乘机，否则容易引起肠胃不适而晕机。

2）预防对有晕机病症史的人尤为重要，其具体方法是：在乘机前30min服用一片晕机宁（飞机驾驶员不得服用），长时间乘机者在飞行了4～5h后可以再服用一片；也可将清凉油或风油精涂擦在额头部位，或者切两片生姜片贴在肚脐上，或者将伤湿止痛膏直接贴在肚脐上，这些方法效果都很明显。

3）应当尽量为晕机的旅客挑选距发动机较远且靠窗的座位，这样既能减少噪声又能扩大视野。

4）在飞机起飞、穿云、转弯、下降着陆及发生较大的震荡与颠簸时，应当尽量少活动，尤其是头部不要转动。

5）一旦发生晕机，在症状较轻的情况下，注意不要中断之前集中精力做的事，并保持定向远眺；当症状较重时，应当保持安静并坐稳，最好是仰卧并固定头部；当症状更为严重时，因呕吐而使机体失水者要及时补充生理盐水。

五、气压性损伤

气压性损伤是由飞机在升降过程中大气压力的变化所引起的损伤。最常见的气压性损伤是航空性中耳炎、航空性鼻窦炎和航空性牙痛。

1．航空性中耳炎

（1）原因

飞机上升或降落过程中，座舱内的气压发生相应的变化，含气腔内的气体随之扩张或缩小。一般在耳咽管通气功能良好的情况下，旅客在飞机上升或降落时通过耳咽管的调节和人为地做主动通气动作，就可以保持鼓膜内外压力平衡，此时旅客仅有耳胀感或轻微的听力障碍，不会造成耳部损伤。如果中耳腔内外压不能迅速取得平衡，就会产生各种症候群，统称为气压损伤，伤及中耳腔的称为航空性中耳炎。航空性中耳炎大多发生在4000m以下的高空，尤其以1000～2000m的高度为最多。航空性中耳炎发病的原因常常与感冒并发上呼吸道感染、鼻窦炎、鼻息肉、鼻咽部疾患及咽鼓管附近的淋巴组织增生肥大等疾病导致的咽鼓管狭窄或堵塞密切相关。

（2）主要症状

航空性中耳炎的主要症状为耳内堵塞感、耳鸣、耳痛、听力下降、眩晕等。症状轻重不一，可以表现为鼓膜充血内陷、鼓室积液（稀薄的金黄色浆液性分泌物）或鼓室积血（黏膜血管破裂，鼓室内积留新鲜血液），严重时还可能出现鼓膜破裂。

（3）预防方法

在飞机起降时多做吞咽、咀嚼、打呵欠等动作。若耳部不适感仍未消除，可以用拇指和食指捏住鼻子，闭紧嘴巴，用力呼气，让气流冲开咽鼓管进入中耳腔以消除耳闷、耳重、耳痛等症状。乘务员应当唤醒睡觉的旅客，嘱咐带婴儿的旅客为婴儿喂奶、喂水。空勤人员患感冒或呼吸道感染时应当主动向航空医师报告，在航空医师指导下抓紧时间治疗，不得出航。有压耳感、耳痛、头痛者在做咽鼓管通气动作后，可以使用“滴鼻净”收缩血管，改善通气状况。若出现耳膜穿孔、出血，则应及早下机就医。

2. 航空性鼻窦炎

（1）原因

航空性鼻窦炎又称鼻窦气压性损伤。正常鼻窦的开口是通畅的，大气压的改变使窦腔内外的气压保持平衡，因而无不适感。当鼻腔和鼻窦内有急性或慢性炎症时，窦口附近组织会肿胀、松弛并阻塞窦口。在飞机下降增压时，窦腔内与外界形成相对的负压，容易堵塞窦口，致使鼻窦内外压力不平衡而引起气压性损伤。

（2）主要症状

航空性鼻窦炎的主要症状是额部疼痛或面颊麻木，间或有鼻衄，偶有发生休克者，其鼻内分泌物呈黏液性，并且常带有血丝。

（3）预防方法

在飞行中，若发生鼻窦气压性损伤，则用“滴鼻净”滴鼻。航空性鼻窦炎在疼痛难忍时，还可以按摩穴位减轻痛苦，如头痛按摩太阳穴（在耳郭前面，前额两侧，外眼角延长线的上方），必要时可以配合按摩合谷穴（在手背第一、二掌骨之间，第二掌骨桡侧的中点处）。空勤人员如果患有鼻窦及鼻咽部炎症，在急性上呼吸道感染发病期间应当及时诊治，不得参加飞行。

3. 航空性牙痛

（1）原因

患有牙髓炎或深度龋齿等牙病者，大气压降低可以使残留在其牙髓腔内的气泡膨胀，压迫血管，刺激神经，导致牙痛。在飞机下降或着陆后，牙痛即消失。发生航空性牙痛的飞行高度范围在 1500 ～ 12000m，并且大多发生在 6000 ～ 8000m。

（2）主要症状

航空性牙痛的主要症状是牙痛，并以病牙为中心，向耳周围或颌骨处扩散。

（3）预防方法

空勤人员应当注意口腔卫生，刷牙方法要正确，发现龋齿要及时修补或拔除。需要注意的是，龋齿经过充填治疗后牙髓的敏感性会增强，因此在补牙后 24h 内最好不要乘坐飞机出行。旅客如果发生牙痛，乘务员可以提供止痛剂，并给予旅客安慰和心理治疗。牙痛难忍时，可以服用一些常规的抗生素和止痛药来控制症状，也可按摩合谷穴缓解疼痛，冷敷有时也能暂时缓解疼痛。

思考与练习

1）简述航空环境对人体的影响。

2）简述高空缺氧的防护措施。

3）简述高空胃肠胀气的主要症状和预防方法。

4）简述高空减压病的主要症状和预防方法。

5）简述晕机病的主要症状和预防方法。

6）简述三种气压性损伤的原因、主要症状和预防方法。

第三章 航空飞行心理保健

知识目标

- 掌握心理冲突的三种常见形式及其解决方法。
- 了解挫折产生的条件、导致挫折的原因及挫折引起的心理反应。
- 掌握挫折的解决方法。
- 了解飞行常见的心理应激反应，以及由其引起的生理和心理反应。
- 了解常见神经症的病因、临床表现和治疗方法。

能力目标

- 能够运用所学知识解决各种心理冲突、挫折和心理应激。
- 能够运用所学知识辨别各类常见神经症的类型。

航空心理学是心理学的一个分支学科，研究人在飞行中的心理活动特征及其规律，提高飞行劳动效率和保证飞行安全。航空心理学对航空事业的发展具有重要意义。空勤人员虽然是经过严格的医学和心理学选拔、适合于从事飞行职业的人员，但是由于其工作空间狭小，接触人员少，飞行任务重，与亲人团聚的时间少，转机型或晋升竞争的压力大，职业赋予的优越感和现实生活中的挫折之间的矛盾冲突，以及因为身体、年龄或其他因素停飞等职业特点，空勤人员出现心理问题的现象并不少见。空勤人员若有心理问题，不仅会影响本职工作，有时还会造成飞行安全隐患。因此，应当加强空勤人员心理健康教育，注重科学减压并及时进行心理疏导，提高其社会适应能力。

第一节 心理冲突的分析与防治

心理冲突是指两种或两种以上不同方向的动机、欲望、目标和反应同时出现，由于莫衷一是而引起的矛盾心理状态。心理冲突是心理不平衡的重要原因。心理冲突具有普遍性和两面性。发生心理冲突时，每个人都会有一定的情绪反应或传统看法。常见的心理冲突有双趋冲突、双避冲突和趋避冲突。

一、双趋冲突

双趋冲突又称正正冲突，是指两种对个体都具有吸引力的目标同时出现，由于条件限制，个体无法同时采取两种行动所表现的动机冲突。也可以将其简单地理解为个体在面临两种同样强烈的愿望，只能选择其中一种愿望时的动机冲突。这两种同样强烈的愿望都属于有利无害的目标。例如，一个人同时收到两家航空公司具有同等吸引力的工作邀请，对其中一家航空公司的选择，就意味着对另一家航空公司的拒绝，于是这个人就会处于一种犹豫不决的冲突状态。双趋冲突的特点是这种冲突的平衡是不稳定的。当人向某一个目标移动时，便出现一种目标梯度效应，这时，较近目标的吸引力增强，而较远目标的吸引力下降，人的心理处于一种不平衡状态，因此会迅速被吸引至趋向较近的目标。例如，“鱼和熊掌不可兼得”所反映的即是双趋冲突。

解决双趋冲突并不难，只要稍微增大一个目标的合意程度，即将这一目标想象得更好一些，便会使人趋向这一目标，从而使冲突得以解决。

二、双避冲突

双避冲突又称负负冲突，是指一个人要在两项负价对象之间进行选择时所产生的心理冲突。两项负价对象代表两个选择项目都属于有害无益的类型，即两个选择项目对个体都具有威胁性。虽然个体面对两个选择项目都想逃避，但受条件的限制，只能避开一个选择项目，接受另一个选择项目。做这种抉择时，经常面对“前怕狼，后怕虎”，“前有断崖，后有追兵”的两难境地。由于个体所面临的两个目标均具有危险性，其行为又不得不选择其中的一种，因此对个体而言是极其痛苦的。

在双避冲突中，平衡也是趋向稳定的，个体继续被犹豫不决所折磨。假如某人移向一种选择，负价排斥力就会增强而使其被推向另一种选择；但是当其趋近另一种选择时，后者的负价排斥力又会增强，这样摆来摆去而趋近中间位置。因此，双避冲突的解决方法是两害相权取其轻。双避冲突的解决要点是：明确行动目的；评估威胁对象；作出决策；再评估。

三、趋避冲突

趋避冲突又称正负冲突，是指个体对于同一个目标同时具有趋近和逃避的心态，即目标同时含有吸引与排斥两种力量。在趋避冲突中，个体既想达到某个目标又不想付出某种代价，而两者又不能同时实现，因而内心产生矛盾的情况。目标可以满足个体的某些需求，但是同时又会对个体构成某些威胁。人们越是接近希望达到的目标，想要达到这一目标的愿望也就越强烈。同时，人们为实现这一目标所付出的代价越来越大，回避这一目标的愿望也相应地增强，随着目标的接近，回避倾向的强烈程度远超接近这一目标的愿望的强烈程度。例如，很多在校学生只是片面地看到空勤人员工资福利较好，就决定从事该行业。但是走上工作岗位后，其却发现空勤人员的工作枯燥、辛苦，与自己的心理预期差异巨大，因而不久就放弃了该工作。

趋避冲突的主要解决办法如下。

1）改变认知评价。多想目标美好的一面，从而使趋的倾向压倒避的倾向；或者多考虑实现目标的困难，使避的倾向压倒趋的倾向。

2）将目标转向与原目标类似的另一个目标。

在日常生活中，心理冲突既常见又最难以解决。心理冲突常常发生于两种对立的动机并存时。动机冲突包括独立与依赖、亲近与疏远、合作与竞争、冲动表达与社会道德准则等。

现实生活中的心理冲突是十分复杂的，往往同时包含上述三种基本冲突。心理冲突若不能得到解决，则会造成挫折和心理应激，从而影响个体的健康。个体只有正确地认识这些心理冲突，在日常生活中逐步培养应对这些心理冲突的意志和能力，并学会利用自己、他人和社会的帮助来解决各种心理冲突，才能保持自己的身心健康。

第二节　挫折的分析与防治

从心理学上分析，人的行为总是从一定的动机出发，经过努力达到一定的目标。如果在实现目标的过程中碰到了困难或者遇到了障碍，就会产生挫折，如一个人面试乘务员岗位屡次失败就会有挫折感。挫折理论是由美国心理学家亚当斯提出的。挫折理论主要揭示人的动机行为受阻而未能满足需要时的心理状态，并由此而导致的行为表现，力求采取措施将消极行为转化为积极性、建设性行为。一般而言，挫折是指个体在从事有目的的活动过程中，因客观或主观的原因而受到阻碍或干扰，致使动机不能实现和需要不能满足时的情绪体验。挫折具有两面性：在积极方面，给人以教益，锻炼人的意志力；在消极方面，使人失望、痛苦、沮丧，甚至意志消沉而不思进取。挫折可能引发不同的行为反应，既可能是理性行为，如改变策略、降低要求、找借口来自我安慰等；也可能是非理性行为，如出现威胁、敌视、暴力等行为并加以发泄等，甚至还会因为自我防御而导致身心疾病的发生。

一、挫折产生的条件

挫折产生的条件有如下几点。

1）主体必须具有某种动机和目标。

2）为了达到目标，有满足需要的手段或行动。

3）在通向目标的道路上碰到不能克服的障碍，构成挫折情境。

4）对挫折情境的主观知觉和体验，产生心理紧张状态和情绪反应。

二、挫折产生的原因

挫折产生的原因包括客观原因和主观原因。

1. 客观原因

客观原因又称外因或环境因素，可分为自然因素和社会因素。自然因素产生的挫折是指不可抗拒的自然灾害所造成的挫折。社会因素产生的挫折是指个人在社会生活中受到政治、经济、法律、婚姻、风俗、习惯、宗教、道德等的限制产生的挫折。

2. 主观原因

主观原因即主体条件的限制和阻碍，主要包括行为者自身条件和认识偏差两个方面。个体自身条件包括容貌、身高、健康、经济状况、智力、心理素质等影响个人目标实现的因素。认识偏差表现为行为者由于目标和期望值过高，致使其行为无论怎样努力都难以达到目标。

三、挫折引起的心理反应

挫折是一种消极的情绪状态，包括愤怒、敌对、焦虑、恐惧、沮丧、失望、绝望、无助和淡漠等，同时与这些负性情绪体验相随的不仅有内在的心理和生理反应，还有外显的行为变化。例如，攻击引发挫折的原因，逃避引起挫折的现实环境，动用心理防御机制，极力寻求摆脱挫折的方法，等等。上述情绪反应的性质、生理反应的强弱及行为反应的特点都与当事人的人格特征、当事人对目标的期望水平和在追求目标的过程中付出的代价密切相关。

四、应对挫折的方法

应对挫折首先应正确认识挫折。因为挫折是普遍存在的，所以做任何事情都要对可能遇到的困难和挫折早有心理准备，随时迎接困难和挫折的挑战。一个人经受一些挫折并不全是坏事，它可以提高个体扭转逆境、克服困难、适应社会生活的能力。

应对挫折的具体方法如下。

1）合理宣泄。心中有痛苦和委屈可以选择多种方式发泄，如找朋友倾诉、唱歌、旅游等。

2）理智消解。遭受挫折后，先冷静、理智地反省，再认真地总结教训，扩大理性思考，强化合理信念，就可以调节自己的情绪和行为，预防不良行为的发生。

3）替代升华。将挫折转化为一股进取的力量，将其释放到有利于社会的替代行为目标上去，并竭力实现这个崇高的目标。

4）注意转移。遭受挫折后，全面考虑，从长计议，用有利的一面安慰自己。

战胜挫折的关键是战胜自己，即克服自己面对挫折时的恐惧、难过和绝望等消极情绪。在日常的学习生活中，要培养勇于克服困难和开拓进取的优良品质；磨砺意志，努力形成良好的意志品质；养成良好的生活态度，树立积极向上的人生信念。自我锻炼的基本要求是：志存高远、选准基点、持之以恒、脚踏实地。

第三节 心理应激

心理应激是指有机体在某种环境刺激作用下因客观要求和适应能力不平衡而产生的一种适应环境的紧张反应状态。个体只要生活在一定的社会环境中，就一定会有各种各样的环境刺激对个体施以影响，若环境刺激作用被个体感知或者作为信息被个体接收，则一定会引起个体的主观评价，同时个体会产生一系列相应的心理和生理变化。通过信息加工过程，个体对环境刺激作出相应的反应。如果环境刺激需要个体付出较大的努力才能作出适应性反应，或者这种适应性反应超出了个体的适应能力，就会引起个体的心理和生理失衡，即出现紧张反应状态。

应激源是指环境对个体提出的各种需求，经个体认知评价后能够引起心理和生理反应的刺激或情绪。

应激源可分为四种，即躯体性应激源、心理性应激源、社会性应激源和文化性应激源。躯体性应激源是指直接作用于人的躯体的各种物理的、化学的或生物的刺激物，最初只是将这些刺激物看作是引起生理反应的因素，现在则认为这些刺激物可以导致心理反应。心理性应激源包括人际关系的冲突，个体的强烈需求或过高期望，能力不足或认知障碍等。社会性应激源可以概括为两大类：客观的社会学指标，如经济、职业、婚姻、年龄、受教育水平等差异；社会变动性与社会地位的不合适，包括世代间的变动（亲代与子代间社会环境的变异），客观的社会学指标的变迁，个人的社会化程度（社会交往、生活、工作的变化），重大的社会政治、经济的变动等。文化性应激源是指因语言、风俗、习惯、生活方式、宗教信仰等的改变而形成的刺激或情境，如迁居异国他乡，语言环境改变等文化性迁移。

一、空勤人员常见的应激源

空勤人员的应激源包括人际关系、隔离、噪声、振动、低氧、重力、加压和减压、飞行疲劳、温度改变、飞过不同时间区域发生的失声同步，等等。在这些应激状态下，空勤人员的神经系统、心血管系统及内分泌系统都会受到很大影响。空勤人员的应激源可分为如下四类。

1）外部物质环境：包括自然的和人为的两类因素。自然环境如温度、气压等；人为环境如大气、水、食物及噪声等方面的污染，严重时可引起疾病甚至残疾。

2）个体内部环境：包括营养缺乏、感觉剥夺、刺激过量等。

3）心理社会环境：包括不幸的预期、心理冲突、挫折情境、各种考试、上下级或同事之间关系紧张、亲人生病或死亡等。

4）职业性应激源：包括飞行疲劳、时差效应、学习困难等。

二、应激所引起的生理反应

科学家对应激状态的研究认为，此时机体已经进入了“战斗或逃跑”状态，提出机体在遇到危险或挑战的情况下，会出现交感神经兴奋和肾上腺素分泌增加的现象，具体表现为心率和呼吸加快、心搏增强、血压升高、脾脏缩小、肝糖原释放、瞳孔扩大、皮肤和内脏的血管收缩等，使流向脑部和肌肉的血液流动加速，机体处于“战斗或逃跑”的准备状态。面对应激源，处于应激状态下的有机体会出现一系列生理、神经、生化、内分泌、代谢、免疫过程的变化。

1. 应激与内分泌系统

应激源影响多种内分泌的活动，首先是边缘系统作用于神经内分泌的转换中枢——下丘脑，下丘脑释放促肾上腺皮质激素释放因子、抗利尿激素；垂体除释放促肾上腺素外，还释放生长激素、催乳素、促甲状腺素、内啡肽等，一些代谢性的内分泌激素（胰岛素、胰高血糖素等）也参与应激过程。

2. 应激与神经中枢系统

大脑是形成心理应激的源头。大脑调控应激反应，同时也是应激激素的靶器官。应激源进入大脑即激活神经细胞，引起不同形式的、与刺激源相关而各具特殊性的神经活动。神经细胞内的基因活动同样受环境信息控制，受体液循环中的内分泌激素调节。脑神经细胞有肾上腺素、性激素和甲状腺素受体。类固醇和甲状腺素受体可以调节基因表达过程，也就是说，在心理应激过程中产生的并在体液中循环的某些激素，可以作用于大脑神经细胞，影响基因表达。

3. 应激与植物神经系统

应激中会使植物神经系统发生若干变化。应激使垂体肾上腺轴活动增强，儿茶酚胺与皮质类固醇血浆水平升高，使胃酸与组胺分泌增加，胃蠕动增加，胃黏液分泌减少，而胃黏膜层微循环紊乱与胃黏膜能量代谢的缺陷以及氧自由基的产生等是形成溃疡的机制。但是切除了肾上腺后，在约束制动的小鼠体中仍形成了溃疡。抗胆碱药物有阻止溃疡形成的作用，这说明在溃疡形成的机制中，皮质类固醇的作用并不是唯一的，副交感神经系统也起着一定的作用。

应激初期为交感神经兴奋，降低了胃黏膜的自身保护能力，继而副交感神经兴奋，酸度增加，作用于自身保护能力下降的胃黏膜，形成溃疡。总之，在急性应激性溃疡中，交感神经兴奋现象较为普遍；在慢性消化性溃疡中，常有副交感神经兴奋现象；而植物神经系统功能紊乱为上述两种溃疡形成的共同因素。

在愤怒与恐惧情绪状态下，整个交感神经系统被动员起来，血浆中去甲肾上腺素含量增高，称为交感-去甲肾上腺素效应（绝大多数交感神经末梢的神经介质为去甲肾上腺素）。恐惧环境引起的生理反应与注射肾上腺素后身体的反应类似，当然注射肾上腺素不一定会引起恐惧体验；愤怒环境引起的生理变化与注射去甲肾上腺素和肾上腺素混合液后身体的反应类似。许多学者研究引起焦虑与抑郁情绪的场合，有充足的证据说明此时体内交感神经活动增强，而副交感神经兴奋并非必要或充分的条件。

三、应激所引起的心理反应

一般情况下，人们认为应激导致的心理障碍都是精神病，其实不然，心理障碍分为重度心理障碍和轻度心理障碍。例如，日常生活中的焦虑、紧张、神经症、人格改变、酒精及药物依赖、适应障碍等就是常见的轻度心理障碍。重度心理障碍是指重度精神病、反应性精神病、创伤后应激障碍等。事实上，由应激导致的严重心理障碍较为少见，大多是轻度心理障碍，但是这种轻度心理障碍对人的影响却较大。应激引起的心理反应分为以下三种类型。

1. 认知反应

认知反应包括注意力不能集中、注意的范围受限，记忆力减退，思维和理解问题困难，计算和决策困难等。认知反应具体表现在以下几个方面：

① 疲乏。常表现出无力、易疲倦、全身慢性疼痛，并且经过休息也不能恢复。

② 失眠。97% 有心理障碍的人入睡困难，睡眠中间易醒或者易早醒，噩梦多，但也有少数人出现嗜睡现象。

③ 神经衰弱综合征。具体表现为无力、易疲劳、头痛、头昏、记忆力下降等。

④ 思绪。思考效率下降，思维紊乱，茫无头绪，犹豫不决，难以作出决定。

⑤ 注意力。注意力很难集中，导致在工作中容易出差错，严重者甚至不能集中精力看电视。

⑥ 工作。做事情（包括做家务）常表现出无精打采的状态，效率极度下降。

⑦ 性格。性格会发生改变，少言寡语，对人对事冷淡，常回避与同事、朋友之间的交往。

⑧ 自怜。对自己感到惋惜、怜悯，认为自己被人愚弄，缺乏安全感和自尊心，常常自哀自叹，并有很多申诉。

2. 情绪反应

情绪反应包括焦虑、抑郁、恐惧和愤怒。

焦虑是一种朦胧预感。感到不幸或危险即将来临，并有可能降临在自己及家人头上，由此而产生的消极情绪状态称为焦虑。焦虑主要表现在三个方面：紧张，害怕；烦躁不安，心神不宁；担心，忧虑。焦虑的躯体表现主要是交感神经功能亢进，如脉搏加快、血压升高、呼吸加深、出汗、四肢震颤、烦躁、小动作增多、尿频、坐卧不安等。之后，还可以发展为副交感神经功能增强，如腹泻。此外，还伴有失眠、头痛、注意力不集中、内心不安、犹豫不决、容易发怒、无效动作增多等。

抑郁大多以情绪低落为主要表现，伴有思维迟缓及意志活动减退等症状。例如，情绪低落（眼下垂、语气低、话少）；食欲差、消瘦、性欲低下、月经不调或停经、停止泌乳；悲观（无用感）；自卑（缺乏自信、自我评价低）；绝望（消极、退缩）。

恐惧和愤怒大多来自于烦恼。烦恼主要表现为个体极度痛苦，并且自己不能控制和终止。精神紧张常表现出内心烦躁，心理及肌肉紧张，想放松自己却很困难。烦恼并不伴有精神紧张，而恐惧和愤怒均表现为较高的精神紧张。恐惧是由于自身安全及个人价值、信念受到明显威胁时而产生的情绪体验。愤怒是人们受到重大挫折时产生的愤恨、气恼、敌意的情绪，同时可能出现攻击行为。恐惧和愤怒均对未来预期焦虑，有回避。

3. 行为反应

行为反应包括有意识的行为反应和心理防御机制。当遇到某种压力或烦恼时，有些人相信自己能够处理好，而有些人不相信自己，认为自己无能力解决。这种个人对自己是否能够成功地进行某种成就行为的主观判断，就是心理学上的自我效能感。自我效能感决定了人们对活动的选择，以及进行该活动的坚持性，影响人们面对困难的态度和情绪。

对于看起来特别有活力并且很容易从情绪困扰中走出来的人而言，应激和压力对其行为和感情的干扰作用并不明显，这与心理学上的心理坚强有关。心理坚强包括三个特质，即控制、信念和挑战。控制是指个人对自己的行为是否能够有效控制外部环境威胁的期望值，分为内控和外控两种。内控的人认为，没有什么事情能够超出人类的影响和控制之外，外控的人则认为外部事件不是人所能控制的。大多数人处在内控和外控两者之间。信念是对自己能否战胜困难的一种看法。挑战反映了安全、稳定和可预测性等因素对于个体的重要程度。心理较坚强的人一般相信自己能够战胜困难，他们将外在的压力和困难看作是一种催化剂，认为困难给他们提供了成长的机会。研究表明，心理坚强的人总是将压力和疾病看作是一种挑战，更容易采取积极的应对措施，利用更多的社会资源，因此他们的健康情况要比心理脆弱的人好。在应激或危险的情境下，心理坚强的人会给自己积极的暗示，并采取积极的措施。

心理防御机制是指个人在面临挫折或冲突的紧张情境时，在其内部心理活动中具有的自觉或者不自觉地解脱烦恼，减轻内心不安，以恢复心理平衡与稳定的一种适应性倾向。心理防御机制的积极意义在于它能够使主体在遭受困难与挫折后减轻或者免除精神压力，恢复心理平衡，甚至能够激发主体的主观能动性，激励主体以顽强的毅力克服困难，战胜挫折。心理防御机制的消极意义在于它使主体可能因压力的缓解而自足，或者出现因退缩甚至恐惧而导致的心理疾病。自我受到超我、本我和外部世界三方面的胁迫，若自我难以承受压力，则会产生焦虑。而焦虑是促使自我发展的一种机制，即以一定方式调节冲突，缓和三种危险对自身的威胁，既要使现实能够允许，又要使超我能够接受，还要使本我有满足感，这样的一种机制就是心理防御机制。

四、飞行应激障碍

在飞行活动中，突然出现的应激源可能会降低空勤人员的活动水平，使其注意范围狭窄、行为刻板，表现出对应激源的无能为力，这就是飞行应激障碍。飞行应激障碍常表现在三个方面，即认知能力的改变、行为反应和飞行恐惧症。飞行活动是在强烈的情绪背景下进行的。空勤人员的情绪经常处于紧张状态，并随着飞行的不同阶段、情况变化的复杂程度、完成任务的顺利与否等迅速发生变化。这些紧张的情绪会对感知、思维、记忆、操作动作产生积极或消极的影响。在紧张的情绪背景下，情绪不稳定的人可能出现动作混乱、不协调，工作效率下降，尤其在遇到危机情境时往往惊慌失措，危及飞行安全。此时，空勤人员保持沉着、镇静对高效地完成飞行任务至关重要。有的空勤人员在工作或生活中遇到不顺心的事情不能及时调节，带着不良情绪飞行，这是很危险的。不良情绪可以影响思维和技术的正常发挥，也有可能产生过激的行为动作，这是造成飞行事故的潜在威胁。人格特征、当前的情绪和飞行活动时的紧张状态，这些既可以构成身心疾病的发病基础，又可以参与身心疾病的激发作用。空勤人员在日常生活和工作中受到飞行活动特有的影响，使得他们往往要承受巨大的身体和心理压力，因此容易产生紧张反应，甚至导致飞行恐惧症。飞行恐惧症严重影响飞行效率及飞行安全。克服飞行恐惧症，必须加强意志品质的培养。意志品质的好坏直接影响着人们的社会活动，对于飞行活动而言更是如此，因此具有坚强的意志是空勤人员出色地完成飞行任务的重要保证。

五、心理应激对健康的影响

世界是物质的，而物质处于不断的运动变化之中。无论是自然环境、社会环境还是人类本身，都处于不断的发展变化之中。这些发展变化达到一定程度或者持续一段时间，便可能成为应激源而引起人的心理应激，心理应激是人类生活中不可回避的问题。人们通常比较关注心理应激对健康的消极影响，然而回顾人类历史，会发现自然界的风、雪、雷、电、地震、台风等应激性事件使人类在面对这些刺激时不再像动物那样慌乱、紧张和束手无策；人类社会在政治、经济、军事、文化上的激烈竞争也使人类自身在残酷的生存竞争中不再怨天尤人，而是冷静地、积极地学习、工作、创造，从而在赢得生存的同时赢得自尊。

可见，心理应激对人的健康既有积极的影响也有消极的影响。

1. 心理应激对健康的积极影响

适度的心理应激对人的健康和功能活动有着促进作用，是个体成长和发展的必要条件。个体的成长发育主要取决于先天遗传和后天环境两个方面。心理应激可以被看作是一种环境因素。研究表明，个体的早期特别是青少年时期，适度的心理应激经历可以提高个体在后来的现实生活中的应对与适应能力。例如，青少年时期艰苦的家庭条件与生存环境，能够锤炼个体坚强的意志与毅力，使其在面对今后的各种艰难困苦时能够应对自如，社会适应能力大大增强。心理治疗的临床经验也从反面证实了心理应激对人的功能活动的促进作用。例如，缺乏心理应激（被父母过度保护等）的青少年适应环境的能力较差，其在离开家庭走向社会的过程中往往容易发生环境适应障碍和人际关系问题。

心理应激是维持个体正常功能活动的必要条件。个体的生理、心理和社会功能需要刺激的存在。例如，一只刚出生的猫在被蒙上眼睛两个月之后，由于失去了光线的刺激导致终生失明；由于经常参加紧张的球赛，运动员的骨骼肌、心、肺和神经反射功能，以及大脑的分析、判断、决策功能都得到增强；紧张的学习和工作能够使人变得聪明、机灵、熟练，大大增强了个体的生存适应能力。心理学的实验研究发现，在被剥夺感情或者处于缺乏刺激的单调状态超过一定时间限度后，人会出现幻觉、错觉和智力障碍等身心功能损害。例如，流水线上的工人长期从事单调和缺少变化的工作，容易发生注意力不集中、情绪不稳定的现象。

2. 心理应激对健康的消极影响

持续的、超过人的适应和应对能力的心理应激会损害人的健康。心理应激与疾病的发生、发展都有密切的关系。早在 20 世纪 70 年代有人提出，现代人类疾病一半以上与应激有关。在社会竞争更加激烈、人际关系更加复杂的 21 世纪，更多的疾病与应激有关。

心理应激能够直接引起人的生理和心理反应，使人出现身体不适，并陷入痛苦的心理状态。强烈的心理刺激作用于体弱或应激能力差的人身上，便可发生这种情况。虽然失败是成功之母，可以锤炼人的意志和勇气，但是人不能总是失败、总是受挫、总是失意。长期的、低强度的心理应激经常使个体出现头晕、疲惫、乏力、心悸、胸闷伴心率加快、血压升高等症状和体征，还可以出现神经症的各种症状，如情感性精神障碍和精神分裂，然而这些症状却常常被医生忽略而导致疾病久治不愈。

心理应激能够加重已有的精神疾病和身体疾病，或者使旧病复发。已患有各种疾病的个体，其抵抗应激的心理和生理功能较低，心理应激造成的心理和生理反应很容易加重原有疾病或者导致旧病复发。研究发现，门诊神经症病人的心理应激程度与疾病的严重程度呈线性关系。身体疾病的例子则更为常见。例如，高血压病人在工作压力增大时病情加重；冠心病病人在争执或激烈辩论时心理应激促发心肌梗死；病情已经得到控制的哮喘患儿，在其母亲离开后哮喘继续发作等。

心理应激能够导致机体抗病能力下降。人是心身统一体，心理与生理两者总是相互影响。严重的心理应激能够引起机体过度的心理和生理反应，造成机体内环境紊乱，各器官和系统协调失常，从而导致机体的抗病能力下降，使机体处于对疾病的易感状态，机体内比较脆弱的器官和系统极易受累而引发心身疾病，如应激性胃溃疡。

心理应激对健康的作用受许多因素的影响。一般而言，青少年处于生命的旺盛时期和心理的可塑阶段，经过科学教育和心理疏导，大多可使心理应激发挥对健康的积极作用。对老弱妇孺则应给予关爱和必要的帮助，尽可能使心理应激对健康的消极作用降至最低。

六、时差效应

人们在某一时区内长期生活，逐渐形成了人体的生理节律与当地昼夜交替节律的同步化，即似昼夜节律。人体的这种适应性称为人体生物钟。人体在形成似昼夜节律和生物钟之后，即在睡眠、觉醒、体温、泌尿、饮食等方面表现出周期性节律或习惯，出现工作能力和睡眠状态的正常交替，以适应昼夜变化。而飞行在较短的时间内可以跨越若干时区，这种改变超越了机体调节生理节奏的能力，从而引起生理节奏失调。由时差所引起的警觉水平及工作能力下降、睡眠异常及其他身心不适，称为时差效应。时差效应主要表现为头痛、头昏、头胀、失眠多梦、记忆力减退、注意力不集中、情绪不稳、食欲不振及全身不适等。

克服时差效应的关键是提高睡眠质量。如果睡眠好了，其他相应症状也就会随之缓解乃至消失。在跨越子午线长距离的飞行中，应当尽量争取足够的睡眠以减少时差效应，减少食用高脂肪食品和酒精类饮料。通过适应训练可以减轻或者消除时差效应。

第四节　神经症的分析与防治

神经症是一组非器质性大脑功能轻度失调而引起的心理疾病，其共同特点是具有精神、神经和躯体三个方面的临床表现，但是无器质性病变。个体不良的人格特征常常是发病的基础，病因常与心理、社会因素有关；患者有自知力，能够主动求治；病程迁延，常在3个月以上。神经症包括神经衰弱、焦虑性神经症、抑郁性神经症三种，是空勤人员常见的心理疾病，也是导致其停飞的常见医学原因之一。

一、神经衰弱

神经衰弱是指因长期处于紧张状态和压力下而出现的精神易兴奋和脑力易疲乏现象，常伴有情绪烦恼、易激惹、睡眠障碍、肌肉紧张性疼痛等症状，这些症状不能归于脑器质性疾病、躯体疾病及其他精神疾病。神经衰弱的症状时轻时重，其波动与社会心理因素有关，病程大多持续迁延。神经衰弱包括抑郁、焦虑障碍、紧张性头痛、失眠、消化不良等。

1. 病因

目前，大多数学者认为精神因素是造成神经衰弱的主要原因。凡是能够引起持续的紧张心情和长期的内心矛盾的因素，使神经活动过程强烈而持久地处于紧张状态，超过神经系统张力的耐受限度，就可能产生神经衰弱。例如，过度疲劳而又得不到休息使兴奋过程过度紧张；对现状不满意使抑制过程过度紧张；经常改变生活环境而又不适应，使中枢神经系统处于过度紧张和疲劳。而大脑皮质的神经细胞具有相当高的耐受性，一般情况下并不容易引起神经衰弱。在紧张的脑力劳动之后，中枢神经虽然产生了疲劳，但是稍事休憩或睡眠之后就可以恢复，而长期强烈紧张状态的神经活动一旦超越耐受极限，就可能产生神经衰弱。

1）诱发因素。它主要是指导致神经衰弱的各种社会心理因素，如家庭纠纷、婚姻不幸、失恋、邻里关系紧张、学习负担过重等。

2）身体易感因素。神经衰弱与人的性格有很大关系。一般认为，性格内向且情绪不稳定者大多表现出多愁善感、焦虑不安、保守、安静等特点，易患神经衰弱。

3）维持因素。它是指患者所处的社会文化背景及个体病后附加的反馈信息，使疾病形成恶性循环，迁延不愈。

2. 临床表现

神经衰弱的表现形式有很大的文化差异，其两种主要类型（兴奋型、忧郁型）彼此之间有相当的重叠。两种类型的特点是：主诉在用脑后倍感疲倦，常伴有一定程度的职业表现欠佳或应对日常事务的效率下降；在从事轻体力劳动后就感到虚弱和极度疲乏，伴有肌肉紧张和肌肉疼痛。

神经衰弱的主要症状如下。

1）衰弱症状，是神经衰弱的基本症状。患者感到精力差、容易疲劳、学习或工作的时间稍长即感到头昏脑涨，甚至感到头痛；注意力不能持久集中，思维缓慢，记忆力减退，学习和工作效率低。

2）情绪症状，表现为焦虑、烦躁和容易激怒。

3）兴奋症状，表现为容易兴奋。患者的联想和回忆增多，而且难以控制，不容易集中精力去做一件事，但是语言及运动没有增多；对声、光刺激特别敏感。

4）肌肉紧张性疼痛，常常表现为头痛。这种头痛往往没有固定的部位，在学习和工作时加重，在休息后缓解；也可以表现为颈项僵直、四肢酸痛或腰背酸痛等。

5）睡眠障碍，是神经衰弱常见的症状之一，大多为入睡困难，也可以表现为多梦和容易惊醒等。患者常常因为睡眠障碍而苦恼不堪。

6）继发性生理心理反应，主要表现在植物神经功能紊乱和疑病两个方面。

3. 神经衰弱对空勤人员健康的影响

空勤人员患神经衰弱往往导致情绪紧张、焦虑、烦恼、睡眠不足、食欲不振、免疫功能下降，还可以并发其他疾病，对飞行安全和客舱服务质量都将产生严重影响。此外，乘务员患神经衰弱还将影响团队合作。而上述这些因素反过来又会使疾病进一步加重，形成神经衰弱病理的恶性循环，影响疾病的预后。

4. 治疗

抗焦虑及抗抑郁药物可以改善患者焦虑和抑郁的情绪，也可以使肌肉放松，消除一些躯体不适感。其他如体育锻炼，旅游疗养，调整不合理的学习、工作方式等，都是摆脱烦恼处境、改善紧张状态、缓解精神压力的好方法。支持性和解释性的心理治疗可以帮助患者认识疾病的性质，消除继发焦虑。对于神经衰弱而言，最主要的治疗方法是心理治疗，药物只能暂时起到辅助作用。最关键的是，神经衰弱患者要在心理医生的指导下找到自己的病因，依靠自己去战胜疾病。

二、焦虑性神经症

焦虑性神经症简称焦虑症，即人们通常所说的焦虑状态，它是一种具有持久性焦虑、恐惧、紧张情绪和植物神经活动障碍的脑机能失调，常伴有运动性不安和躯体不适感，发病于青壮年期，男女两性发病率无明显差异。焦虑性神经症以广泛性焦虑症（慢性焦虑症）和发作性惊恐状态（急性焦虑症）为主要临床表现，常伴有头晕、胸闷、心悸、呼吸困难、口干、尿频、尿急、出汗、震颤和运动性不安等症状，其焦虑并非由实际威胁引起，或者其紧张惊恐程度与现实情况很不相称。

1. 病因

1）遗传因素。遗传因素在焦虑症的发病原因中起重要作用，其血缘亲属中同病率为15%，远高于正常人群；双卵双生子的同病率为2.5%，而单卵双生子的同病率为50%。有人认为焦虑症是环境因素通过易感素质共同作用的结果，易感素质是由遗传决定的。

2）病前性格特征。自卑、自信心不足，胆小怕事，谨小慎微，对轻微挫折或身体不适容易紧张、焦虑或情绪波动。

3）精神因素。轻微的挫折和不满等精神因素可成为诱发因素。

4）生物学因素。焦虑反应的生理学基础是交感神经系统和副交感神经系统活动的普遍亢进，常有肾上腺素和去甲肾上腺素的过度释放。躯体变化的表现形式决定于患者的交感神经功能和副交感神经功能相互平衡制约的特征。

2. 临床表现

1）急性焦虑症主要表现为惊恐样发作，大多在夜间睡梦中发生，发作时除情绪惊恐外，有濒死的感觉。患者心脏剧烈地跳动，胸口憋闷，喉头有堵塞感，呼吸困难。由惊恐引起的过度呼吸造成呼吸性碱中毒（CO_2 呼出过多导致血液偏碱性），又会诱发四肢麻木、口周发麻、面色苍白、腹部坠胀等，进一步加重患者的恐惧情绪，使患者精神崩溃。这类患者在就诊时往往情绪激动、紧张不安，常给医生一种心血管疾病发作的假象。这类焦虑症的主要发作症状一般持续几分钟或数小时，当发作过后或者经过适当治疗，急性焦虑症状可以缓解或消失。

2）慢性焦虑症的典型表现为五大症状，即心慌、疲惫、神经质、气急和胸痛。此外，这类焦虑症的主要症状还有紧张、出冷汗、晕厥、嗳气、恶心、腹胀、便秘、阳痿、尿频、尿急等，有时很难将慢性焦虑症与神经衰弱或其他专科疾病相区分，因此需要医生对患者的病情有全面细致的了解，以免误诊。

3．治疗

焦虑症是神经症中治疗效果相对较好，预后也较好的疾病。焦虑症通常采用心理治疗和药物治疗。

心理治疗是指临床医生通过言语或非言语沟通，与患者之间建立起良好的医患关系，应用心理学和医学的有关专业知识，引导和帮助患者改变行为习惯、认知应对方式等。心理治疗可以达到自我松弛、自我反省、自我刺激及自我催眠的效果。药物治疗是治标，心理治疗是治本，两者缺一不可。此外，适合焦虑症患者的治疗方法还有解释性心理治疗、放松疗法等。

药物治疗应根据患者病情、身体情况、经济情况等因素综合考虑。一般可以使用两类药物进行治疗。

1）苯二氮卓类。此类药物是治疗焦虑症的主要药物，疗效肯定，常用的有安定、阿普唑仑、硝基安定和舒乐安定等。

2）抗抑郁药物。此类药物对焦虑症也有肯定的疗效，常用的有丙咪嗪、多虑平、阿米替林和氟西汀等。

三、抑郁性神经症

抑郁性神经症（简称抑郁症），又称神经症性抑郁，既是由社会心理因素引起的，也往往与病人的个性偏离有关。抑郁性神经症是一种以持久的心境低落状态为主要特征的神经症性障碍，程度严重时可以导致病情起伏波动，常伴有焦虑、躯体不适感和睡眠障碍。患者有治疗要求，并且无明显的运动性抑郁或幻觉、妄想等精神病性症状，生活、工作的能力不受严重影响。抑郁症在人群中的发病率较高，在全世界十大疾病中居第五位，在各类神经症中居第二位。抑郁症患者大部分是男性，尤其以成功男性居多。

1．病因

迄今为止，抑郁症的病因并不十分清楚，但可以肯定的是，生物、心理与社会环境等多方面因素都参与了抑郁症的发病过程。生物学因素主要涉及遗传、神经生化、神经内分泌、神经再生等方面。与抑郁症关系密切的心理学易感素体因素是病前性格特征，如抑郁气质、抑郁型人格等。成年期遭遇的应激性生活事件是导致出现具有临床意义的抑郁发作的重要触发条件。然而，上述这些因素并不是单独起作用的。目前强调遗传与环境或应激因素之间的交互作用，以及这种交互作用出现的时点在抑郁症发生过程中具有的重要影响。抑郁症常由社会心理因素诱发。例如，夫妻争吵、离异，亲人离世，工作困难，人际关系紧张，意外伤残以及患有严重的躯体疾病等因素，使患者担心、焦虑，以致发生抑郁、苦闷、沮丧。正常人在经过心理疏导后，压抑、焦虑的情绪很快消失，但是抑郁性神经症患者的抑郁症状较重，持续时间较久，尤其是抑郁型人格障碍者更是如此，因此抑郁性神经症的病程缓慢迁延。

2．临床表现

（1）心境低落

主要表现为显著而持久的情感低落，抑郁悲观。轻者闷闷不乐、无愉快感、兴趣减退，重者痛不欲生、悲观绝望、度日如年、生不如死。典型患者的抑郁心境有晨重夜轻的节律变化。在心境低落的基础上，患者会自我评价降低，产生无用感、无望感、无助感和无价值感，常伴有自责自罪，严重者出现罪恶妄想和疑病妄想，部分患者还可能出现幻觉。

（2）思维迟缓

患者的思维联想速度缓慢，反应迟钝，思路闭塞，自觉“脑子好像是生锈的机器”“脑子像涂了一层糨糊一样”。临床上可见患者的主动言语减少，语速明显减慢，声音低沉，对答困难，严重者甚至无法与之顺利进行交流。

（3）意志活动减退

患者的意志活动呈现显著而持久的抑制。临床上可见行动缓慢，生活被动、疏懒，不想做事，不愿和周围人接触交往，常独坐一旁，或者整日卧床，闭门独居、疏远亲友、回避社交。病情严重时，患者连吃喝等生理需要和个人卫生都不顾，蓬头垢面、不修边幅，甚至发展为不语、不动、不食的抑郁性木僵症，但是对患者进行仔细的精神检查后，发现患者仍流露出痛苦抑郁情绪。伴有焦虑的患者，可能有坐立不安、手指抓握、搓手顿足或踱来踱去等症状。严重抑郁的患者常有消极自杀的念头或行为。消极悲观的思想及自责自罪、缺乏自信心等可能让患者萌发绝望的念头，认为“结束自己的生命是一种解脱”“自己活在世上是多余的人”，并会使自杀企图发展成自杀行为。这是抑郁症最危险的症状，应当对此提高警惕。

（4）认知功能损害

研究认为，抑郁症患者存在认知功能损害，主要表现为记忆力下降、注意力障碍、反应时间延长、警觉性增高、抽象思维能力差、学习困难、语言流畅性差，以及空间知觉、眼手协调及思维灵活性等能力减退。认知功能损害会导致患者社会功能障碍，而且影响患者远期预后。

（5）躯体症状

躯体症状主要有睡眠障碍、乏力、食欲减退、体重下降、便秘、身体任何部位的疼痛、性欲减退、阳痿、闭经等。躯体不适的主诉可涉及各脏器，如恶心、呕吐、心慌、胸闷、出汗等。此外，自主神经功能失调的症状也较常见，病前躯体疾病的主诉通常加重。睡眠障碍主要表现为早醒，一般比平时早醒 2 ~ 3h，并且醒后不能再入睡，这对抑郁发作具有特征性意义。有的睡眠障碍则表现为入睡困难，睡眠不深；少数患者表现为睡眠过多。体重减轻与食欲减退并不一定成比例，少数患者甚至可能出现食欲增强，体重减轻。

3. 治疗

心理治疗可以帮助空勤人员了解抑郁性神经症的病因和性质，消除焦虑情绪，使其以正确的态度对待疾病；创造一个祥和、温馨的环境气氛，以激发患病的空勤人员交往和生存的欲望；对自杀危机进行干预。对有明显社会心理因素作用的抑郁发作患者，在给予药物治疗的同时经常需要合并心理治疗。常用的心理治疗方法包括支持性心理治疗、认知行为治疗、人际治疗、婚姻和家庭治疗、精神动力学治疗等。其中，认知行为治疗对抑郁发作的疗效已经得到公认。

药物治疗是中度以上抑郁发作的主要治疗措施。目前临床上一线的抗抑郁药主要包括选择性 5-羟色胺再摄取抑制剂、5-羟色胺和去甲肾上腺素再摄取抑制剂、去甲肾上腺素和特异性 5-羟色胺能抗抑郁药等。传统的三环类、四环类抗抑郁药和单胺氧化酶抑制剂因不良反应较大而导致应用明显减少。

思考与练习

1）常见的心理冲突有哪几大类？如何解决？
2）简述挫折产生的条件、导致挫折的原因，以及挫折引起的心理反应。
3）什么是飞行应激障碍？它有哪些表现？
4）简述心理应激对健康的影响。
5）什么是时差效应？它主要有哪些表现？应当如何克服？
6）神经症有哪些共同特点？常见的神经症有哪些？

第四章 航空飞行营养保健

知识目标

- 了解各类营养素的名称及主要食物来源。
- 了解飞行活动对人体消化功能、营养代谢等的影响。
- 掌握空勤膳食的配置原则和空勤人员的膳食制度。

能力目标

- 能够运用所学的有关食物中营养素的知识，确定各种营养素的主要食物来源。
- 能够结合空勤人员的营养特点，分析空勤膳食的配置原则和空勤人员的膳食制度。

合理的饮食营养对于维护空勤人员的身体健康、增强体质、提高飞行耐力、延长飞行时间和保证飞行安全具有重要意义。在高空高速飞行中经常遇到缺氧、低气压、加速度、噪声和振动等复合作用，对机体的消化和代谢功能会产生一定影响，具体表现为消化腺分泌减少、胃排空时间延长、味觉异常及胃肠胀气等。当高空缺氧时热量代谢增加，而以前的热量供给标准偏高，使很多空勤人员发生肥胖、高血脂及心脑血管疾病，影响空勤人员的健康、飞行耐力和飞行年限。因此，有必要了解和掌握空勤人员的营养特点、对营养的基本要求及空勤膳食的配置原则。

第一节 食物中的营养素

食物中的营养物质种类很多，根据其化学性质或生理作用可分为糖类、脂肪、蛋白质、维生素、矿物质和水。

一、糖类

糖类又称碳水化合物，是具有碳、氢、氧三种元素的一大类化合物的总称，根据其分子结构可分为单糖、双糖和多糖。糖也是构成机体的一种重要物质，并参与机体许多生命活动。糖是人体最主要的热能来源，糖供给人体的热能约占人体所需总热能的60% ～ 70%。

糖类是自然界中广泛分布的一类重要的有机化合物。日常食用的蔗糖、粮食中的淀粉、植物中的纤维素、人体血液中的葡萄糖等均属糖类。糖类在生命活动过程中起着重要的作用，是一切生命体维持生命活动所需能量的主要来源。植物中最重要的糖是淀粉和纤维素，在人和动物细胞中作为主要储能物质的多糖是糖原。

多种食物都含有丰富的糖类，如水果、汽水、面包、豆类、马铃薯、米糠、稻米及麦类等。虽然糖类是生物常见的能量来源，却不是人类的必需营养。糖类也不是任何其他分子的必需组成部分，人体也可以从蛋白质及脂肪中获取能量。脑部及脑神经一般不能代谢脂肪以获取能量，但是可以使用葡萄糖或酮糖代替。人体能够从糖异生过程中，利用特定的氨基酸、甘油三酯，或者脂肪酸合成葡萄糖。

二、脂肪

脂肪又称油脂，既是人体组织的重要构成部分，又是提供热量的主要物质之一。脂肪是生命运转必需品，是人体必需的七大营养素之一。人体所需总能量的 10% ～ 40% 是由脂肪提供的。脂肪中的磷脂和胆固醇是人体细胞的主要成分，在脑细胞和神经细胞中含量最多。此外，脂肪还具有调节体温和保护内脏器官、关节的作用。脂肪分布在各内脏器官间隙中，可以使内脏器官免受震荡和机械损伤。

不吃脂肪或者脂肪吃得过少对女性身体有很大的影响。脂肪是人体能量的主要来源之一，脂肪摄入太少会造成机体能量摄入不足。人体内的大量脂肪和蛋白质被过度消耗，会导致雌激素合成障碍，使体内雌激素明显缺乏，影响月经来潮，甚至引起经量稀少或闭经。女性皮肤柔嫩光滑，脂肪也在其中充当了重要角色。女性过于消瘦，体内脂肪过少，雌激素会严重不足，还会引起骨质疏松。但是过多的脂肪不仅让人们行动不便，还会引起脂肪肝，而且血液中过高的血脂很可能是诱发高血压和心脏病的主要因素，因此人们必须合理摄入脂肪。成年人每千克体重需要 2.5g 脂肪，即体重为 50 ～ 60kg 的成年人，每日应食用 125 ～ 150g 脂肪。若每餐保证吃些肉、蛋、奶等食品，则基本上可以满足需要。

脂肪的主要来源是烹调用油脂和食物本身所含的油脂。除食用油脂含约 100% 的脂肪外，含脂肪丰富的食物还有动物性食物和坚果类。动物性食物以畜肉类含脂肪最丰富，并且大多是饱和脂肪酸；一般动物内脏除大肠外脂肪含量均较低，而蛋白质的含量较高。植物性食物中以坚果类脂肪含量最高，可达 50% 以上，是不饱和脂肪酸的重要来源。高脂肪的食物有坚果类、动物类皮肉、油炸食品、面食、点心和蛋糕等，低脂肪的食物有水果类、蔬菜类、鸡肉和鱼肉等。

三、蛋白质

蛋白质是生命的物质基础，没有蛋白质就没有生命，蛋白质是与生命及与各种形式的生命活动紧密联系在一起的物质。机体的每一个细胞和所有重要的组成部分都需要蛋白质的参与。蛋白质在细胞和生物体的生命活动过程中起着十分重要的作用。生物的结构和性状与蛋白质有关。蛋白质还参与基因表达的调节，细胞中氧化还原、电子传递和神经传递，乃至学习和记忆等多种生命活动过程。在细胞和生物体内的各种生物化学反应中起催化作用的酶，其主要成分也是蛋白质。许多重要的激素，如胰岛素和胸腺激素等也是蛋白质。

蛋白质占人体重量的 20%，广泛分布于人体各组织、器官和体液中（胆汁、尿液除外）。人体中最重要的活性物质如酶、激素、抗体等也大都是蛋白质合成的。只有蛋白质充足时，才能维持人体正常的新陈代谢。

含蛋白质最多的植物性食物是黄豆，每百克黄豆含 36.3g 蛋白质；含蛋白质最多的动物性食物是鸡肉，每百克鸡肉含 23.3g 蛋白质。食物中以豆类、花生、肉类、乳类、蛋类和鱼虾类蛋白质含量较高，谷类蛋白质含量较少，而蔬菜水果中蛋白质含量则更少。人体对蛋白质的需要不仅取决于蛋白质的含量，还取决于蛋白质中所含必需氨基酸的种类及比例。由于动物性蛋白质所含氨基酸的种类和比例较为符合人体需要，因此动物性蛋白质比植物性蛋白质的营养价值高。在植物性食物中，米、面粉所含蛋白质缺少赖氨酸，豆类蛋白质缺少蛋氨酸和胱氨酸，因此食用混合性食物可以取长补短，提高混合蛋白质的利用率。若再适量补充动物性蛋白质，则可极大地提高膳食中蛋白质的营养价值。虽然人乳、牛乳和鸡蛋中的蛋白质含量相对混合性食物中的蛋白质含量较低，但是它们所含的人体必需氨基酸的量基本上能够满足人体需要，因此营养价值较高，是膳食中最好的食品。

四、维生素

维生素又名维他命，是维持人体生命活动必需的一类有机物质，也是保持人体健康的重要活性物质。维生素在体内的含量很少，但是不可或缺。

维生素是人和动物营养、生长所必需的某些少量有机化合物，对机体的新陈代谢、生长、发育和健康有着极其重要的作用。最好的维生素是以“生物活性物质”的形式存在于人体组织中。绝大多数维生素在人体内不能合成，只能从食物中获取。维生素是个庞大的家族，现阶段所知的维生素有几十种，大致可分为脂溶性维生素和水溶性维生素两大类。人体必需的 13 种维生素有维生素 A、维生素 B、维生素 C、维生素 D、维生素 H、维生素 P、维生素 PP、维生素 M、维生素 T、维生素 U 等。

如果人体内长期缺乏某种维生素，就会引起生理机能障碍而发生某种疾病。维生素 A 不足会出现皮肤粗糙、瘙痒，指甲出现深刻的白线，头发干枯，记忆力减退，心情烦躁，失眠，眼球结膜干燥，泌尿道结石。补充维生素 A 应当多吃牛肝、鸡蛋、红黄色蔬菜、水果和鱼肝油。维生素 B_1 不足会出现对声音过敏，对声响有过敏性反应，小腿有间歇性的酸痛，患脚气病、神经性皮炎等。补充维生素 B_1 应当多吃豆类、谷类、坚果类、水果、牛奶和绿叶菜。维生素 B_2 不足会出现口角发炎及各种皮肤性疾病，如皮肤炎、阴囊炎等，手足有灼热感，对光有过度敏感的反应等。补充维生素 B_2 应当多进食肝脏、牛奶、鸡蛋、豆类和绿色蔬菜。维生素 B_3 不足会出现舌苔厚重、嘴唇浮肿、舌痛、唇痛、头皮特多和口腔黏膜干燥。补充维生素 B_3 应当多进食营养酵母。维生素 B_{12} 不足，行动容易失去平衡，身体会有间歇性不定位置痛楚，手指及脚趾有麻刺感。补充维生素 B_{12} 应当多进食动物肝脏及营养酵母。维生素 C 不足，无过度劳累、环境急剧改变或其他器质性疾病等客观原因却常感到疲劳，常易感冒、咳嗽，抵抗力下降，牙龈经常出血，伤口难以愈合，舌头有深痕等。补充维生素 C 应当多进食柑、橙、柚子、红枣和酸枣等。

空勤人员应当保持体内维生素的平衡，补充一定量的维生素，如维生素 B_1、维生素 B_2、维生素 C 等，以提高缺氧时细胞内酶的活力，加强组织呼吸功能和对氧的利用率，提高飞行耐力。

五、矿物质

矿物质又称无机盐，是人体内无机物的总称。人体中含有的各种元素，除碳、氧、氢、氮等主要以有机化合物的形式存在外，其余的 60 多种元素统称为矿物质。人体必需的矿物质有钙、磷、镁、钾、钠、硫、氯 7 种，其含量占人体体重的 0.01% 以上或膳食摄入量大于 100mg/d，被称为常量元素。铁、锌、铜、钴、钼、硒、碘、铬 8 种为必需的微量元素。微量元素是指其含量占人体体重的 0.01% 以下或膳食摄入量小于 100mg/d 的矿物质。锰、硅、镍、硼和钒 5 种是人体可能必需的微量元素。还有一些微量元素有潜在毒性，一旦摄入过量可能对人体造成病变或损伤，但是在低剂量下对人体而言又是可能的必需微量元素，这些微量元素主要有氟、铅、汞、铝、砷、锡、锂和镉等。无论哪种矿物质元素，与人体所需的三大营养素（碳水化合物、脂类和蛋白质）相比都是非常少量的。虽然人体内矿物质的总量不及体重的 5%，也不能为人体提供能量，并且在人体内不能自行合成，必须由外界环境供给，但是却在人体组织的生理作用中发挥重要的功能。矿物质是构成机体组织的重要原料，如钙、磷、镁是构成骨骼、牙齿的主要原料。矿物质也是维持机体酸碱平衡和正常渗透压的必要条件。人体内有些特殊的生理物质如血液中的血红蛋白、甲状腺素等需要铁、碘的参与才能合成。

在人体的新陈代谢过程中，每天都有一定数量的矿物质通过粪便、尿液、汗液、头发等途径排出体外，因此必须通过饮食予以补充。需要注意的是，由于某些微量元素在体内的生理作用剂量与中毒剂量非常接近，因此过量摄入矿物质不但无益反而有害。

根据无机盐在食物中的分布及人体对其吸收情况，在我国人群中比较容易缺乏的矿物质有钙、铁、锌。在特殊的地理环境和生理条件下，也存在缺乏碘、氟、铬等元素的可能。

第二节 航空飞行对空勤人员生理代谢的影响

一、航空飞行对消化功能的影响

飞行活动中的各种负荷（飞机的速度、振动、噪声、缺氧、低气压等）对人体的消化功能存在着不同程度的影响。其中，对消化系统功能影响最大的负荷是缺氧。

1. 缺氧对食欲的影响

缺氧会降低人的食欲，影响食物的消化和吸收。经常外出飞行的人员在缺氧不严重时，许多营养素的吸收代谢能够勉强维持正常，只会出现食欲不振、口味欠佳、吃饭不香等轻度不适。在严重缺氧时，则会出现食欲明显减弱、味觉异常、口苦、厌油腻等症状。有关统计数据表明，在万米高空，人体缺氧程度的轻重会造成味觉丧失 30% ～ 50%。

2. 缺氧对消化腺分泌功能的影响

缺氧主要影响消化腺的神经调节机制。缺氧对消化腺分泌功能的影响程度，与飞行高度、停留时间、机体的功能状态等有关。唾液腺的分泌主要是神经反射性分泌。高空缺氧时，唾液的分泌受到抑制，分泌量减少，唾液淀粉酶降低，唾液的成分发生改变，淀粉分解为麦芽糖的能力也随之下降，从而影响淀粉最终转化为葡萄糖的效率，影响体内能量供给。

3. 缺氧对胃肠道蠕动的影响

缺氧可以引起胃排空时间的延长。摄入人体内的糖类、脂肪、蛋白质大部分是在小肠内进行消化和吸收的，吸收过程需要借助于氧化还原反应，因此这些过程必须有氧的参与。在缺氧不严重时，许多营养物质的吸收一般能够维持正常，只有在严重缺氧时（在 8000m 以上的高空），胃肠道功能才会受到影响。

4. 缺氧对肠腺和胰腺的影响

神经对肠腺和胰腺的控制力较弱，只有在较严重缺氧时，肠腺和胰腺对食物的选择性分泌才会明显变差。在正常情况下，食物中蛋白质多时，分泌的蛋白酶就多；食物中糖多时，则分泌的淀粉酶就多。而在严重缺氧时，两种酶的分泌量均不增加。

5. 缺氧对胃肠运动机能的影响

胃的周期收缩因缺氧受到抑制后往往发生急性消化不良症状。当温度保持一定时，气体的体积随着压力的降低而增大。飞行高度越高，大气压越低，人体胃肠内的气体膨胀就越明显。例如，在 5000m 高空，气体的体积大约膨胀两倍；在 10000m 高空，气体的体积可以膨胀 4 ～ 5 倍。虽然在气体膨胀时人体可以不断地向外排出气体，但是若胃肠功能不好或者气体太多一时难以排出时，则会发生胃肠胀气，使胃肠壁扩张，产生腹胀、腹痛。因此，起飞前或飞行过程中暴饮暴食，容易导致腹胀、腹痛，甚至出现呕吐。

二、航空飞行对营养代谢的影响

1. 飞行对氧气消耗量的影响

高空飞行要求空勤人员反应灵敏，高速飞行时精神常处于紧张状态，致使氧气消耗量增加。

2. 飞行对蛋白质代谢的影响

缺氧对蛋白质代谢质量的影响不大，但是某些氨基酸的代谢过程却发生明显的障碍，如组氨酸和精氨酸分解不完全等。

3. 飞行对脂肪代谢的影响

缺氧时，体内脂肪正常代谢过程受到影响，酮体排出有升高的现象，而酮体长期处于较高状态会引起代谢性酸中毒。当调整膳食结构，供给高糖食品或者给予大量葡萄糖时，对酮体的产生有明显的抵抗作用。

4. 飞行对血液中胆固醇的影响

缺氧和长时间紧张飞行，可以引起血液中胆固醇含量的增加；当降低膳食中动物性脂肪含量和增加维生素以后，飞行中胆固醇的代谢有所改善。

5. 飞行对血脂水平的影响

受工作任务负荷重和膳食特点的影响，空勤人员的血脂含量高于地面工作人员。

6. 飞行对维生素的影响

受高空低压缺氧、胃肠运动异常、膳食中果蔬比例较低等因素影响，人体内维生素的消耗量增加且摄入量较低，尤其容易发生维生素 B_1、维生素 B_2 和维生素 C 的缺乏。

7. 飞行对无机盐代谢的影响

一般高空飞行对无机盐的代谢无重大影响，但是血液及尿液中的矿物质成分会有所改变，表现为血液中钾含量增高或者血液及尿液中钠含量减少。

第三节　空勤人员对营养的基本要求

空勤人员由于其工作性质经常身处万米高空，气压、振动、缺氧等外在环境的影响会造成人体有 30% ~ 50% 的味觉迟钝，消化系统产生不良反应，新陈代谢出现异常变化。合理的营养和饮食对于维护空勤人员的身体健康、增强体质、提高飞行耐力、延长飞行时间和保证飞行安全具有重要意义。平衡饮食是指人们膳食中含有的各种营养素数量充足、种类齐全、比例科学。

一、空勤人员膳食结构中糖、脂肪、蛋白质的比例

在人体内，糖、脂肪、蛋白质三种营养素可以相互转化但是不能相互取代，它们在膳食结构中所占的比例必须适当才有利于消化和吸收。由于飞行活动对消化腺体的分泌和胃肠道蠕动有抑制作用，高脂食物和高蛋白食物不如糖类食物容易消化。飞行时胆汁分泌量的减少也会使脂肪的消化受到影响，因此高脂肪类膳食对飞行是不利的。飞行膳食中蛋白质的含量也不宜过高。一般主张飞行前及飞行中膳食的配制比例要求每日总热量摄入中，糖类占 60% ~ 65%，脂肪占 20% ~ 25%，蛋白质占 12% ~ 24%。

二、空勤人员膳食结构中维生素的补充

很多维生素是细胞内呼吸酶的重要辅酶，对物质代谢和能量代谢起着重要作用。飞行负荷可以引起体内维生素代谢的改变，酶的活性也将随之受到影响。补充一定量的维生素，可以提高缺氧时细胞内酶的活力，增加细胞呼吸功能和对氧的利用率，从而使飞行耐力得以提高。有研究表明，飞行负荷尤其容易引发维生素 B_1、维生素 B_2 和维生素 C 的缺乏。

三、空勤膳食的配置原则

1）高糖、低脂、适量蛋白质、丰富维生素的原则。空勤人员的膳食结构应当是丰富维生素、高碳水化合物，富含优质蛋白和低脂肪。一份餐食主要提供碳水化合物、蛋白质、脂肪、矿物质及膳食纤维，并增加维生素的供给量，特别是增加维生素 B_1、维生素 B_2 和维生素 C 的供应量。通常情况下，大多用蛋黄、牛奶、番茄等补充维生素 B_1；用谷物、蔬菜、牛奶、鱼肉等补充维生素 B_2；使用各种新鲜蔬菜和水果，如猕猴桃、哈密瓜、青椒、黄瓜等补充维生素 C。注意烹调方法，餐食加工尽量使用煮或炒，少用煎炸，以减少维生素的流失及二次加热造成的口感缺失。

2）飞行时的食物应当少而精，避免体积过大。餐食制作应当做到分量得当、比例协调，应当以易于消化的食物为主。单份餐食量不宜过多，注意水分和维生素的摄入量。例如，一份正餐的总质量应当控制在 200 ~ 250g，其中米饭、蔬菜等富含碳水化合物的食物质量约为 150 ~ 180g，肉类、蛋类等富含蛋白质的食物质量约为 40 ~ 65g，肥肉、动物内脏等富含脂肪的食物质量约为 20 ~ 35g。

3）选择一些能够刺激胃液分泌的食物，如肉汤、带酸味的食品等。酸味能够刺激胃液分泌，提高消化酶的活性，促进胃蠕动，有利于食物的消化和各种营养素的吸收。

四、空勤人员的膳食制度

摄入足够数量和一定比例的营养素是保证空勤人员营养的前提，而合理的膳食制度也是必不可少的。空勤人员合理的膳食制度内容如下。

1）餐制要求。不飞行日实行三餐制，飞行日实行四餐制。

2）进餐时间。早餐应当在飞行前 1 ~ 1.5h 进餐；午餐由于较为丰盛，应当在飞行前 2h 进餐；飞行时间在 4 ~ 5h 以上应当加餐，加餐的原则是少而精。

3）禁止空腹和饭后立即飞行。空腹可能会导致低血糖，饭后立即飞行可能导致疲劳、嗜睡和智力下降而影响飞行安全。

4）禁止飞行日饮酒。饮酒会降低高级神经活动功能，因此飞行人员饮酒后 8h 以内不准参加飞行。

思考与练习

1）食物中的营养素有哪些？这些营养素主要存在于哪些食物中？

2）飞行活动对消化功能有哪些影响？

3）航空飞行对营养代谢有哪些影响？

4）空勤膳食的配置原则是什么？简述空勤人员的膳食制度。

第五章 空勤人员常见病预防

知识目标

- 熟悉空勤人员常见传染病的传染源、传播途径。
- 掌握空勤人员常见传染病的预防方法。
- 熟悉高血压、冠心病、糖尿病、食物中毒的病因。
- 掌握高血压、冠心病、糖尿病、食物中毒的临床表现及预防方法。

能力目标

能够运用所学知识对空勤人员常见病的临床表现予以正确识别，并能够做到在日常工作、生活中对这些常见病进行积极预防。

空勤人员身体健康，才能为飞机飞行安全提供基本保障，同时，还可在飞机上为旅客提供优质高效服务。由于工作环境的特殊性，空勤人员特别是客舱乘务员每天都要频繁、广泛地接触来自各地的旅客，再加上乘务员平时工作强度较大、缺乏运动和生活作息不规律等各种因素，导致乘务员免疫力低下而容易感染一些传染病，如病毒性肝炎、肺结核和感冒等。另外，空勤人员的工作性质要求其反应灵敏，其精神经常处于紧张状态，加之高盐、高脂等不当的饮食，导致空勤人员冠心病、高血压、糖尿病的患病率有所提高，发病年龄也有所提前。此外，空勤人员特别是飞机驾驶员为了防止飞行安全隐患的发生，在生活、工作中还要积极预防食物中毒的发生。

本章重点介绍严重影响空勤人员身体健康的常见传染病，以及与其生活方式密切相关的疾病的相关知识和预防方法，以保证空勤人员自身健康，进而提高服务质量。

第一节 传 染 病

空勤人员因其工作性质、工作环境的特殊性，一些疾病的患病率也存在着一定的特殊性。为进一步掌握空勤人员常见疾病及患病情况，做好医疗预防和保障工作，对空勤人员常见疾病构成进行分析，为空勤人员疾病防治提供依据。

一、乙型病毒性肝炎

病毒性肝炎是由多种肝炎病毒引起的，以肝脏损害为主的一组全身性传染病。目前按照病原学明确分类的有甲型（HA）、乙型（HB）、丙型（HC）、丁型（HD）、戊型（HE）五种病毒性肝炎。各型病毒性肝炎的临床表现相似，以疲乏、食欲减退、厌油、肝功能异常为主，部分病例出现黄疸。甲型和戊型病毒性肝炎主要表现为急性感染，经粪—口途径传播；乙型、丙型、丁型病毒性肝炎多呈慢性感染，少数病例可发展为肝硬化或肝癌，主要经血液、体液等胃肠外途径传播。

乙型病毒性肝炎曾是我国空勤人员的一种常见病。近年来，由于乙肝疫苗的广泛应用，空勤人员和空勤学员中的乙型肝炎得到了较好控制。

（一）定义

乙型病毒性肝炎（viral hepatitis type B，HB）属于病毒性肝炎的一种类型，是由乙型肝炎病毒（HBV）引起的以肝脏病变为主的一种传染病。部分患者有慢性化倾向，甚至发展成肝硬化，少数可发展为肝癌。

（二）病原学

HBV 属于 DNA 病毒科，抵抗力很强，能耐受 60℃、4h 及一般浓度的消毒剂，但是 100℃、10min 或高压蒸汽消毒可以灭活。HBV 血清在 30 ～ 32℃可保存 6 个月，在 -20℃中可保存 15 年。

HBV 五项也称为乙肝两对半，其有三个抗原抗体系统，即 HBsAg（乙肝表面抗原）与 HBsAb（乙肝表面抗体）、HBeAg（乙肝 e 抗原）与 HBeAb（乙肝 e 抗体）、HBcAg（乙肝核心抗原）与 HBcAb（乙肝核心抗体）。其中，血液中游离的 HBcAg 极少，故较少用于临床常规检查。乙肝两对半检查的临床意义如表 5-1 所示。

表 5-1 乙肝两对半检查的临床意义

序号	HBsAg	HBsAb	HBeAg	HBeAb	HBcAb	意义
1	+	−	+	−	+	急性期高传染性
2	+	−	−	+	+	慢性期有传染性
3	+	−	−	−	+	慢性期有传染性

续表

序号	HBsAg	HBsAb	HBeAg	HBeAb	HBcAb	意义
4	-	-	-	+	+	慢性期低传染性
5	-	-	-	-	+	曾感染过
6	-	+	-	+	+	康复期
7	-	+	-	-	+	康复期
8	-	+	-	-	-	免疫接种
9	-	-	-	-	-	非乙肝感染

注：+ 表示阳性，- 表示阴性。

其中，一、三、五项阳性（HBsAg、HBeAg 和 HBcAb）称为大三阳。如果患者肝功能正常，可以正常学习、工作，同时进行免疫治疗和抗病毒治疗。若患者肝功能异常，则容易发展为肝硬化。因此，患者要注意休息，同时进行免疫治疗和抗病毒治疗。乙肝大三阳患者的密切接触者应当注射乙肝疫苗。

一、四、五项阳性（HBsAg、HBeAb、HBcAb）称为小三阳。如果患者肝功能长期正常，每 3 个月复查肝功 1 次，持续 2 ~ 3 年，称为稳定性小三阳，说明病毒已不复制，无传染性。若患者肝功能异常，时好时坏，则称为不稳定性小三阳，是乙肝病毒变异所致，传染性较强。

（三）传染源

急、慢性患者及 HBV 携带者，HBV 的潜伏期为 28 ~ 180d，平均 70 ~ 80d，各期均有传染性。HBV 存在于患者的血液及各种体液（汗液、唾液、泪液、乳汁、羊水、阴道分泌物、精液等）中。

（四）传播途径

1）血液及血制品传播。血液及血制品传播是指通过输血、血制品及使用污染的注射器或针刺等进行的传播。输入被 HBV 感染的血液和血液制品后，可引起输血后乙型病毒性肝炎的发生。

2）母婴垂直传播。母婴传播是最重要的传播途径，母亲是家庭聚集的主体，我国约有 30% ~ 50% 的乙肝患者是母婴传播所致。

3）生活上的密切接触。密切的日常生活接触，可使含有 HBV 的血液、唾液、乳汁等通过黏膜或皮肤微小的擦伤裂口进入易感者的机体造成 HBV 感染。

4）性接触传播。HBV 可以通过性行为传染，性传播也是体液传播的一种。另外，如果口唇黏膜破损，则接吻也能传播 HBV。

5）医源性传播。医院的检查治疗过程因使用未经严格消毒而又反复使用引起感染的，称为医源性传播，被 HBV 污染的医疗器械包括手术、牙科器械，采血针、针灸针和内镜等。

此外，还有经吸血昆虫（蚊、臭虫、虱等）叮咬传播的可能性。

（五）人群易感性

人类对 HBV 普遍易感，各种年龄段均可能发病，但是高发病区在 4 ～ 8 岁。感染时年龄越小，越易形成慢性肝炎、肝硬化或慢性 HBV 携带状态（免疫耐受）。其中，肝脏功能异常或存在病变的乘务员尤其易受 HBV 的侵袭。男性乘务员若有长期嗜酒习惯，可导致肝损伤，易受 HBV 的感染。此外，体质较差与免疫力低下的乘务员，感染 HBV 的概率也较高。

（六）预防方法

1．管理传染源

1）隔离和消毒。对患有乙型病毒性肝炎的乘务员隔离至病情稳定后，可以继续让其工作。但应加强对患者的分泌物、排泄物的消毒处理。

2）对献血人员的管理。献血人员应在每次献血前进行体格检查，检测 ALT 及 HBsAg（用 RPHA 法或 ELISA 法）。HBsAg 阳性者，不得献血。有条件时，应开展抗 -HCV 测定，抗 -HCV 阳性者不得献血。

3）对 HBsAg 携带者的管理。携带 HBsAg 的乘务员应注意个人卫生和经期卫生，以及行业卫生，以防唾液、血液及其他分泌物污染周围环境，感染他人；其所用餐具，修面用具、漱洗用品等应与其他人分开。

2．切断传播途径

1）加强客舱饮食卫生管理、环境卫生管理及粪便无害化处理，提高个人卫生水平。

2）严格开展客舱灭蚊工作。

3）培养乘务员养成良好的卫生习惯，常用肥皂、流动水洗手。

3．保护易感人群

乙型病毒性肝炎疫苗高效安全，可以按 0、1、6 月程序，即接种第 1 针疫苗后，间隔 1 及 6 个月注射第 2 针及第 3 针，三角肌肌注。对于血液透析患者和其他免疫损害者，应当加大接种剂量或次数。对于患有肝脏疾病的乘务员，应尽量不安排其直接与旅客接触，以减少感染概率。合理安排工作强度，避免乘务员过度疲劳，免疫力降低。

二、肺结核

1．定义

结核病是由结核杆菌引起的以呼吸道传播为主的传染病，可累及全身多个脏器，但是以肺结核最为常见。排菌的患者是社会传染源。人体感染结核菌后不一定发病，仅在其抵抗力低下时才发病。

2. 病因

(1) 原发型肺结核

当人体抵抗力下降时，经呼吸道或消化道初次侵入人体的结核菌常在肺部或肠壁形成原发病灶。

(2) 血行播散型肺结核

当机体抵抗力下降时，大量结核菌一次或在极短时间内多次侵入血循环而引起血行播散型肺结核，此时机体变态反应增高，可致血管通透性增强。

(3) 继发型肺结核

继发型肺结核是由原发感染过程中肺内遗留的潜在性病灶重新复燃或者结核菌再次感染所引起的。

3. 分型和分期

(1) 分型

1) 原发型肺结核（Ⅰ型）。原发型肺结核为原发结核菌感染所致的临床病症，是肺内渗出病变、淋巴管炎和肺门淋巴结肿大的哑铃状改变的原发性综合征，儿童多见，或者仅表现为肺门和纵隔淋巴结肿大。

2) 血行播散型肺结核（Ⅱ型）。血行播散型肺结核包括急性粟粒型肺结核和慢性或亚急性血行播散型肺结核两种。急性粟粒型肺结核表现为两肺出现粟粒状大小的阴影，大小一致，密度相等，分布均匀，粟粒状阴影随着病期进展可以相互融合。慢性或亚急性血行播散型肺结核表现为两肺出现大小不一、新旧病变不同、分布不均匀、边缘模糊或锐利的结节和索条状阴影。

3) 继发型肺结核（Ⅲ型）。继发型肺结核包括病变以增殖为主、浸润病变为主、干酪病变为主或空洞为主的多种改变。浸润型肺结核表现为X线常为云絮状或小片状浸润阴影，边缘模糊（渗出性）或结节和索条状（增殖性）病变，大片实变或球形病变（干酪性，可见空洞）或者钙化。慢性纤维空洞型肺结核大多在两肺上部，亦为单侧，大量纤维增生，其中空洞形成，呈破棉絮状，肺组织收缩，肺门上提，肺门影呈“垂柳样”改变，胸膜肥厚，胸廓塌陷，局部代偿性肺气肿。

4) 结核型胸膜炎（Ⅳ型）。病变一侧胸腔积液，少量为肋膈角变浅，中等量以上积液为致密阴影，上缘呈弧形。

(2) 分期

1) 进展期。新发现的活动型肺结核，病灶增多、增大，出现空洞或者空洞扩大，痰菌检查转阳性，发热等临床症状加重。

2）好转期。病灶吸收好转，空洞缩小或消失，痰菌转阴，临床症状改善。

3）稳定期。空洞消失，病灶稳定，痰菌持续转阴性（1 个月 1 次）达 6 个月以上；或者空洞仍然存在，痰菌连续转阴 1 年以上。

4．症状表现

肺结核的表现是非特异性的。一般起病缓慢，全身症状可以表现为午后低热、乏力、食欲减退、体重减轻、盗汗、疲劳和女性月经紊乱等。当肺部病灶急剧播散时，可能伴有高热。呼吸系统症状为咳嗽、咳痰、咯血（1/3 ～ 1/2 患者有咯血症状）、胸痛，病情严重的患者可能出现呼吸困难。

5．传染源、传播途径、易感人群

1）传染源，主要是排菌的肺结核患者。

2）传播途径，可通过呼吸道、消化道、皮肤、泌尿系统传播。

3）易感人群，新生儿对结核菌非常易感。生活困难、居住拥挤、营养不良、社会经济落后等因素都可能造成结核病高发。

6．预防方法

（1）控制传染源

做到早发现、早诊断、早治疗。

（2）切断传播途径

多通风，禁止随地吐痰，消毒餐具，病人的被褥等物品在烈日下暴晒 6h 以上，患者外出戴口罩等。

（3）保护易感人群

1）接种卡介苗。新生儿卡介苗接种能够增强儿童对结核菌的特异性抵抗力，减少儿童播散型肺结核、结核型脑膜炎等严重结核病的发生，最佳接种时间是出生后 3d。

2）高危人群定期检查，必要时预防性治疗。

三、流行性感冒

1．定义

流行性感冒又称流感，是由流感病毒引起的急性呼吸道感染，也是一种传染性强、传播速度快的疾病。

2．流感特点

1）流行特点。突然发生，迅速蔓延，2 ～ 3 周达到高峰，发病率高，流行期短，持续

6 ~ 8 周，通常沿着交通线传播。

2）一般规律。先城市后农村，先集体单位，后分散居民。

甲型流感常引起爆发流行，甚至是世界范围内大流行。通常每隔 2 ~ 3 年发生 1 次小流行，而根据世界上已经发生过的 4 次大流行的情况分析，一般每隔 10 ~ 15 年会发生 1 次大流行。

乙型流感呈爆发或小流行，丙型流感则以散发为主。

3）流行季节。四季均可发生，以冬季和春季为主。我国南方在夏季和秋季也可见到流感流行。

3．传染源

流感患者及隐性感染者为主要传染源。发病后 1 ~ 7d 具有传染性，病初 2 ~ 3d 传染性最强。猪、牛、马等动物都可能传播流感病毒。

4．传播途径

流感可通过空气中的飞沫、人与人之间的接触或者与被污染物品的接触传播。

5．主要临床表现

1）潜伏期一般为 1 ~ 3d（数小时至 4d）。

2）临床上可能有急起高热，体温可达 39 ~ 40℃，一般持续 2 ~ 3d 后渐退。

3）全身症状较重，有畏寒、发热、头痛、乏力和全身酸痛等症状。

4）鼻塞、流涕、咽痛、干咳等症状较显著，少数患者可能有鼻衄、食欲不振、恶心、便秘或腹泻等轻度胃肠道症状。

5）患者呈急病容，面颊潮红，眼结膜轻度充血和眼球压痛，咽充血，口腔黏膜可能有疱疹，肺部听诊仅有呼吸粗糙音，偶闻胸膜摩擦音。症状消失后，患者仍然感到软弱无力，精神较差，体力恢复缓慢。

6．预防方法

（1）疫情监测

流感病毒不断变异导致世界各地不断有流感散发、流行和暴发。一旦有新流感毒株出现并流行，就可能迅速波及全世界。因此，必须对全世界的流感流行情况进行监测，掌握世界流感流行动态及流感毒株变异情况，以便及时对世界范围内流感大流行采取有效预防措施。

（2）患者的隔离与治疗

及时隔离与治疗流感患者是减少发病和传播的有效措施。可以根据具体条件采取设立临时流感诊断室，采取家庭隔离，临床隔离室隔离，减少或停止大型集会和文娱活动等隔离与治疗措施。

（3）消毒

患者的餐具、用具及口罩等可以煮沸消毒；衣物可以暴晒2h；病房用1%含氯石灰（漂白粉）澄清液喷洒。流感流行期内公共场所应当加强通风，用乳酸熏蒸或者含氯石灰液喷洒。

（4）疫苗预防

接种流感疫苗可以减少流感的发病率。但是流感病毒不断发生变异会影响疫苗的效果。流感疫苗分为流感灭活疫苗和流感减毒活疫苗两种。

1）流感灭活疫苗。流感灭活疫苗是根据流感监测情况推荐的用流感病毒毒株制备的全病毒3价灭活疫苗。皮下注射后保护率可达80%，副作用小，仅1%～2%的接种者出现发热和全身反应，约25%的人在接种局部有轻度反应。

2）流感减毒活疫苗。流感减毒活疫苗是选育流感病毒减毒株制备的活疫苗，将其接种在健康人的鼻腔，接种后2～3d即可发生轻度上呼吸道感染症状和轻度发热，1～2d后消失。多数观察结果证明，流感减毒活疫苗的预防效果与流感灭活疫苗的预防效果相似。

（5）药物预防

一些用于治疗流感的药物也可用于预防流感，作为疫苗免疫计划的补充方式。未接种流感疫苗的高危人群个体在流感暴发时，或在整个流感季节，应当采取药物预防措施。如果可以获得疫苗，那么也必须同时进行免疫接种，药物可以在接种14d后停止使用。相反，如果未能进行接种，那么药物应当在整个流感暴发流行期间连续服用。给予患者和医务人员这些药物有助于控制医源性感染，对家庭中的暴露后预防亦属有效。

第二节　高 血 压 病

高血压病可分为原发性高血压和继发性高血压两类。原发性高血压是一种以血压升高为主要临床表现而病因尚未明确的疾病，占高血压患者总数的90%以上。继发性高血压又称症状性高血压，是指由于某种疾病引起的高血压，病因明确，血压高仅是这种疾病的临床表现之一，血压可以暂时性或持久性升高。高血压病也是常见的心血管疾病之一，与导致人死亡的主要疾病如冠心病、脑血管疾病等密切相关。目前，我国高血压病呈现患病率高、致残率高和死亡率高的“三高”，以及知晓率低、服药率低和控制率低的“三低”两大特点。

一、定义

《中国高血压防治指南2018年修订版》将高血压定义为在未使用降压药物的情况下，非同日3次测量，收缩压≥140mmHg和/或舒张压≥90mmHg。收缩压≥140mmHg而舒张压＜90mmHg为单纯收缩期高血压。患者既往有高血压病史，目前正在服用抗高血压药，血压虽然低于140/90mmHg，也应诊断其为高血压病。

血压水平分类和定义见表5-2。

表5-2 血压水平分类和定义

类别	收缩压/mmHg	舒张压/mmHg
正常血压	＜120	＜80
正常高值	120～139	80～89
高血压	≥140	≥90
1级高血压（轻度）	140～159	90～99
2级高血压（中度）	160～179	100～109
3级高血压（重度）	≥180	≥110
单纯收缩期高血压	≥140	＜90

按照《民用航空人员体检合格证管理规则》（CCAR-67FS-R2）中的有关规定，高血压的鉴定应当在一周内连续测量3d，每天测量2次，然后取6次的平均值来判断。当收缩压持续超过155mmHg或舒张压持续超过95mmHg时，各级体检合格证都不能取得。

二、病因

空勤人员高血压病的主要病因如下。

1．遗传

高血压病的发病有明显的家族集聚性，双亲均患高血压病者，子女的患病率是双亲正常者的2～3倍。

2．饮食

1）摄盐量高，膳食中钠摄入量与高血压患病率呈显著正相关。

2）脂肪摄入量高，高脂肪摄入饮食可以使血压明显上升。

3）长期过量饮酒，能够使血压明显上升。

3．职业和环境

高度集中注意力，长期精神紧张、长期受环境噪声及不良视觉刺激者易患高血压病。

4．其他

肥胖者、吸烟者，高血压病的患病率高。此外，年龄偏大、缺乏体力活动、服避孕药、睡眠呼吸暂停等低通气综合征也是高血压病的危险因素。

三、临床表现

高血压的症状因人而异。早期可能无症状或症状不明显，常见的症状有头晕、头痛、颈项板紧、疲劳和心悸等。仅会在劳累、精神紧张、情绪波动后发生血压升高，在休息后即恢复正常。随着病程延长，血压明显地持续升高，逐渐会出现各种症状，此时被称为缓进型高血压病。缓进型高血压病常见的临床症状有头痛、头晕、注意力不集中、记忆力减退、肢体麻木、夜尿增多、心悸、胸闷和乏力等。高血压的症状与血压水平有一定关联，大多数高血压症状在紧张或劳累后可能会加重，清晨活动后血压可以迅速升高，出现清晨高血压，因此心脑血管事件大多发生在清晨。当血压突然升高到一定程度时，甚至会出现剧烈头痛、呕吐、心悸、眩晕等症状，严重时会发生神志不清和抽搐，这就属于急进型高血压和高血压危重症，大多会在短期内发生严重的心、脑、肾等器官的损害和病变，如脑卒中、心肌梗死和肾衰等。

四、预防与治疗

1. 预防方法

1）控制体重。肥胖的轻度高血压患者通过减肥往往能够使血压降至正常范围。

2）饮食疗法。饮食中减少钠的摄入量，同时适量增加钾、钙和镁的摄入量，可以降低血压。

3）适当运动。经常从事一定量的体育锻炼，如步行、打太极拳等，有助于血压恢复正常。

4）戒烟、戒酒。

2. 药物治疗

(1) 降压药物治疗

世界卫生组织和国际高血压联盟推荐六大类降压药物：利尿剂，如双氢克尿噻等；β 受体阻滞剂，如比索洛尔和阿替洛尔；α - 肾上腺能受体阻滞剂；钙通道阻滞剂；血管紧张素转化酶阻滞剂，如卡托普利；血管紧张素 II 受体拮抗剂。

(2) 空勤人员用药问题

空勤人员可以使用的降压药物有噻嗪类利尿剂、血管紧张素转化酶阻滞剂、钙通道阻滞剂和 β 受体阻滞剂。但是飞行人员在使用降压药时需要注意：在航医指导下使用，不得私自使用或者随意更改药物的种类和剂量；除使用药物外，需要采取减肥、饮食限盐及坚持锻炼等综合措施。

第三节 冠 心 病

一、定义

冠心病是冠状动脉粥样硬化性心脏病的简称，是一种由冠状动脉粥样硬化使血管腔狭窄或阻塞，冠状动脉功能性改变（血管痉挛）引起心肌缺血、缺氧或坏死而导致的心脏病，又称缺血性心脏病。冠心病也是造成飞行事故和飞行人员停飞的主要医学原因之一。

二、病因

由于工作的特殊性，空勤人员一旦确诊为冠心病就必须停飞，而且停飞率为100%。有资料表明，空勤人员冠心病的发病年龄比普通人要提前10～15年。因此，空勤人员更应当了解冠心病的病因，并进行积极的预防。

冠心病的主要病因如下。

1）血管因素。90%以上的冠心病是由高血压、冠状动脉粥样硬化所致。

2）年龄。40岁以上中老年人患病率增加，且男性高于女性，男女比例为2∶1。

3）糖尿病。糖尿病亦是一个重要危险因素，男性糖尿病患者患冠心病的概率是正常男性的2倍，女性糖尿病患者患冠心病的概率是正常女性的5倍。

4）血脂异常。低密度脂蛋白、极低密度脂蛋白、甘油三酯含量升高，以及高密度脂蛋白含量降低，均可导致冠心病发病率增高。

5）高血压病史。血压升高是冠心病患病的独立危险因素，高血压患者的心脏长期处于超负荷工作状态，极易导致冠心病发生，高血压患者患冠心病的风险接近血压正常者的4倍。

6）吸烟。吸烟者患冠心病的可能性比不吸烟者至少高2倍，且与吸烟量成正比。在35～45岁的年龄层中，死于冠心病的人数，吸烟者是不吸烟者的5倍以上。

7）遗传。父母均患冠心病者，其子女的患病率是双亲正常者的5倍。

8）不良饮食习惯。长期进食高热量、高脂肪、高胆固醇食物的人群，其冠心病的患病风险明显增加。

9）性格及职业。性格急躁、进取心强、人际关系紧张及脑力劳动者易患冠心病。

由此可见，健康的生活方式能够对预防冠心病的发生具有辅助作用。

三、临床表现

不同类型冠心病的临床表现不同。

1．心绞痛型冠心病

1）常在劳累、情绪激动、饱食和受寒后突发。

2）突发性心前区或胸骨后疼痛。

3）疼痛呈压迫感、窒息感、刀割样或针刺样痛。

4）疼痛常放射至左肩、左臂和左颈部。

5）面色苍白、出冷汗、呼吸困难。

6）持续时间为数秒至数分钟。

2．心肌梗死型冠心病

心肌梗死型冠心病，临床上以心电图发现心肌梗死为主要表现。

3．猝死型冠心病

猝死型冠心病，以前没有心脏病史或仅有轻微心脏病症状的人，病情基本稳定，无明显外因、非创伤亦非自伤，由于心肌衰竭或机械性衰竭使心脏失去了有效收缩而突然死亡。

4．心力衰竭型冠心病

心力衰竭型冠心病，由广泛慢性心肌缺血、纤维化而导致心脏收缩力下降。临床表现为突然发作的胸闷憋气、气短、呼吸困难、心慌、口唇发绀、双下肢水肿等症状。

5．心律失常型冠心病

心律失常型冠心病，主要表现为各种类型的心律失常。

6．隐性或无症状性冠心病

隐性或无症状性冠心病，临床上无自觉症状，体检时作心电图检查发现心肌缺血。空勤人员常患这一类冠心病。

四、预防与治疗

1．预防方法

1）合理膳食与营养。多吃蔬菜和水果，盐的摄入量每天不超过 6g，多食鱼、禽类及适量的猪瘦肉、牛羊肉，但每天不超过 100g，鸡蛋每天不超过 1 个，鲜奶 250mL，增加豆类、豆制品及杂粮的摄入。

2）积极治疗高血压病、糖尿病和高脂血症，血压应控制在 130/80mmHg 以下，控制好血糖和血脂。

3）戒烟。吸烟会使冠状动脉痉挛，使血浆凝血素、纤维蛋白原增高，形成血栓，增加冠状动脉阻塞的风险。

4）适量运动。每日进行一定量的体育锻炼，至少 30min，如快步走、骑自行车、慢跑、登山、球类等健身运动，也可以增加日常生活中的体力运动，如步行、上下楼爬楼梯等，以降低血脂，调节血糖。

5）心理干预。空勤人员应对因社会、家庭、工作原因产生的压力和心理紧张进行自我调节和自我放松，做到心理平衡；也可咨询心理咨询师以获得良好的心理状态，防止因心理压力过大而导致冠心病的发生。

2. 药物治疗

可选用钙通道阻滞剂、硝酸酯类药物、转换酶抑制剂治疗冠心病。心率较快者，可选用β受体阻滞剂，以缓释剂为好，可加用肠溶阿司匹林100~325mg/d。注意对冠心病危险因素的治疗，如降压治疗、调脂治疗、糖尿病治疗、戒烟、禁酒等。合并心衰及心律失常时，需加用纠正心衰及抗心律失常的治疗，必要时可行冠状动脉介入治疗，或进行外科搭桥手术。

第四节 糖 尿 病

一、定义

糖尿病是由于体内胰岛素相对不足或绝对缺乏，以及不同程度的胰岛素抵抗而引起的碳水化合物、蛋白质及脂肪代谢紊乱的一种综合征。糖尿病的基本特征是长期高血糖。空勤人员糖尿病的发病可能与遗传、进食过多、体力活动减少导致的肥胖等因素密切相关。

二、分型

糖尿病分为1型糖尿病（T1DM）、2型糖尿病（T2DM）、其他特殊类型糖尿病和妊娠期糖尿病（GDM）四种类型。其中，1型糖尿病、2型糖尿病最为常见。

1. 1型糖尿病（T1DM）

1型糖尿病主要是由胰岛β细胞破坏（> 90%），胰岛素分泌绝对不足所致。1型糖尿病患者占糖尿病患者总数的5% ~ 10%，常见于儿童和青少年。1型糖尿病需要依靠胰岛素维持生命。

2. 2型糖尿病（T2DM）

2型糖尿病主要是由胰岛素分泌异常和靶细胞对胰岛素敏感性降低引起的代谢紊乱。2型糖尿病同时存在胰岛素抵抗（IR）和胰岛素分泌障碍，占糖尿病患者总数的90% ~ 95%。2型糖尿病大多见于中老年人。口服降糖药一般对2型糖尿病有效，部分2型糖尿病患者需要进行胰岛素治疗。

三、临床表现

糖尿病临床典型症状是“三多一少”，即多饮、多食、多尿和体重减少，常伴有乏力。1 型糖尿病起病较急，“三多一少”的症状较为典型，容易出现酮症酸中毒：食欲减退、恶心、呕吐、乏力、烦躁、呼吸加快，呼气中有烂苹果味。病情严重时可能出现肾衰、心衰以至昏迷。2 型糖尿病起病较缓，症状较轻甚至缺失症状，有的患者仅表现为乏力，有的患者出现并发症后促使其就诊，如出现视物模糊、牙周炎和皮肤感染等。2 型糖尿病酮症酸中毒较为少见，一般在一定诱因作用下才会发生。

四、诊断标准

依据临床症状，糖尿病的诊断标准是以空腹及任意时间血浆葡萄糖水平或口服葡萄糖耐量试验（OGTT）2h 的血糖值来进行判定：糖尿病症状＋任意时间血浆葡萄糖水平≥ 11.1mmol/L；空腹血浆葡萄糖水平≥ 7.0mmol/L；口服葡萄糖耐量试验（OGTT）中，2h 血糖水平≥ 11.1mmol/L。

五、控制与治疗

控制与治疗糖尿病可以从饮食、运动、监测、药物四个方面进行。

1. 饮食治疗

饮食治疗的一般原则如下。

1）合理控制热量，争取达到标准体重。

2）平衡膳食，保证营养需要。

3）避免高糖食物，如糖果、点心、饮料、含糖高的水果等。

4）避免高脂肪食物，如肥肉和油炸食品等。

5）多吃富含植物纤维的食品，如蔬菜和粗粮等。

6）烹调以清淡为主。

2. 运动治疗

运动治疗的具体方法如下。

1）不宜参加比赛和剧烈的运动，锻炼身体应当循序渐进。

2）选择适合自己的运动，如打网球、羽毛球、篮球，游泳、慢跑和快步走等。

3）每天运动时间为 30 ～ 60min。

4）运动强度以慢跑、快步走等中等有氧运动为宜。

3. 定期监控

1）坚持监测血糖情况。

2）每周至少进行 1 次空腹血糖（FPG）和餐后 2h 血糖（2hPG）测定，测量血压。

3）每 2 ～ 3 月测定 1 次糖化血红蛋白（HbA1c）。

4）每年进行 1 ～ 2 次血脂、心、肾、神经和眼底检查。

4．药物治疗

一般糖尿病患者可以使用促胰岛素分泌剂（磺脲类和非磺脲类）、双胍类、α - 葡萄糖苷酶抑制剂、噻唑烷二酮类、胰岛素治疗。由于空勤人员需要规避低血糖风险，故可选用的药物只有双胍类、α - 葡萄糖苷酶抑制剂两种。

六、预防方法

1）注意营养均衡，饮食热量保证合理体重和工作、生活所需，食物成分合理。多吃高纤维食物，如蔬菜、水果、未经精制的燕麦类、全麦面包和糙米等。

2）培养良好的饮食习惯，不要经常进食高糖和高脂肪的食品。

3）不要暴饮暴食，以免积聚过多热量使身体肥胖。

4）保持适当运动，并且持之以恒。

5）戒烟、限酒。

第五节　食物中毒

一、定义

食物中毒是指患者所进食物被细菌或细菌毒素污染，或者食物中含有毒素而引起的急性中毒性疾病。

食物中毒是一种食源性疾病。暴饮暴食所致急性胃肠炎、食源性肠道传染病和寄生虫病、食物过敏、有毒食物的慢性损害等不属于食物中毒。由于工作环境的特殊性，空勤人员特别是飞机驾驶员为了防止飞行安全隐患的发生，在生活、工作中要积极预防食物中毒的发生。

二、食物中毒的特征

1）突然暴发，潜伏期短。

2）临床表现相似，大多为急性胃肠道症状。

3）人与人之间无传染性，停止食用有毒食品，即可停止发病。

4）发病者均与进食某种食物有明确的联系。

三、病因

食物被细菌或细菌毒素污染，或者食物中含有毒素而引起食物中毒。

四、临床表现

食物中毒包括细菌性、化学性及生物性。本节主要叙述细菌性食物中毒的临床表现。

1．葡萄球菌性食物中毒

葡萄球菌性食物中毒是由于进食被金黄色葡萄球菌及其所产生的肠毒素污染的食物而引起的一种急性疾病。引起葡萄球菌性食物中毒的常见食品主要有淀粉类（剩饭、粥、米面等）、牛乳及乳制品、鱼、肉、蛋类等，被污染的食物在室温 20 ～ 22℃搁置 5h 以上时，病菌就会大量繁殖并产生肠毒素。肠毒素的耐热力很强，经过加热煮沸 30min，仍然可以保持其毒性而使人致病。葡萄球菌性食物中毒大多发生在夏季和秋季，常集体发病，潜伏期一般为 2 ～ 5h，极少超过 6h。

2．副溶血性弧菌食物中毒

副溶血性弧菌食物中毒是由于食用了被副溶血性弧菌污染的食物或者食用了含有该菌的食物后出现的急性、亚急性疾病。引起副溶血性弧菌性食物中毒的常见食品有海产品或盐腌食品（如蟹类、乌贼、海蜇、鱼、黄泥鳅等），被污染的肉类和蔬菜等。副溶血性弧菌是常见的食物中毒病原菌，在细菌性食物中毒中占有相当大的比例，临床上以胃肠道症状，如恶心、呕吐、腹痛、腹泻及水样便等为主要症状。该菌引起的食物中毒具有暴发起病（同一时间、同一区域、相同或相似症状、同一污染食物）、潜伏期短（1h 至 4 天不等，多数为 10h 左右）、有一定季节性（大多发生在夏、秋两季）等细菌性食物中毒的常见特点。

3．变形杆菌食物中毒

变形杆菌食物中毒是由于摄入大量变形杆菌污染的食物，如污染变形杆菌的水产品鱼蟹类。大量变形杆菌在人体内生长繁殖，并产生肠毒素，引起食物中毒。夏秋季节发病率较高，临床表现为胃肠型及过敏型。潜伏期为 0.5 ～ 2h，常集体发病。

4．肉毒杆菌食物中毒

肉毒杆菌食物中毒是由于进食被肉毒杆菌附着的水果、蔬菜和谷物而发病，更主要的是火腿、腊肠、罐头或瓶装食物被肉毒杆菌污染，发酵的馒头、家制臭豆腐和豆瓣酱等也能可被污染。肉毒杆菌外毒素是一种嗜神经毒素，以神经系统症状为中毒主要表现。潜伏期一般为 6 ～ 36h，长者达 8 ～ 10d。潜伏期越短，病情越重。同食者常集体发病。

五、预防方法

1）不买、不食不洁净或腐烂变质的食物，防止生、熟食物在加工操作时交叉感染。

2）凉拌的蔬菜要洗净，刀具、餐具消毒，现吃现做。

3）隔夜菜食用前要彻底加热。

4）同一机组人员在机上不要食用同一种餐食。如果只能提供同种餐食，则要求机长和副驾驶间隔一小时进餐，以保证飞行安全。

5）餐厅建立空勤人员食品留样制度。

六、食物中毒的机上抢救方法

若在机上，机组人员或旅客出现食物中毒症状，可按照下述方法进行处理。

1）让患者躺下休息，并注意保暖。

2）待患者呕吐过后，给患者提供温热的饮料。呕吐、腹泻严重患者可引起脱水，给予口服葡萄糖、盐水补液。

3）若患者昏迷，监测生命体征。

4）及时广播寻求医生的帮助。

5）报告责任机长，并通知地面医疗部门做好抢救工作。

6）可疑食物留样本送检。

思考与练习

1）简述病毒性肝炎的传染源和传播途径。

2）简述肺结核的传染源和传播途径。

3）简述高血压病的临床表现和预防方法。

4）简述冠心病的临床表现和预防方法。

5）简述糖尿病的临床表现和预防方法。

6）简述食物中毒的临床表现和预防方法。

7）简述食物中毒的机上抢救方法。

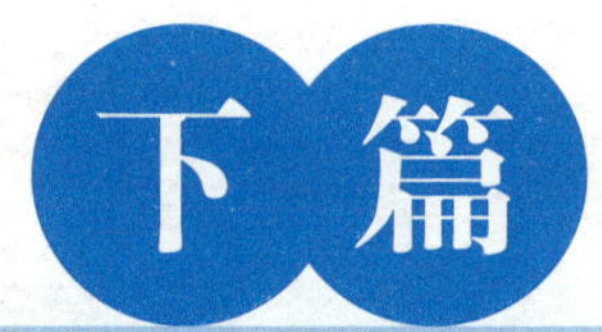

航空急救篇

第六章　机上急救基础

知识目标

- 了解机上急救的定义和急救的重要性。
- 熟悉急救的一般原则。
- 掌握乘务员遇到伤病旅客时的处理程序。
- 熟悉急救的注意事项。

能力目标

能够运用所学知识，在遇到伤病旅客时遵循机上急救的一般原则，妥善分析、处理事故或疾病。

第一节　急救的一般原则和注意事项

一、机上急救的定义

机上急救是指在飞机上对遭遇意外损伤或突然发病者给予立即和暂时的处理以等待医生到来或者送往医疗单位诊治的过程。机上急救是院前急救的组成部分，也是急救的基础。在遇到紧急情况后，乘务员运用急救知识及时采取相应的急救措施是整个急救工作的关键。

二、急救的重要性

1）从医学的观点来看，疾病或意外事故造成的呼吸、心跳停止会使血液循环与气体交换功能丧失，导致大脑、心脏等重要器官严重缺氧、缺血，只要短短的 4 ～ 6min，就会造成脑部组织不可逆的坏死。因此急救要做的就是对心、脑、肺进行复苏。

2）在飞机上实施医疗救护存在一定的局限性，因此要求乘务员了解一些医疗救护知识，从而尽可能及时地减轻伤病旅客的病痛或者挽救伤病旅客的生命。

3）在遇到有严重伤病的旅客时，乘务员应当保持镇静，反应迅速，能够把握住抢救的黄金时刻，避免伤病旅客发生更为严重的损伤。

三、急救的一般原则

1）乘务员反应迅速，判断正确，及时处理，保持团结协作。

2）不要忽视伤病旅客对有关疾病或伤痛的抱怨和诉说。在遇到有严重伤病的旅客时，应当保持镇静，在采取直接措施之前要分析伤病旅客的情况，询问其病情，观察其损伤状况。

3）客舱是特定的空间，因此在急救时应当为伤病旅客提供安全、舒适并且相对安静的救助环境，不要让其他旅客围观。

4）除非绝对必要，否则不要移动伤病旅客。乘务员应当仅限于采取必要的措施，并且记住尽量不要搬动伤病旅客或其损伤部位。

5）提供急救时，观察伤病旅客的意识、脉搏、呼吸、血压和体温等生命特征。

6）确认自称为医生的旅客身份。

7）机载应急医疗设备应当由经过训练的乘务员使用或者在医生指导下使用，其中仅可由医生操作和使用的医疗器械和处方类药品必须由医生使用。

8）不得进行皮下注射。

9）当飞行途中旅客因身体不适主动要求或者其同行人员协助要求使用应急医疗物品（体温计、血压计除外）或药品时，乘务员应当提供帮助，同时向旅客提供设备或药品使用说明书，并要求其仔细阅读。在向旅客提供医疗设备或药品时，需要旅客本人或其同行人签署“知情同意书”。

10）当不能及时得到医生的指导，或者伤病旅客因意识状态等原因无法或者不愿签署“知情同意书”时，可由伤病旅客的同行人（如有）或两名以上乘务员同时在“知情同意书”上记录和签字，自愿作证的旅客也可以同时签字。

11）讨论伤病旅客病情时应当避开伤病旅客本人及周围旅客，谢绝旅客中的新闻媒介代表采访。

12）乘务员不得让伤病旅客单独和医生在一起，直到地面医生或航班所属航空公司代表来到后，方可离开。

13）急救措施的要点如下。

① 确保呼吸道通畅。

② 检查并立即止血。

③ 防止休克和暴露伤部。

④ 确保正确处置昏迷，并且保证有专人照看。

四、急救的注意事项

1）提供急救时，乘务员应当注意保护自己，以减少被感染的危险，具体包括如下事项。

① 避免皮肤直接接触伤病旅客的血液和伤口等。

② 采用某种类型的保护措施，以防止皮肤直接接触伤病旅客的任何体液。建议使用手套、塑料袋、清洁纱布和餐巾等。

③ 将急救时用过的物品集中装在一个袋子里，防止客舱被污染。飞机到达目的站后，告知相关部门飞机上哪些地方有可能被污染。

④ 提供急救后应当尽快洗手。

⑤ 若有备用口罩，则可带上口罩预防感染。

2）若乘务员在急救时接触了伤病旅客的体液，则应报告实情。

第二节　旅客意外伤病事件的处理程序

在飞行过程中发生旅客意外伤病情况时，乘务员应按如下程序做好相应的处置工作。

一、现场处理程序

1. 明确自己的身份

告知伤病旅客，你是客舱乘务员，愿意为其提供帮助或协助。

2. 得到同意后提供帮助

1）若伤病旅客尚有意识，则询问其是否需要帮助。

2）若伤病旅客是大脑或感情受到轻微的干扰，则应努力得到其父母或监护人或同行人员的同意后提供帮助。

3）若伤病旅客已经失去知觉，则默认已经同意乘务员为其提供帮助。

3. 询问发生了什么事/寻求医疗信息

1）迅速询问伤病旅客或周围旅客一些具体的情况，以确定发生了什么事，以及伤病旅客的病情或伤情。

2）询问伤病旅客是否有预备的药物，以及乘机前的医疗情况。

3）若伤病旅客已经失去知觉，则应检查其个人财物中有无药品或医疗诊断书。

4. 检查医疗警戒标志

快速检查伤病旅客脖子或手腕上的医疗警戒标志。医疗警戒标志将提供有关此人的已知医疗问题、医疗警戒系列编号，以及24h医疗报警电话号码等信息。

5. 与机组人员沟通和协调

1）广播寻求医生的帮助。

2）必要时通知其他乘务员，分配工作，明确到位，同时为伤病旅客提供帮助。

3）通知机长。若伤病旅客出现威胁生命的紧急情况，则机长可能会要求备降，以便伤病旅客尽快得到医疗救治。

4）若找不到医生或者无法立即着陆，机长可以与飞行控制台联系，由该飞行控制台与国际空港急救组织联系，机组人员按照相关指令实施抢救。

二、轻微事件或疾病的处理程序

1）在飞机抵达目的站前通知机场方面伤病旅客的目的地及身体状况。

2）经机长同意，了解接近事件或伤病旅客附近的 2 ～ 3 位旅客的姓名、家庭地址和电话号码，并做好记录。

3）帮助伤病旅客采取舒适的体位，并为其作一些相应的医疗护理。

4）根据伤病旅客的意见决定着陆后是否送其接受医疗救治。

三、严重事件或疾病的处理程序

1. 飞机在地面时的处理程序

1）及时报告机长，通知地面医疗部门。若事故伤害严重，则应在征得伤病旅客同意的情况下，联系救护车送其去医院治疗。

2）记录伤病旅客的详细资料，如姓名、国籍、年龄、性别、职业、身份证号码、家庭住址和联系电话等。

3）寻找现场值班见证人员，书写见证材料。需要强调的是，在见证材料中应当提及责任。

4）寻找事件现场证人（有关责任人），书写见证材料。对事件负有全部或部分责任的现场证人（有关责任人），在见证材料中要提及其责任。

5）若医生建议伤病旅客不能乘机或者要求旅客取消旅行，则按照航班旅客临时减少情况处理。伤病旅客（包括取消旅行的旅客陪伴人）的客票经签注后按照非自愿变更或非自愿退票办理。若取消旅行对伤病旅客影响较大，则应当征得医生同意，留下同行人员照料。若医生的意见是不能乘机，但伤病旅客坚持继续旅行，或者坚持不需要航班所属航空公司安排治疗，则应要求其留下书面意见，说明是伤病旅客自己要求继续旅行的，放弃对航班所属航空公司可能发生的索赔要求。

2. 飞机在空中时的处理程序

1）机上乘务员及时广播寻求医生的帮助。

2）在医生未到之前或者机上无医生时，按照急救箱内所附的“急救指导”进行急救。

3）使伤病旅客尽可能舒适。

4）根据伤病旅客的病情决定是否给其吸氧。

5）重大事件报告单中涉及机上急救事件时，乘务员应当记录以下要点：①伤病旅客的基本信息。②事件经过，伤病旅客出现的异常症状，详细记录事件中各环节时间。③处置措施（是否在机上找到医生及医生的基本信息等）。若机上有医生协助救治或者使用机上医疗物品，则由乘务长负责填写机上重大事件报告单，按照要求记录人员伤病或死亡情况、应急医疗设备的使用情况、机上救治情况、使用人及飞机改航备降等情况。

6）及时报告机长，并在着陆前通知地面医疗部门。

3. 飞机在空中时急救小组的职责及注意事项

（1）组成急救小组

在空中临时发现需要急救的旅客时，应当立即组成急救小组，由发现者迅速召集组员帮忙：至少由一名乘务员负责看护并实施急救（不建议实习乘务员承担该职责），一名乘务员负责通信，一名乘务员负责援助（准备急救设备）。乘务长在得到信息后必须立即广播寻找医生，并报告机长。

1）急救者的职责具体如下。

① 乘务员根据伤病旅客的病情对其座位和姿态进行调整，保证其处于舒适体位（在不能确定病因时，不要随意调整伤病旅客的姿态或者搬动旅客）；询问伤病旅客本人或周围旅客以获取该旅客是否有同行人员、是否有病史，以及是否随身携带药品等相关信息。

② 飞机上若有医生，则待医生到位后，将得到的相关信息准确地传递给医生。

③ 若伤病旅客需要急救，则在有医生的情况下由医生进行急救；在无医生的情况下，乘务员按照《急救手册》上的急救知识、急救原则及急救箱内的“急救指导”对伤病旅客施救，如进行止血、心肺复苏等。

2）通信者的职责具体如下。

① 将信息及时传递给乘务长及其他组员。

② 负责稳定其他旅客的情绪，以及在需要时调整周边旅客的座位。

3）援助者的职责具体如下。

① 第一时间将所需的急救设备准备好（对于昏迷旅客，第一时间将氧气瓶准备好；对于外伤旅客，第一时间将急救药箱准备好等）。

② 负责做好相关记录（可以采用拍照、录音、其他旅客及医生的书面证言等，具体见前述“飞机在空中时的处理程序”）。

4）乘务长的职责具体如下。

① 根据实际情况进行人员配置，监控整个客舱，掌控急救程序，也可根据实际情况及人员配置承担三人急救小组中的一项职责。

② 负责填写相应报告，如“机上应急事件报告单”“急救旅客处置信息表”等。

③ 及时报告机长，并请机长在着陆前通知地面医疗部门。

5）其他无指定职责的乘务员的职责具体如下。

① 监控客舱，稳定其他旅客情绪。

② 随时接受调遣。

（2）注意事项

1）可以根据实际情况将三人急救小组组员的职责合并或者轮换，在急救过程中乘务员按照要求填写“机上应急事件报告单”和“应急医疗设备和药品使用知情同意书”等，并寻找证明人。

2）乘务员进行急救时应当做好自身防护，在实施人工呼吸时，首选的保护装置是单向活瓣嘴对嘴复苏面罩。

3）在进行急救的同时，必须准确地向机长传递信息，以便机长能够及时、准确地与地面沟通，地面医疗部门也能提前做好相应的救助准备工作。

4）若机上条件不允许填写“急救旅客处置信息表”，则应以救助伤病旅客为首要，在与地面医疗部门交接时可以按照“急救旅客处置信息表”的项目与地面医务人员进行口头交接。

5）若机上出现急救无效事件，则按照航空公司的相关标准执行。

6）在紧急情况下，乘务员应当将伤病旅客的生命安全放在首位，乘务长可以根据实际情况调整服务程序。

思考与练习

1）简述机上急救的一般原则。

2）机上急救时有哪些注意事项？

3）简述飞机在地面时，乘务员遇到严重事件或疾病的处理程序。

4）简述乘务员在空中遇到严重事件或疾病的急救处理程序。

第七章 应急医疗设备及使用

知识目标

- 了解并熟悉配置急救箱、应急医疗箱和卫生防疫包应当满足的条件。
- 熟悉急救箱、应急医疗箱和卫生防疫包内的物品和药品的用途。
- 掌握急救箱、应急医疗箱和卫生防疫包的使用方法。

能力目标

能够根据机上旅客伤病状况正确选用和使用应急医疗设备（急救箱、应急医疗箱、卫生防疫包）。

按照《大型飞机公共航空运输承运人运行合格审定规则》（CCAR-121）的有关规定，应当在载客航班上配备急救箱、应急医疗箱和卫生防疫包等应急医疗设备。

应急医疗设备应当附加名称标识，并标有正确的使用方法；应当放置在客舱内，便于乘务员取用；应当以6个月为周期或者根据所配物品的有效期和更新要求定期检查、及时更新，以确保应急医疗设备在紧急情况下能够使用，检查（更新）日期应当标注在包装外

第一节 急 救 箱

急救箱（first aid kit，FAK），用于旅客或机组人员受伤时进行止血、包扎、固定和心肺复苏等应急医疗处理。急救箱及箱内物品如图7-1所示。

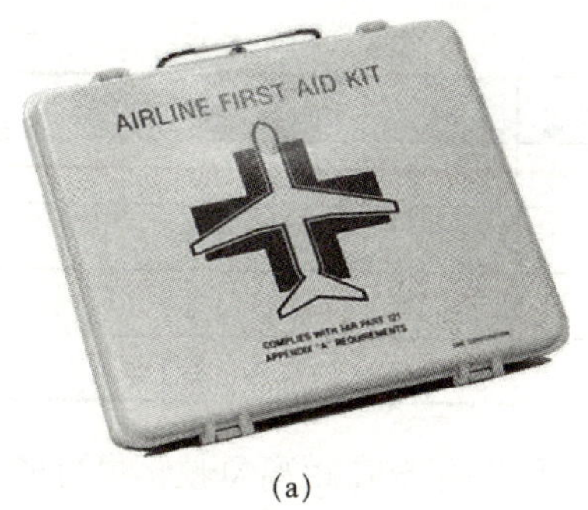

(a)

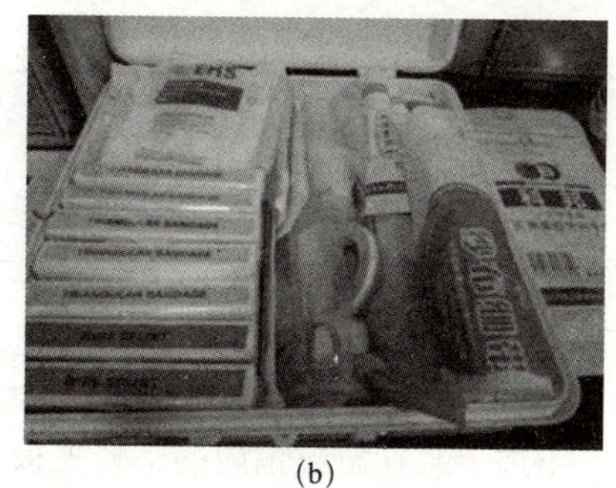
(b)

图 7-1 急救箱

一、配置急救箱应当满足的条件和要求

1）每架飞机在载客飞行中急救箱配置的最低数量见表 7-1。

表 7-1 急救箱数量配备情况表

旅客座位 / 座	急救箱 / 个
100 以下（含 100）	1
101 ~ 200	2
201 ~ 300	3
301 ~ 400	4
401 ~ 500	5
500 以上	6

2）每个急救箱都应当能够防尘、防潮。

3）每个急救箱内配备的医疗用品清单见表 7-2。

表 7-2 急救箱内配备医疗用品清单

项目	数量
绷带，3 列（5cm）、5 列（3cm）	各 5 卷
敷料（纱布），10 列 × 10cm	10 块
三角巾（带安全别针）	5 条
胶布，1cm、2cm（宽度）	各 1 卷
动脉止血带	1 条
外用烧伤药膏	3 支
手臂夹板	1 副
腿部夹板	1 副
医用剪刀	1 把
医用橡胶手套	2 副

续表

项目	数量
皮肤消毒剂及消毒棉	适量
单向活瓣嘴对嘴复苏面罩	1 个
急救箱手册（含物品清单）	1 本
事件记录本或机上应急事件报告单	1 本（若干页）

4）不适于装在急救箱内的手臂夹板和腿部夹板，可以存放在距离急救箱尽可能近的位置，以便乘务员取用。

二、急救箱内医疗用品的用途

1）绷带。绷带主要用于伤口的包扎和固定，绷带不能直接接触伤口。

2）敷料。敷料是用于覆盖创伤面的包扎材料，是经过消毒灭菌处理并规范包装的，使用时应当检查包装上的有效期，以保证敷料无菌。

3）三角巾。三角巾是等腰直角三角形的伤口包扎材料，用于头部、面部、胸部、腹部、手部和足部等受伤部位的包扎，也可作为上肢骨折固定时的悬臂带和其他部位骨折固定的制动带。与绷带一样，三角巾也不能直接接触伤口。

4）胶布。胶布主要用于敷料、绷带和三角巾等包扎材料的固定。

5）动脉止血带。动脉止血带用于四肢大动脉出血的止血。只有在其他止血方法无效时，才能使用动脉止血带进行止血。急救箱中配备的止血带可以是橡胶管止血带或表带式止血带中的任何一种。

6）外用烧伤药膏。外用烧伤药膏用于烧伤、烫伤和化学烧灼伤等，使用时应当适量涂抹。

7）夹板。夹板是固定骨折部位的材料。根据固定部位的不同，夹板可分为手臂夹板和腿部夹板；根据材质的不同，夹板可分为木质夹板、充气式夹板、铝芯塑型夹板和钢丝夹板等。

8）医用剪刀。医用剪刀是不锈钢圆头剪刀，用于急救时剪医用敷料、绷带及伤口处衣物等。

9）医用橡胶手套。医用橡胶手套用于防止受到感染和体液污染。

10）皮肤消毒剂。皮肤消毒剂用于创伤面的消毒，包括碘类（碘伏）、洗必泰类、季铵盐类或植物（中草药）类等非醇类皮肤消毒剂。

11）单向活瓣嘴对嘴复苏面罩。单向活瓣嘴对嘴复苏面罩用于对伤病旅客实施心肺复苏时做人工呼吸。

三、急救箱的使用

1）在机上旅客或机组人员受伤需要止血、包扎和固定时取用。

2）经过急救训练的乘务员或现场的医生或经过专门训练的其他人员可打开急救箱并使用箱内物品，但是非本航班乘务员应当在打开急救箱时出示本人相关证件。

3）在其他需要的场合，机长可以打开驾驶舱内的急救箱取用所需用品。

4）在使用急救箱内医疗用品和药品之前，应当请使用者（受伤的旅客或机组人员）填写“应急医疗设备和药品使用知情同意书”。

5）在使用急救箱后做好处理记录，填写事件记录一式两份，一份由使用人留存，另一份留在急救箱内交给地面有关部门（一般是航班所属航空公司的航空卫生中心）。记录单上要有带班乘务长或乘务长和机长的签名。

第二节　应急医疗箱

应急医疗箱（emergency medical kit，EMK），用于旅客或机组人员意外受伤或医学急症的应急医疗处置。应急医疗箱及箱内物品如图 7-2 所示。

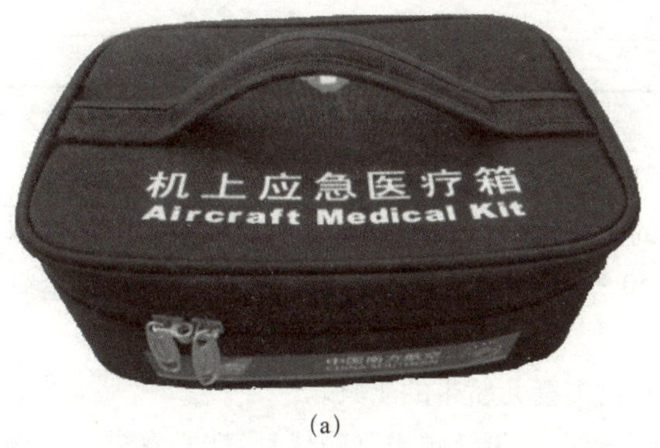

(a)

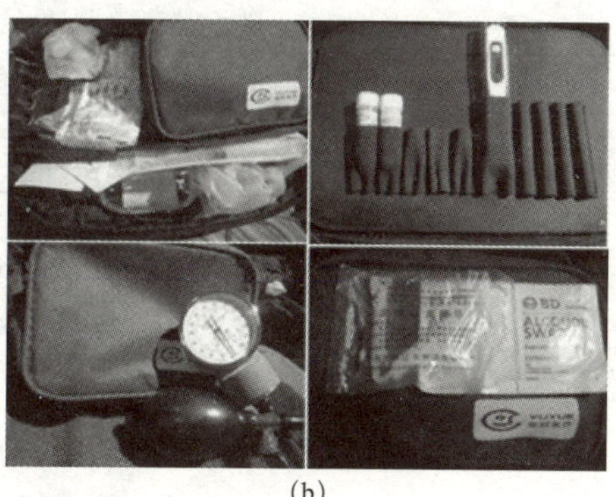

(b)

图 7-2　应急医疗箱

一、配置应急医疗箱应当满足的条件和要求

1）每架飞机在载客飞行时应当至少配备一个应急医疗箱。

2）应急医疗箱应当能够防尘、防潮，其存放位置应当避免高温或低温环境。

3）每个应急医疗箱内配备的医疗用品清单见表 7-3。

表 7-3　应急医疗箱内配备医疗用品清单

项目	数量
血压计	1 个
听诊器	1 副
口咽气道（大、中、小）	各 1 个
静脉止血带	1 根

续表

项目	数量
脐带夹	1 个
医用口罩	2 个
医用橡胶手套	2 副
皮肤消毒剂	适量（100mL）
消毒棉签（球）	适量（40 支）
体温计（非水银式）	1 支
注射器和针头（2mL、5mL）	各 2 支
0.9% 氯化钠溶液	至少 250mL
1∶1000 肾上腺素单次用量安瓿	2 支
盐酸苯海拉明注射液 2mL	2 支
硝酸甘油片（0.5mg）	10 片
乙酰水杨酸（阿司匹林）口服片	30 片
应急医疗箱手册（含药品和物品清单）	1 本
事件记录本或机上应急事件报告单	1 本（若干页）

二、应急医疗箱内药品或物品的用途

1）口咽气道。口咽气道是保持气道畅通的医疗用品，在现场急救和心肺复苏中用来限制舌后坠和维持气道畅通。口咽气道规格为 40 ~ 120mm，机上一般配备大、中、小三种规格。

2）脐带夹。脐带夹是机上孕妇意外分娩时钳夹婴儿脐带的工具。

3）皮肤消毒剂。皮肤消毒剂用于创伤面的消毒，包括碘类（碘伏）、洗必泰类、季铵盐类或（植物）（中草药）类等非醇类皮肤消毒剂。

4）注射剂和针头。注射剂和针头是肌肉或静脉给药的医疗用具。机上配备 2mL 注射器 2 支、5mL 注射器 2 支，这两种注射器均为一次性使用注射器（含针头）。

5）0.9% 氯化钠溶液（生理盐水）。0.9% 氯化钠溶液主要用于清洗伤口（创伤面）或者稀释注射用药品。

6）1∶1000 肾上腺素。肾上腺素主要用于治疗因支气管痉挛所致的严重呼吸困难（支气管哮喘），缓解药物等引起的过敏性休克，也可用于各种原因引起的心脏骤停的急救。

7）盐酸苯海拉明注射液。盐酸苯海拉明注射液主要用于治疗急性重症过敏反应（荨麻疹、枯草热等）、晕机、血清反应及血管运动性鼻炎等。

8）硝酸甘油片。硝酸甘油片用于突发心绞痛或急性心肌梗死时的应急处置。舌下含服，成人每次 0.25 ~ 0.5mg（半片 ~ 1 片），5min 后可以再含服 1 片，直至疼痛缓解。若 15min 内用药总量达到 1.5mg 后疼痛仍然存在，则不应继续给药。

9）乙酰水杨酸（阿司匹林）口服片。阿司匹林用于治疗感冒、发热、头痛、牙痛和关节痛等，也可用于心肌梗死疼痛的治疗。

三、应急医疗箱的使用

1）机上遇见旅客或机组人员意外受伤或者医学急症发作，广播寻求医生的帮助，若正好有医生在场，则应当向医生出示应急医疗箱内配备的药品和物品清单，并供其使用，但是应当首先确认并记录该医生的身份证明。

2）特殊情况下，机长有权决定打开应急医疗箱并取用其中的相关用品。

3）在使用应急医疗箱内的医疗用品和药品之前（除体温计、血压计和听诊器外），应当请使用者（受伤的旅客或机组人员）填写“应急医疗设备和药品使用知情同意书”。

4）在使用应急医疗箱后，应当填写应急事件报告单，一式三份，并请机长、使用医生和带班乘务长或乘务长分别在相应位置签字。

5）应急医疗箱使用登记表一式三份，一份送交到达站的有关部门，一份交给使用应急医疗箱的医生，另一份则留在应急医疗箱内交回航班所属航空公司的航空卫生中心。

第三节　卫生防疫包

卫生防疫包（universal precaution kit，UPK）（图 7-3），用于清洁、消除客舱内血液、尿液、呕吐物和排泄物等潜在传染源，并在护理疑似传染病患者时提供个人防护。

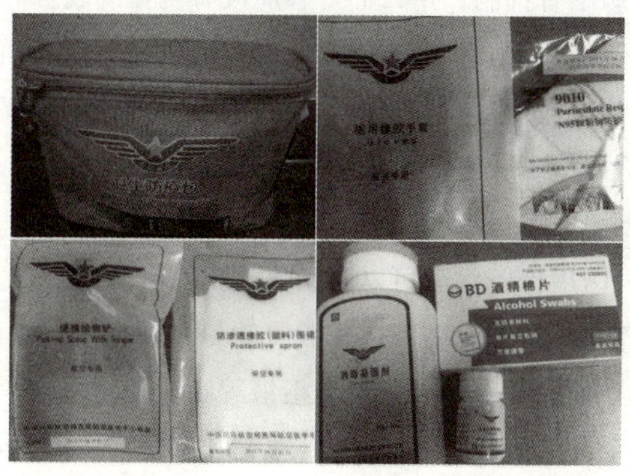

图 7-3　卫生防疫包

一、配置卫生防疫包应当满足的条件和要求

1）每架飞机在载客飞行中卫生防疫包配置的数量不得少于每 100 个旅客座位配备 1 个（100 座以内配备 1 个），存放在机组人员易于取用的位置（各航空公司有各自规定的位置）。若是执行疫区飞行的航线飞机，则应适当增加防疫包配置。

2）卫生防疫包应当能够防尘、防潮。

3）每个卫生防疫包内配备的物品清单见表 7-4。

表 7-4　卫生防疫包内配备的物品清单

项目	数量
液体、排泄物消毒凝固剂	100g
表面清理消毒片	1 ~ 3g
皮肤消毒擦拭纸巾	10 块
医用口罩和眼罩	各 1 个（副）
医用橡胶手套	2 副
防渗透橡胶（塑料）围裙	1 条
大块吸水纸（毛）巾	2 块
便携拾物铲	1 套
生物有害物专用垃圾袋	1 套
物品清单和使用说明书	1 份
事件记录本或机上应急事件报告单	1 本（若干页）

二、卫生防疫包内物品的用途

1）液体、排泄物消毒凝固剂。液体、排泄物消毒凝固剂是粉剂，具有吸水快的特点及凝胶化作用，对常见致病菌有抑制作用，而对客舱没有明显的腐蚀和毒副作用。

2）表面清理消毒片。表面清理消毒片是片剂，使用时配成消毒液，用于污物表面和被污染地面的初步消毒，消毒作用具有高效性，对客舱也没有明显的腐蚀和毒副作用。

3）皮肤消毒擦拭纸巾。皮肤消毒擦拭纸巾可以杀灭常见致病菌，对皮肤无刺激。

4）医用口罩和眼罩。医用口罩和眼罩有遮挡作用和防雾功能。

5）医用橡胶手套。医用橡胶手套可以防止化学物质、血液渗透。

6）防渗透橡胶（塑料）围裙。防渗透橡胶（塑料）围裙是医用防护服材料，长度达到膝盖处，可以有效预防血液、水、油、酸碱盐溶液等渗透性物质的渗透。

7）大块吸水纸（毛）巾。大块吸水纸（毛）巾是聚丙烯高分子吸水材料，规格为 20cm×20cm，每片吸水纸（毛）巾至少吸附 100mL 液体。

8）便携拾物铲。便携拾物铲具有铲、刮、拾物的功能。

9）生物有害物专用垃圾袋。生物有害物专用垃圾袋的材质为医用垃圾袋材料［规格 2.5 丝（1 丝 =0.01mm）］，颜色为黄色，用于盛装客舱内血液、尿液、呕吐物和排泄物等潜在传染源。

三、卫生防疫包的使用

1）仅限在飞机飞行中清除客舱内血液、尿液、呕吐物和排泄物等潜在传染源，以及乘务员在护理疑似传染病旅客时的个人防护，由乘务员负责开启和使用。在有条件的情况下，应当尽量获得专业人员的指导，避免二次感染。飞机着陆后的消毒防疫工作交由地面卫生防疫部门处置。

2）使用人员必须接受过消毒隔离相关知识培训和消毒器械操作培训，并具备自我防护能力或者具有相应的专业资质。

3）卫生防疫包内的物品及药品应当严格按照使用说明使用。

4）在使用卫生防疫包内医疗用品和药品之前，使用人应当填写“应急医疗设备和药品使用知情同意书”，可以由乘务长或专业人员指导使用。

卫生防疫包的使用方法

1）穿戴好个人防护用品。依次穿戴好医用口罩、眼罩、医用橡胶手套和防渗透橡胶（塑料）围裙。

2）配置消毒液。取一片表面清理消毒片，放入250～500mL清水中，制成1：500～1：1000浓度的消毒液，用于对被污物污染的座舱内物品表面和地面进行初步消毒。

3）将消毒凝固剂均匀覆盖在液体、排泄物等污物上，持续3～5min，使其凝胶固化。

4）使用便携拾物铲将凝胶固化的污物铲入生物有害物专用垃圾袋。

5）用配好的消毒液浸泡的吸水纸（毛）巾对被污物污染的物品和区域消毒两次，保证每次消毒液在污染物表面保留5min，再用清水擦拭、清洗两次，最后将使用后的吸水纸（毛）巾及其他所有使用过的消毒用品放入生物有害物专用垃圾袋。

6）依次脱掉手套、围裙，用皮肤消毒擦拭纸巾擦手消毒，再依次摘下眼罩、口罩，最后用皮肤消毒擦拭纸巾擦手及身体其他可能接触到污物的部位。

7）将所有使用后的个人防护用品装入生物有害物专用垃圾袋，将垃圾袋密封，填写“生物有害垃圾标签”，粘贴在垃圾袋封口处。

8）将已经密封的生物有害物专用垃圾袋暂时存放在洗手间内并锁好洗手间，避免其丢失、破损或者对机上餐食造成污染。

9）落地前，乘务长将卫生防疫包的使用情况告知机长，由机长告知地面相关单位补充卫生防疫包，并通知目的地的地面相关部门做好接收准备。

应急医疗设备和药品使用知情同意书

本人因身体不适或伤痛，在乘坐的飞机上（航班号：________）使用了由航班免费提供的药品（药品名：________）共（________）片或航班提供的医疗急救设备（设备名：________）。

我在服药（使用医疗急救设备）前已经阅读使用说明书，清楚了解该药或设备的使用方法和注意事项等，出现由于使用上述药品和（或）医疗急救设备所导致的不良反应或症状，由本人负责。

旅客签名：________

同行人签名（如需要）：____________

医疗急救专业人员签名（如需要）：__________________

机组人员签名：______、______、______、______

年　　月　　日

思考与练习

1）简述配置三种应急医疗设备应当满足的条件和要求。

2）简述三种应急医疗设备的使用方法。

第八章　机上急救技能

知识目标

- 了解生命体征的概念、心肺复苏的意义、气道异物梗阻的概念及自动体外除颤器（AED）的使用方法。
- 熟悉四大生命体征的测量部位、正常值范围和测量时的注意事项，止血术、包扎术、骨折固定术、搬运术的注意事项，心肺复苏适应症、心肺复苏有效指标和高质量心肺复苏的标准，气道异物梗阻的类型及症状表现。
- 掌握四大生命体征的测量方法，止血术、包扎术、骨折固定术、搬运术的常用方法，心肺复苏的操作步骤，气道异物梗阻的抢救方法。

能力目标

- 能够运用所学知识熟练、准确地测量四大生命体征。
- 能够根据伤病旅客的伤情采取正确的止血方法、包扎方法、固定方法和搬运方法。
- 能够及时辨别且能够及时、正确、熟练地实施心肺复苏术。
- 能够根据伤病旅客的状况采取正确的气道异物梗阻抢救技术进行急救。

第一节　生命体征的测量技术

在飞机上遇见急诊伤病旅客时，乘务员必须对其基本情况作出判断，其中最重要的是生命体征（vital signs）。生命体征是用来判断患者的病情轻重和危急程度的指征，主要有体温、脉搏、血压、呼吸、瞳孔和角膜反射的改变等，其中，脉搏、呼吸、体温和血压被称为四大生命体征。乘务员应当熟悉四大生命体征的测量部位、正常值范围，并且能够熟练地掌握测量方法。

一、脉搏的测量方法

脉搏（pulse，P）是指人体浅表动脉的搏动。每分钟脉搏搏动的次数称为脉率。在正常情况下，脉率和心率是一致的，而且节律均匀、间隔相等，因此可以用脉率反映心率。当脉率微弱难以测定时，应当测量心率。

1．测量部位

所有的身体浅表靠近骨骼的动脉都可以用来测量脉搏。对成年人，通常测量桡动脉；对儿童，通常测量桡动脉或颞动脉；对婴儿，通常测量心尖搏动，有时也可测量颈动脉、肱动脉、胫后动脉、股动脉及足背动脉。

2．正常值范围及其影响因素

正常成年人的脉搏为 60 ～ 100 次 /min，儿童的脉搏为 80 ～ 90 次 /min，而老年人的脉搏可以慢至 55 ～ 75 次 /min，新生儿的脉搏可以快至 120 ～ 140 次 /min。成年人的脉搏若大于 100 次 /min，则为心动过速，常见于发热、休克、大出血前期等患者；若小于 60 次 /min，则为心动过缓，常见于颅内压增高、房室传导阻滞、洋地黄中毒等患者。脉搏会因各种病理或生理情况而改变（可随年龄、性别、情绪、运动等因素而变动，一般女性的脉搏比男性的脉搏稍快，幼儿的脉搏比成年人的脉搏快，运动和情绪变化时脉搏可以暂时增快，休息和睡眠时脉搏较慢）。脉搏代表循环的状况。

3．测量方法

测量前，被测者的情绪应当稳定，避免过度活动及兴奋。将被测者的手腕放在舒适位置，测量者将食指、中指、无名指三指并拢，并将指尖轻轻地按在被测者的桡动脉处，按压力度以清楚地触摸到搏动为宜，一般测量时间为 30s，将所测得的数值乘以 2 即为每分钟的脉搏次数。脉搏异常者（心血管病患者、危重病患者等）应当测量 1min。当脉搏细弱而触摸不清时，可以用听诊器听心率 1min 代替触诊。测量结束，正确记录测量结果。

4．测量时的注意事项

1）被测者过度活动或情绪激动时，应当休息 20min 后再测量脉搏。

2）测量者不可用拇指诊脉，以免将测量者自己的拇指小动脉搏动与被测者的脉搏相混淆。

3）测量偏瘫患者的脉搏时，应当选择健侧肢体。

二、呼吸的测量方法

呼吸（respiration，R）是指喘气的频率，一次呼吸分为呼出和吸入两个过程。呼吸是机体获得氧气的方式。

1. 测量部位

一般在胸部或腹部测量呼吸。正常男性和儿童以腹式呼吸为主，在观察或测量其呼吸时，应当重点观察其腹部起伏。女性以胸式呼吸为主，在观察或测量其呼吸时，应当重点观察其胸部起伏。为危重病人测量呼吸时，除了重点观察其胸部或腹部起伏外，还需配合观察口鼻处。

2. 正常值范围及其影响因素

正常呼吸表现为胸壁自动，频率和深度均匀平稳，有节律的起伏，一吸一呼为一次呼吸。成年人在安静时的呼吸频率为 12 ～ 20 次 /min，呼吸频率与脉率之比约为 1∶4，即 4 次心跳，1 次呼吸。成年人的呼吸频率若大于 20 次 /min，则为呼吸增快，常见于高热、肺炎、哮喘、心力衰竭、贫血等患者；若小于 12 次 /min，则为呼吸减慢，常见于颅内压增高、颅内肿瘤、麻醉剂或镇静剂使用过量、胸膜炎等患者。呼吸可随年龄、运动、情绪等因素的影响而发生频率和深浅度的改变。年龄越小，呼吸越快；老年人呼吸稍慢。劳动和情绪激动时呼吸增快；休息和睡眠时呼吸较慢。此外，呼吸的频率和深浅度还可受意识控制。

3. 测量方法

1）常在测量脉搏之后测量呼吸，测量者仍然保持诊脉姿势来转移被测者的注意力，以免被测者紧张而影响测量结果。

2）观察被测者胸部或腹部起伏次数，一起一伏为 1 次，对成年人或儿童需要观察 30s，所测数值乘以 2 即得呼吸频率。

3）危重患者的呼吸微弱不易观察，可以用少许棉花放在病人的鼻孔前，观察棉花被吹动的次数，计数 1min。

4. 测量时的注意事项

1）要在环境安静且被测者情绪稳定时测量呼吸。

2）在测量呼吸次数的同时，应当注意观察呼吸的节律、深浅度及气味等变化。

三、体温的测量方法

体温（temperature，T）是指人体内部的温度。相对恒定的体温是保证新陈代谢和生命活动正常进行的必要条件。

1. 测量部位

测量体温的常用部位是口腔（舌下热窝处）、腋下（腋窝处）和肛门（直肠处）。此外，使用红外线体温计也可在耳膜和额部进行测温。

2．正常值范围及其影响因素

正常人的体温在24h内稍有波动，因此体温的正常值不是一个具体的点，而是一个范围。目前测量体温的常用方法有三种，即口测法、腋测法和肛测法。测量体温三种常用方法的测定时间和正常值见表8-1。

表8-1 测量体温三种常用方法

测量方法	时间/min	正常值/℃
口测法	5	36.3 ~ 37.2
腋测法	10	36 ~ 37
肛测法	5	36.5 ~ 37.7

体温可随性别、年龄、昼夜、运动和情绪等因素的变化而有所波动，但是这种波动通常在正常范围内，幅度不超过1℃。

机体在病理情况下会出现不同程度的发热。以口腔温度为标准，发热按其程度可分为低热（体温为37.4 ~ 38℃，如结核病、风湿热），中度热（体温为38.1 ~ 39℃，如一般性感染性疾病），高热（体温为39.1 ~ 40℃，如急性感染性疾病），超高热（体温在41℃以上，如中暑）。

3．测量方法

目前常见的体温计有水银体温计、电子体温计、化学贴纸和红外线体温计。飞机上一般配备两种体温计：玻璃水银体温计和电子体温计。现以水银体温计为例说明体温的测量方法。水银体温计可分为口温表、腋温表和肛温表，分别用于口腔测温、腋下测温和直肠测温。测量前，应当先检查水银体温计有无破损，水银柱是否在35℃以下。另外，水银体温计在使用前必须消毒。

1）口测法。口测法适用于正常清醒的成年人，并且无口鼻疾病。口腔测温时，将口表水银端斜放于舌下热窝处（舌系带两侧），叮嘱病人紧闭口唇，勿用牙咬，5min后取出，用消毒纱布擦净，记录测量结果，将体温计甩至35℃以下，放回容器内。

2）腋测法。腋测法常用于昏迷、口鼻手术后、不能合作的患者，肛门手术后的患者及腹泻婴幼儿。解开患者胸前衣扣，轻轻地擦干腋窝汗液，将体温计水银端放于腋窝深处紧贴皮肤，屈臂过胸，必要时托扶患者手臂，10min后取出，用消毒纱布擦净，记录测量结果，将体温计甩至35℃以下，放回容器内。在飞机上常用此法测量体温。

3）肛测法。肛测法常用于不能用口腔测温或腋下测温的患者。有心脏疾病的人也不宜使用肛测法，因为肛温表刺激肛门后可以使迷走神经兴奋，导致心动过缓。叮嘱患者侧卧、屈膝仰卧或俯卧位，露出臀部，体温计水银端涂润滑油并将其轻轻地插入肛门3 ~ 4cm，5min后取出，用卫生纸擦净肛温表，记录测量结果，将体温计甩至35℃以下，放入消毒液内浸泡，协助患者取舒适体位。

4. 测量时的注意事项

1）在给婴幼儿、精神异常、昏迷及危重患者测温时，测量者应当用手托扶体温计，防止其失落或折断。若患者处于睡眠状态，则应当将其唤醒后再测量体温。

2）当被测者不慎咬破体温计吞下水银时，应当立即口服大量牛奶或蛋白，使水银和蛋白结合以延缓人体对水银的吸收速度，同时在不影响病情的情况下，可以食用大量高纤维食物（韭菜等）或者吞服内装棉花的胶囊，使水银被包裹而减少人体的吸收量，并增进肠蠕动，加速水银的排出。

四、血压的测量方法

血压（blood pressure，BP）是指血液在血管内流动时对血管壁的侧压力。临床上的血压一般是指动脉血压。由于动脉血压受心输出量、循环血量、动脉管壁弹性和全身小动脉阻力等因素的影响，因此通过测量动脉血压可以了解心血管系统的状况。

当心脏收缩时，血液被射入主动脉，此时动脉压力达到最高值，称为收缩压。当心脏舒张时，血液回流入心脏，动脉管壁弹性回缩，此时动脉管壁所受的压力降至最低值，称为舒张压。收缩压与舒张压之间的差值称为脉压差。

1. 正常值范围及其影响因素

血压以毫米汞柱（mmHg）或千帕（kPa）为单位。正常成年人在安静时收缩压为 90 ～ 140mmHg (12 ～ 18.7kPa)，舒张压为 60 ～ 90mmHg (8 ～ 12kPa)，脉压差为 30 ～ 50mmHg (4 ～ 6.7kPa)。

正常人的血压可随年龄、体重、性别、昼夜、情绪及其他生理状态而改变。新生儿血压最低，儿童血压比成年人血压低。儿童血压的计算公式为：收缩压＝ 80mmHg ＋年龄 ×2，舒张压＝收缩压 ×2/3。中年之前，女性血压比男性血压低约 5mmHg；中年之后，女性血压与男性血压的差别较小。血压在傍晚时较清晨时高 5 ～ 10mmHg。当人处于紧张、恐惧、愤怒、运动、疼痛状态时，血压增高，但是以收缩压增高为主，舒张压大多无明显变化。

在安静时，收缩压达到或超过 140mmHg，或者舒张压达到或超过 90mmHg，称为高血压。若收缩压低于 90mmHg，或者舒张压低于 60mmHg，则称为低血压。

2. 测量部位及血压计分类

血压测量的常用部位是上肢肘窝肱动脉。此外，还可测量下肢腘窝腘动脉。

血压计分为三种，即汞柱式血压计（图 8-1）、表式血压计（图 8-2）和电子血压计（图 8-3）。其中，常用的、较为准确的血压计是汞柱式血压计。由于表式血压计具有价格便宜、体积较小、便于携带的特点，因此飞机上大多配备表式血压计。

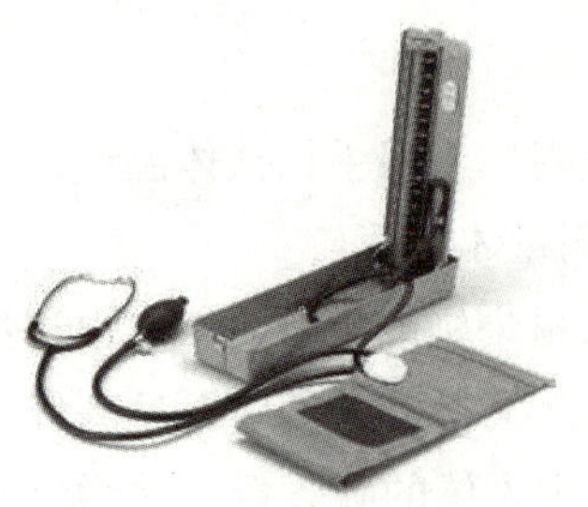
图 8-1　汞柱式血压计

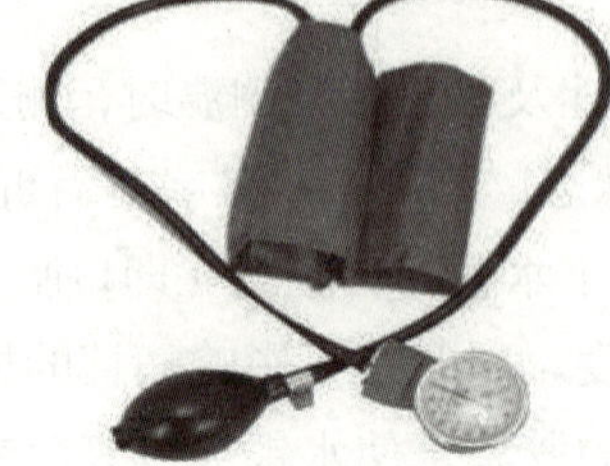
图 8-2　表式血压计

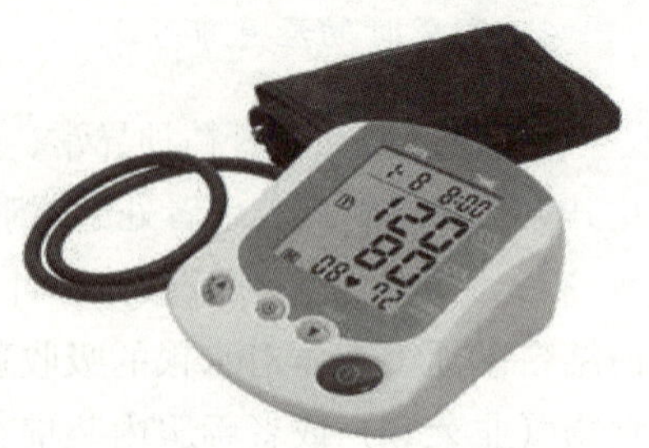

图 8-3　电子血压计

3．测量血压的方法

现以表式血压计为例说明血压的测量方法。

1）测量前，让被测者休息 15min，消除劳累或者缓解紧张情绪，以免影响血压测量值的准确性。

2）被测者取坐位或仰卧位，露出上臂，将衣袖卷至肩部，袖口不可太紧，以免影响血流，必要时脱去衣袖，伸直肘部，手掌向上。

3）将血压计的臂带平整无折地缠于上臂，臂带下缘距肘窝 2 ～ 3cm，松紧程度以能够放入一根手指为宜。过紧会导致血管在臂带未充气前已经受压，测得血压偏低；过松可使气袋呈气球状，导致有效测量面积变窄，测得血压偏高。

4）戴好听诊器，在肘窝内侧处摸到肱动脉搏动点，将听诊器胸件紧贴肱动脉处，不宜塞在臂带内，测量者一只手固定胸件，另一只手关闭气门的螺旋帽，握住输气球向臂带内打气至肱动脉搏动音消失（此时臂带内的压力大于心脏收缩压，动脉血流被阻断，无血液通过）再将压力升高 20 ～ 30mmHg。

5）加压停止后，以每秒 2 ～ 4mmHg 的速度慢慢松开气门，使压力表指针缓慢下降，并注视指针所指的刻度。当臂带内压力下降和心脏收缩力相等时，血液就能在心脏收缩时通过被压迫的血管，通过听诊器听到第一声搏动音时，指针所指刻度为收缩压，随后搏动音继续存在并增强，当臂带内压力逐渐降至与心脏舒张压力相等时，搏动音突然变弱或消失，此时指针所指刻度为舒张压。世界卫生组织统一规定，以动脉搏动音消失为舒张压，但是目前多数仍以动脉搏动音变调为舒张压读数。当变音和消失音之间有差异时或者测量危重患者血压时，两个读数都应当记录。

6）测量完毕，排除臂带内余气，拧紧气门的螺旋帽，将血压计收好。

7）将测得的数值按要求记录好，即表示为收缩压 / 舒张压。若口述血压数值时，则应先读收缩压，后读舒张压。

4．测量时的注意事项

1）为了免受血液重力作用的影响，测量血压时，心脏、肱动脉和血压计臂带应当在同一水平位上。

2）当发现血压异常或听不清搏动音时，应当重新测量。先将臂带内的气体驱尽，压力表指针降至“0”点，稍待片刻，再进行测量。

3）为偏瘫患者测量血压，应当测量健侧肢体，以防患侧肢体血液循环障碍，不能真实地反映血压的动态变化。

第二节 外伤急救技术

飞机在飞行期间出现的意外情况会导致各种外伤的发生。因此，乘务员应当认真学习和掌握一些外伤急救技术，以便在需要时能够对旅客进行救护，乘务员也可进行自救与互救。

外伤急救技术主要包括止血术、包扎术、固定术和搬运术。

一、止血术

血液是维持生命的重要物质。正常成年人的血液总量约占自身体重的8%，即每千克体重拥有60～80mL血液。

1. 出血的类型

（1）按出血部位分

出血是指血管破裂导致血液流至血管外。按其出血部位分为外出血与内出血。外出血是指血液经伤口流至体外，在体表可以看到出血；内出血是指体表无伤口，血液从破裂的血管流向组织间隙、体腔或皮下，形成脏器血肿、积血或皮下淤血。外出血显而易见，而严重的内出血却常因在体表看不到而隐匿危险。

（2）按血管类型分

血管分为动脉、静脉和毛细血管三种类型。根据损伤的血管类型，出血可分为动脉出血、静脉出血和毛细血管出血。

1）动脉出血。动脉血含氧量高，血色鲜红，血液自伤口近心端呈间歇性、喷射状流出，出血速度快，出血量多，危险性大。

2）静脉出血。静脉血含氧量少，血色暗红，血液自伤口的远心端呈持续性、缓慢地向外流出，危险性小于动脉出血。

3）毛细血管出血。血色介于动脉血和静脉血之间，或呈鲜红色，血液在创面上呈点状渗出并逐渐融合成片，最后渗满整个伤口，常常能够自行凝固，一般没有危险性。

2. 失血量与症状

（1）轻度失血

急性失血量占全身总血量的20%（约800mL）以上时，可以造成患者轻度休克，此时患者出现口渴、面色苍白、出冷汗、手足湿冷、脉搏快而弱等症状，脉搏每分钟可达100

次以上。

(2) 中度失血

急性失血量占全身总血量的 20% ~ 40%(800 ~ 1600mL) 时，可以造成患者中度休克，此时患者出现呼吸急促、烦躁不安的症状，脉搏每分钟可达 100 次以上。

(3) 重度失血

急性失血量达到全身总血量的 40% 以上时，可以造成患者重度休克，此时患者表情淡漠，脉搏细弱甚至摸不到，血压测不出，随时可能危及生命。

3. 止血的注意事项

1) 止血时尽可能戴上医用手套，若无医用手套，则可用塑料袋、餐巾纸、干净布等作为隔离层。

2) 脱去或剪开衣服，暴露伤口，检查出血部位。

3) 根据出血部位及出血量的多少，采取不同的止血方法。

4) 不要对嵌有异物或骨折断端的外露伤口直接压迫止血。

5) 不要去除血液浸透的敷料，而应在其上方另加敷料并保持压力。

6) 肢体出血应当将受伤区域抬高到超过心脏的位置。

7) 若必须用裸露的双手处理伤口，则在伤口处理完毕后用肥皂仔细清洗双手。

8) 止血带只有在紧急情况下方可使用。

4. 止血的方法

在飞行中，乘务员能够处理的出血主要是外出血，本节主要介绍外出血的止血方法。

(1) 指压止血法

指压止血法分为直接压迫止血法和间接压迫止血法两种。前者是用干净的敷料盖在伤口上按压或者紧急时直接用手按压；后者是用手指、手掌或拳头压迫伤口近心端的动脉，用力将动脉压向深部的骨骼上，阻断血液流通，达到临时止血的目的。但是在止住血后，需要立即换用其他止血方法。间接压迫止血的方法有如下几种。

1) 颞浅动脉止血，用于头顶及颞部出血的紧急处理。当伤病旅客一侧头顶或颞部出血时，用拇指或食指按压出血同侧耳屏前稍上方正对下颌关节的颞浅动脉，将颞浅动脉用力压在颞骨上（图 8-4）。

2) 颌外动脉止血，用于一侧腮部、颜面部出血的紧急处理。用拇指或食指按压伤病旅客下颌角前约半寸处，将颌外动脉用力压在下颌骨上（图 8-5）。

3) 颈总动脉止血，用于一侧头颈部大出血的紧急处理。将拇指或其余四指放在伤病旅客气管外侧与胸锁乳突肌前缘之间的沟内可以触摸到伤病旅客的颈总动脉，将伤侧颈总动脉向颈后压迫止血（图 8-6）。此方法非紧急时刻不能使用，禁止同时压迫两侧颈总动脉，防止伤病旅客脑缺血引发重度昏迷甚至死亡。

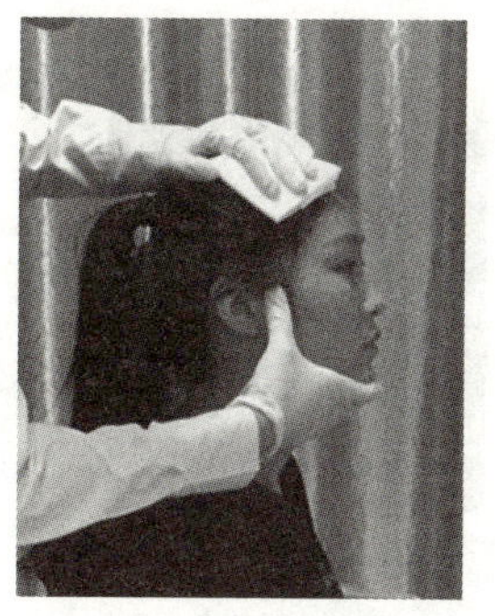
图 8-4 颞浅动脉止血

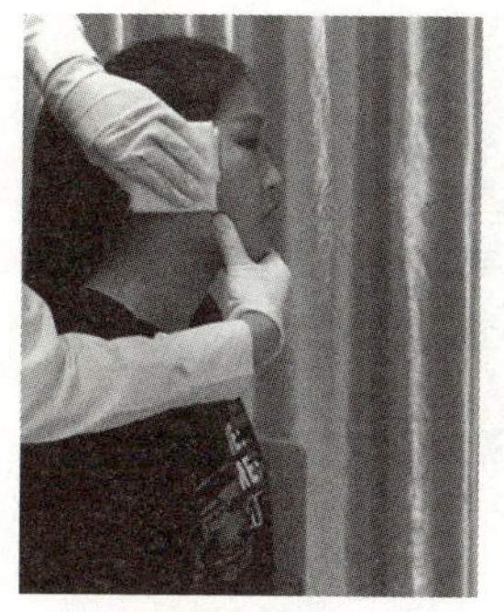
图 8-5 颌外动脉止血

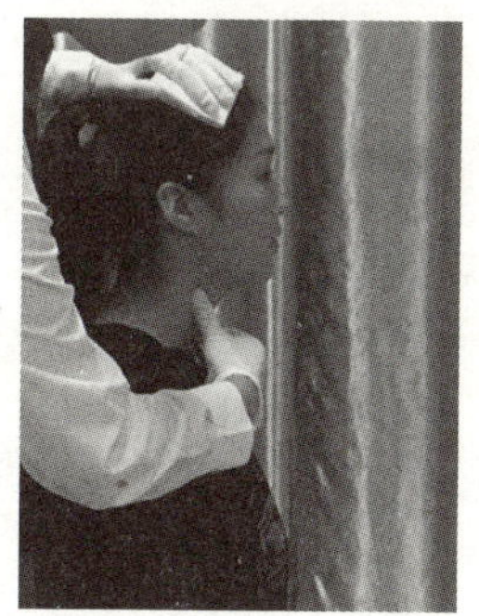
图 8-6 颈总动脉止血

4）锁骨下动脉止血，用于腋窝、肩部及上肢出血的紧急处理。用拇指在伤病旅客的锁骨上凹处摸到动脉搏动，其余四指放在伤病旅客颈后，用拇指向凹处下压，将动脉血管压向深处的第一肋骨上止血（图 8-7）。

5）肱动脉止血，用于手、前臂及上臂下部出血的紧急处理。将伤病旅客的上肢外展外旋，曲肘抬高上肢，然后用拇指或其余四指在伤病旅客的上臂肱二头肌内侧沟处施以压力，将肱动脉压在肱骨上止血（图 8-8）。

6）尺动脉、桡动脉止血，用于手部出血的紧急处理。将伤病旅客的手臂抬高，然后用双手拇指分别压迫伤病旅客的手腕横纹上方的内、外侧搏动点（尺动脉、桡动脉）止血（图 8-9）。

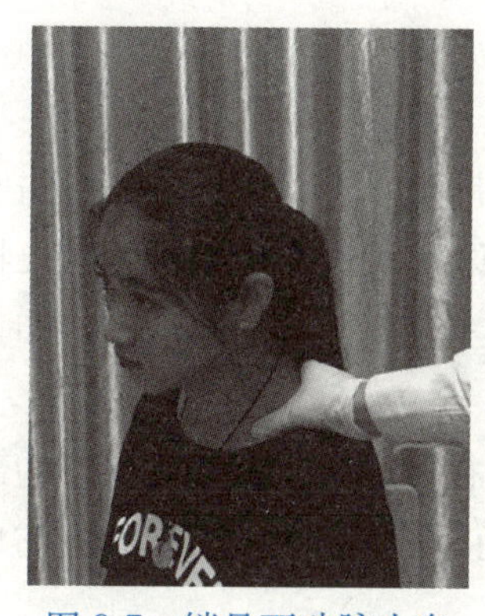

图 8-7 锁骨下动脉止血

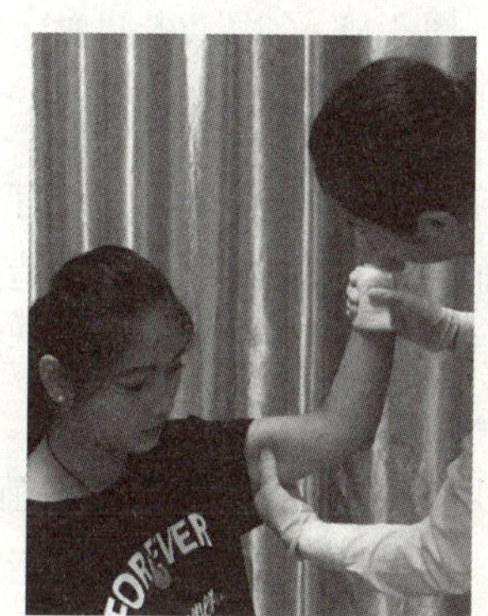

图 8-8 肱动脉止血

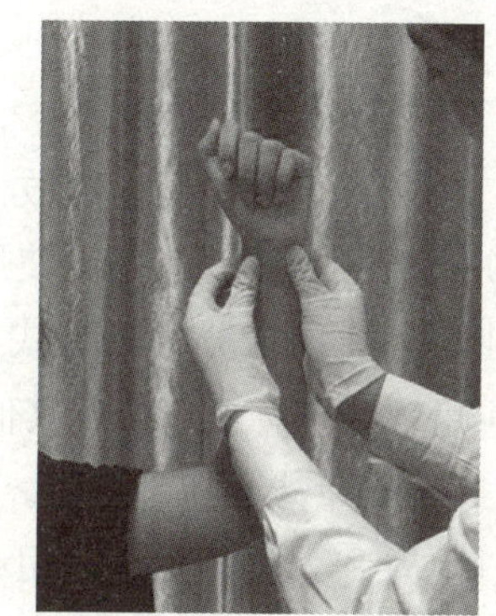
图 8-9 尺动脉、桡动脉止血

7）指动脉止血，用于手指出血自救。将伤指抬高，可以自行用健侧的拇指和食指分别压迫伤指指根的两侧（图 8-10）。

8）股动脉止血，用于大腿、小腿、脚部动脉出血的紧急处理。在腹股沟中点稍下方大腿根处可以触摸到一个强大的搏动点（股动脉），然后用双手拇指重叠或用掌根对该搏动点施以重力压迫止血（图 8-11）。

9）足背动脉、胫后动脉止血，用于足部出血的紧急处理。用双手食指或拇指分别压迫足背中间近脚腕处（足背动脉）和足跟内侧与内踝之间（胫后动脉）止血（图 8-12）。

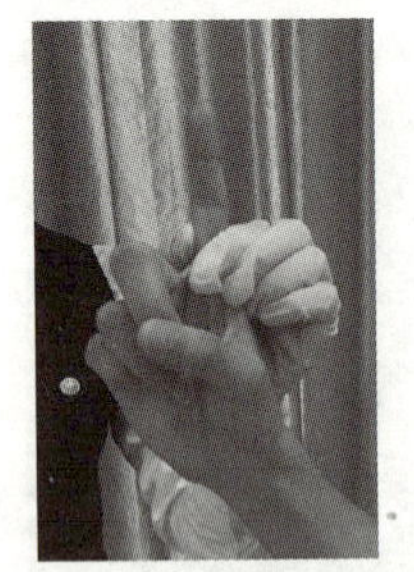
图 8-10　指动脉止血

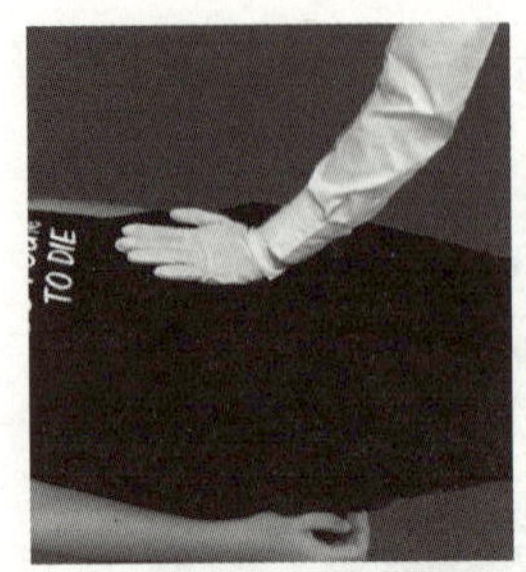

图 8-11　股动脉止血

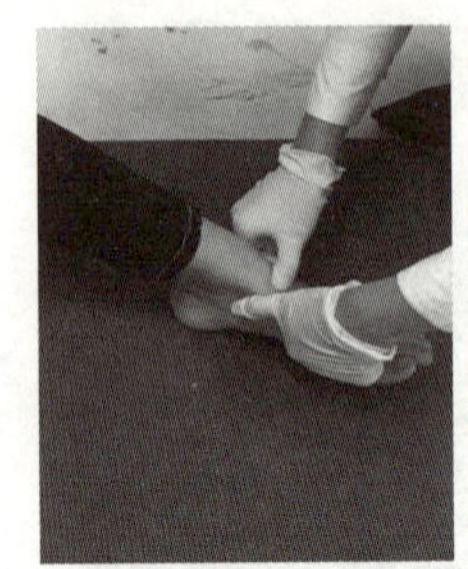
图 8-12　足背动脉、胫后动脉止血

（2）加压包扎止血法

用于小动脉及静脉或毛细血管出血的紧急处理。在伤口上覆盖无菌敷料后，再用纱布、毛巾、衣服等折叠成相应大小的垫置于无菌敷料上面，然后再用绷带、三角巾等紧紧包扎，以停止出血为度（图 8-13）。若伤口内有碎骨片，则禁用此方法。

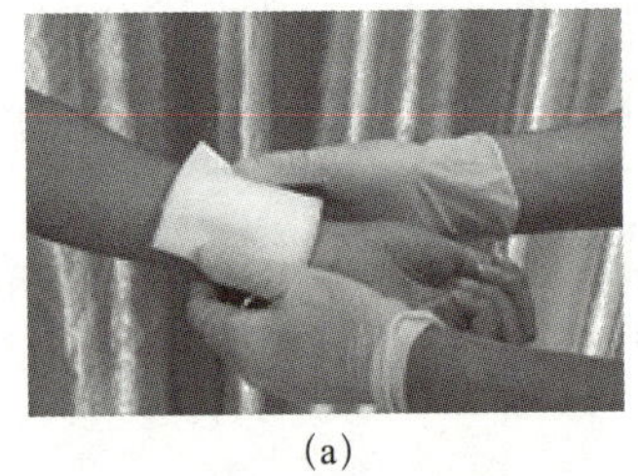
(a)

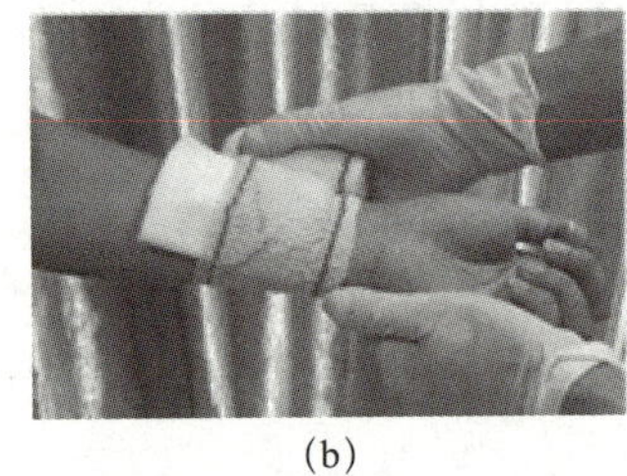
(b)

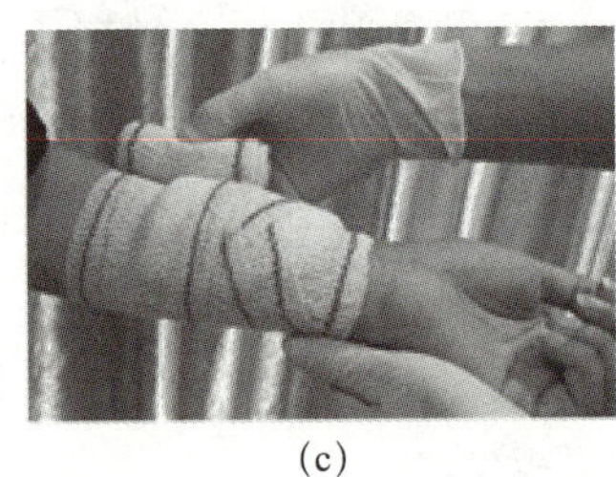
(c)

图 8-13　加压包扎止血

（3）止血带止血法

止血带止血法用于四肢大动脉出血的紧急处理。只有在用其他方法不能止血或者伤肢损伤无法再复原时，才可使用止血带。因为止血带容易造成肢体残疾，所以在使用时要特别小心。止血带分为表带式止血带、橡胶管止血带和布带止血带三种。当没有止血带时，亦可用宽绷带、三角巾或其他布条等代替，以备急需之用。

1）表带式止血带止血。在使用表带式止血带止血之前，先在伤侧需要使用止血带的部位（上臂和大腿的上部）用纱布、毛巾或衣服垫好，然后再将止血带缠绕在伤侧肢体伤口的上部，一端穿进扣环并拉紧，直至伤口停止出血（图 8-14）。

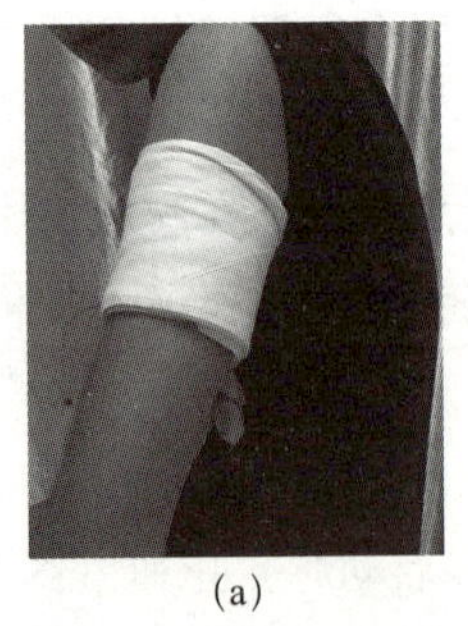
(a)

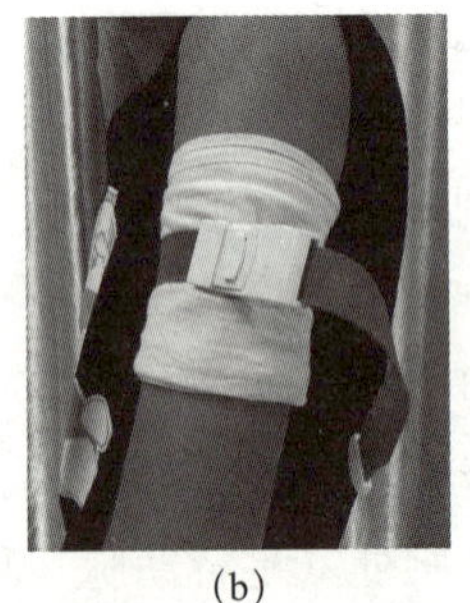
(b)

图 8-14　表带式止血带止血

2）橡胶管止血带止血。在使用橡胶管止血带止血之前，先在需要使用止血带的部位（上臂和大腿的上部）用纱布、毛巾或衣服垫好，然后再用左手拇指、食指、中指拿住橡胶管止血带头端，用右手拉紧橡胶管止血带缠绕肢体两圈，并将橡胶管止血带末端放入左手食指、中指之间拉回固定（图 8-15）。

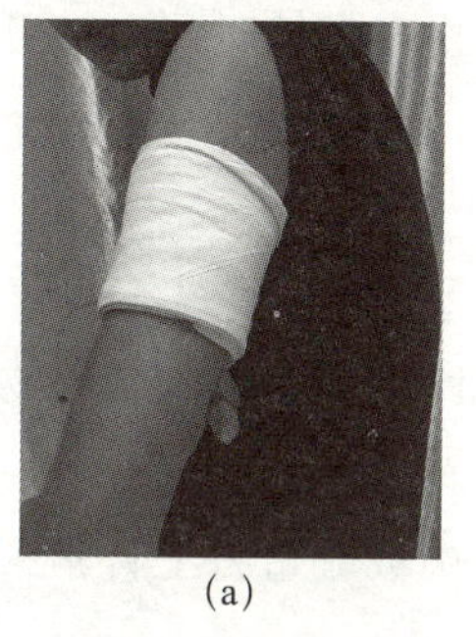
(a)

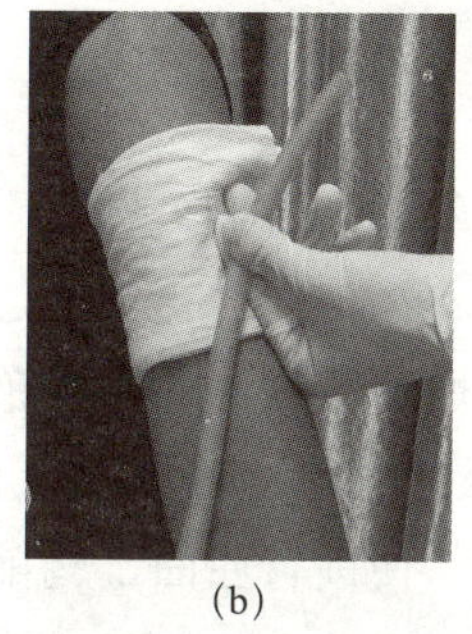
(b)

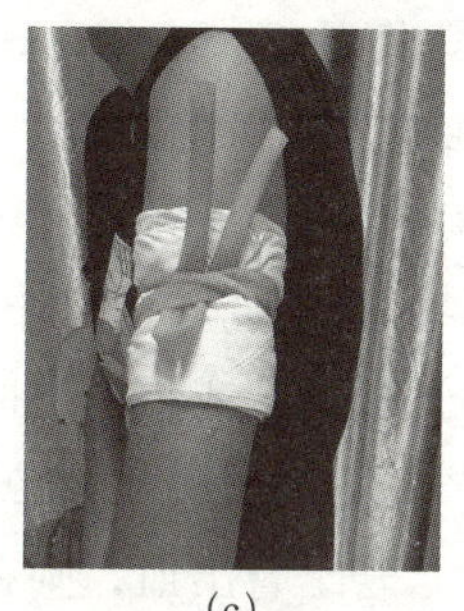
(c)

图 8-15　橡胶管止血带止血

3）布带止血带止血。在没有止血带的情况下，可以用三角巾、绷带、布条、领带等作为止血带。在需要使用止血带的部位垫好衬垫，将三角巾、领带等折叠成条带状缠绕在伤口的上方（近心端），缠绕肢体一圈，两端向前拉紧，打一个活结。将一根绞棒（铅笔、筷子、勺把、竹棍等）插入活结的外圈内，然后提起绞棒旋转绞紧，直至伤口停止出血。之后，再将绞棒的另一端插入活结的内圈固定，最后将条状带两端缠绕在绞棒上，将绞棒固定在肢体上即可（图 8-16）。

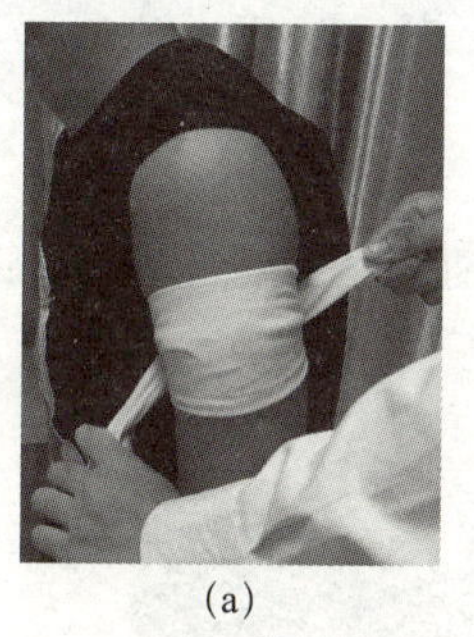
(a)

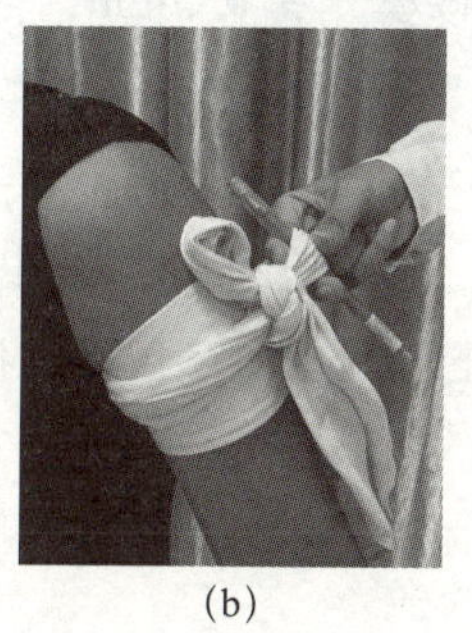
(b)

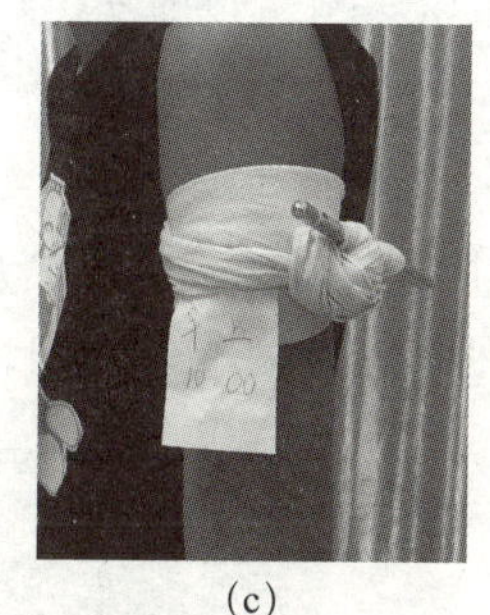
(c)

图 8-16　布带止血带止血

4）使用止血带止血的注意事项。止血带止血法是大血管损伤时救命的重要手段，但是如果使用不当，也可能出现严重的并发症，如肢体缺血坏死、急性肾功能衰竭等，因此使用止血带止血必须注意以下几点。

① 止血带不能直接缠在皮肤上，必须用三角巾、毛巾、衣服等做成平整的衬垫垫在需要止血部位的皮肤上。

② 上肢避免捆扎在上臂中 1/3 处，因为捆扎此处容易伤及神经而引起肢体麻痹。上肢应当捆扎在上臂上 1/3 处，下肢应当捆扎在大腿中上端。

③ 为防止远端肢体缺血坏死，在一般情况下，使用止血带的时间不超过 2h，每隔

40 ～ 50min 松解一次，以暂时恢复血液循环。松开止血带之前，应当用手指压迫止血；将止血带松开 3min 后，再在另一个稍低的位置重新捆扎止血带。

④ 若肢体伤重已经不能保留，则应在伤口上方（近心端）捆扎止血带，不必放松，直到手术截肢。

⑤ 捆扎好止血带后，在受伤部位应当有明显标记，注明使用止血带的时间，并迅速将伤病旅客转送医院处理。

⑥ 禁止用细铁丝、电线、绳索等代替止血带。

（4）加垫屈肢止血法

1）若前臂或小腿出血，则可在肘窝或腘窝放置纱布垫、棉花团、毛巾或衣服等物，屈曲关节，用三角巾或绷带将屈曲的肢体紧紧地缠绑起来（图 8-17）。

2）若上臂出血，则在肘窝加垫，使前臂屈曲于胸前，用三角巾或绷带将上臂紧紧地固定在胸前。

3）若大腿出血，则在大腿根部加垫，屈曲髋关节和膝关节，用三角巾或长带子将腿紧紧地固定在躯干上。

注意事项

有骨折和怀疑骨折或关节损伤的肢体不能用加垫屈肢止血，以免引起骨折端错位和剧痛。使用加垫屈肢止血时，要经常注意肢体远端的血液循环，如果血液循环完全被阻断，则要每隔 40 ～ 50min 缓慢松开 3 ～ 5min，防止肢体坏死。

（5）填塞止血法

用于大腿根、腋窝、肩部、口、鼻、宫腔等部位出血的紧急处理。用急救包、棉垫或消毒的纱布填塞在伤口内，再用加压包扎止血法包扎（图 8-18）。

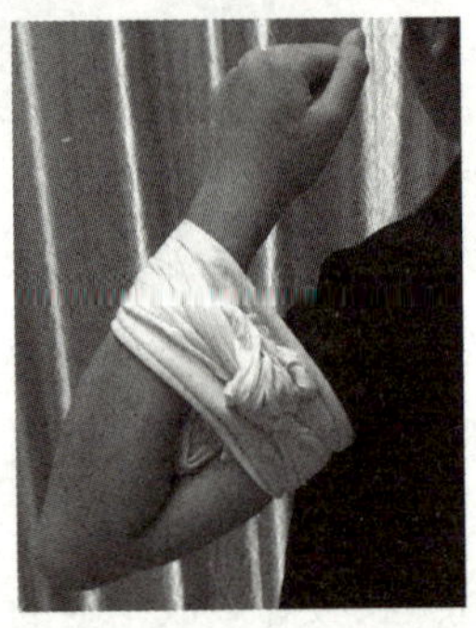

图 8-17　加垫屈肢止血

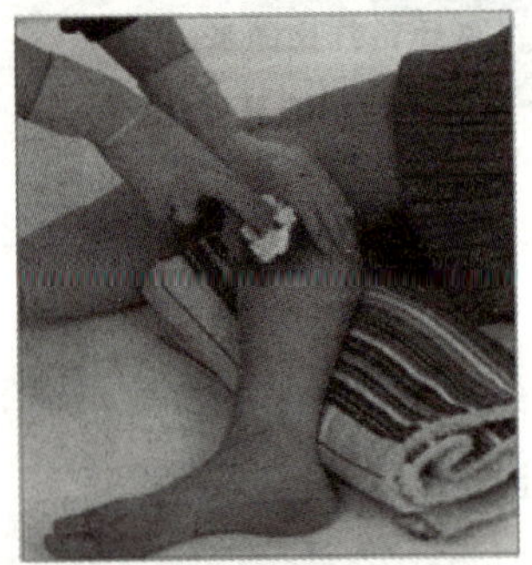

图 8-18　填塞止血

二、包扎术

包扎可以起到压迫止血、保护伤口、固定骨折和敷料的作用。根据飞机上的条件，可以使用绷带、三角巾或就便材料（相对干净的衣服、毛巾、领带、头巾等）进行包扎。

1. 包扎时的注意事项

1）包扎伤口时，先简单清创并盖上消毒纱布，然后再用绷带包扎。

2）根据包扎部位，选择宽度适宜的绷带和大小合适的三角巾。

3）操作时动作要轻，松紧度要适宜，以免过紧影响局部血液循环，或者过松使敷料松动或脱落。

4）包扎时保持伤病旅客舒适体位，伤病旅客的皮肤皱褶处用棉垫、纱布保护，在肢体需要抬高时应当给予适当的托扶物，并保持肢体功能位。

5）包扎方向为自下而上，从左到右，从远心端向近心端包扎，以助静脉血液回流，应当在肢体外侧打结，禁止在伤口、骨隆突处或易于受压的部位打结。

6）解除绷带时，先解开固定结或者取下胶布，然后用双手互相传递松解。

2. 包扎的方法

（1）绷带包扎

1）环形包扎法。用于头额部、手腕和小腿下部等粗细均匀部位伤口的包扎。包扎时，将绷带头斜放并用手压住，将绷带卷绕肢体一圈，再将绷带头的一个小角反折过来，然后继续绕圈包扎，后一圈遮盖前一圈，包扎 3 ～ 4 圈即可（图 8-19）。

2）螺旋形包扎法。用于上臂、手指和大腿下段肢体等粗细相差不多部位伤口的包扎。包扎时以环形包扎法开始，然后将绷带向上斜形缠绕，后一圈遮盖前一圈的 1/3 ～ 1/2（图 8-20）。

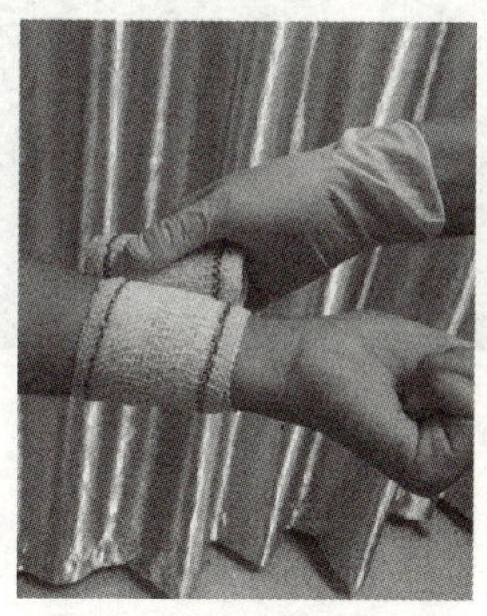

图 8-19　环形包扎法

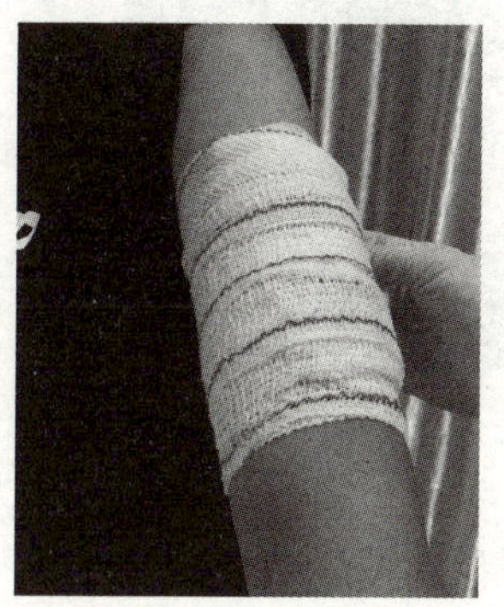

图 8-20　螺旋形包扎法

3）螺旋反折包扎法。用于前臂、大腿和小腿粗细相差较大部位伤口的包扎。包扎时以环形包扎法开始，然后用拇指压住绷带，将其上缘反折，后一圈遮盖前一圈的 1/3 ～ 1/2，每一圈的转折线都应当相互平行（图 8-21）。

4）“8”字形包扎法。用于包扎肘、膝、腕、踝、肩、髋等关节部位。包扎时从关节下方开始，首先做环形包扎，然后在关节弯曲处由下而上、由上而下地来回做“8”字形缠绕，逐渐靠近关节，最后以环形包扎法结束（图 8-22）。

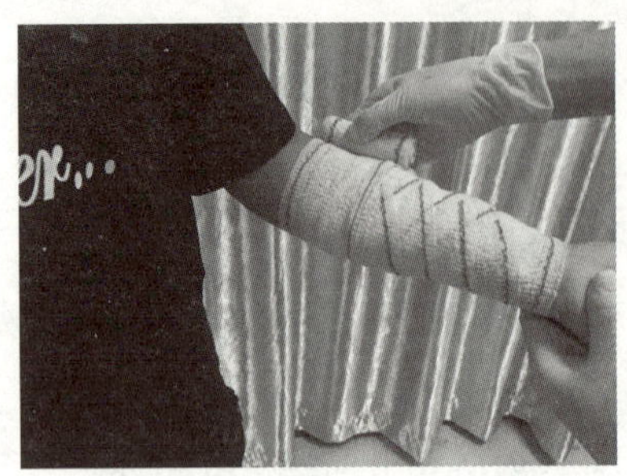

图 8-21 螺旋反折包扎法

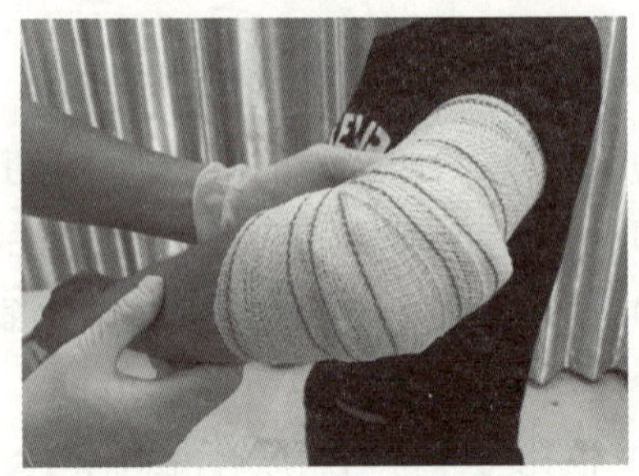

图 8-22 “8”字形包扎法

（2）三角巾包扎方法

1）头、面部包扎有四种方法，具体如下。

① 风帽式包扎法。用于包扎头顶部外伤。将三角巾顶角和底边中央各打一个结呈风帽状。包扎时，将顶角结放于前额，底边结放在头后下方，包住头部，两角往面部拉紧向外反折包绕两侧下颌，然后拉至枕后打结即成（图 8-23）。

② 头顶帽式包扎法。用于包扎头顶部外伤。将三角巾的底边折叠成两指宽，其边缘放在伤病旅客前额齐眉处，将三角巾的顶角拉向脑后，将三角巾的两端经两耳上方拉向后头部交叉并压住顶角，再绕回前额相遇时打结，顶角拉紧并掖入头后部交叉处内（图 8-24）。

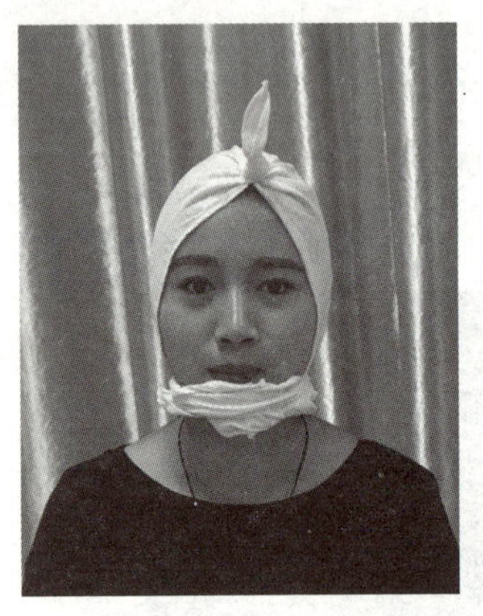

图 8-23 风帽式包扎法

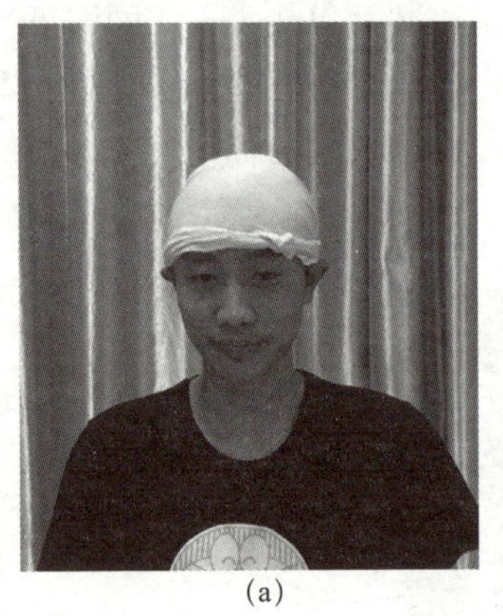

(a)

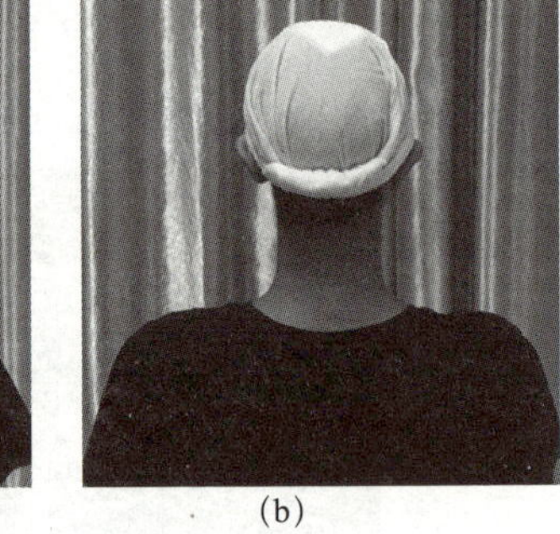

(b)

图 8-24 头顶帽式包扎法

③ 面具式包扎法。用于包扎颜面部外伤。将三角巾的顶角打结后套在下颌部，罩住头部和面部拉向脑后，再将底边两端交叉拉紧后绕至前额打结，可以在口、鼻、眼处剪孔、开窗（图 8-25）。

④ 双眼包扎法。用于包扎单眼或双眼外伤。将三角巾折叠成三指宽的带状巾，中段放在头后枕骨上，两旁分别从耳下拉向眼前，在双眼之间交叉，再持两端分别从耳上拉向头后枕骨下部打结固定（图 8-26）。

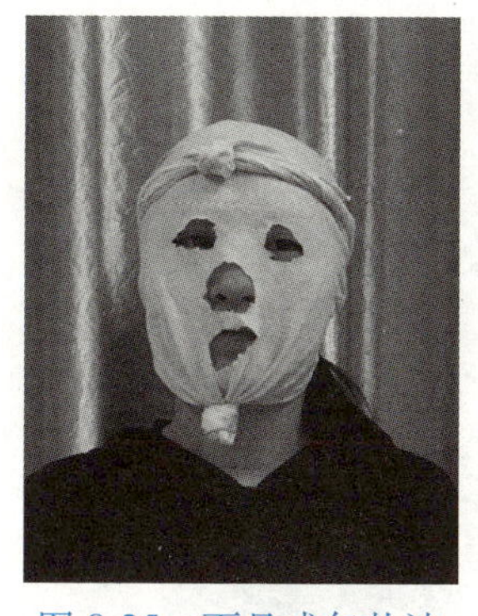

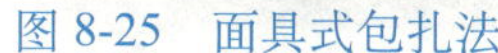

图 8-25 面具式包扎法

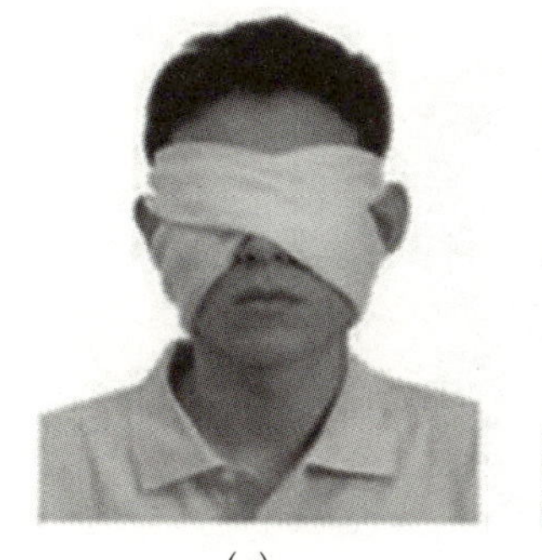

(a)

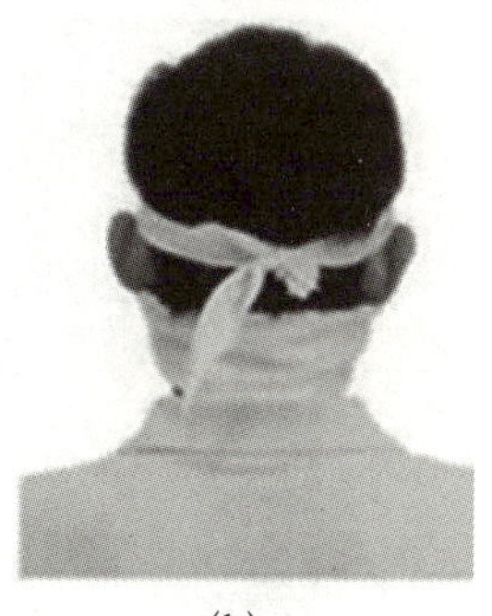

(b)

图 8-26 双眼包扎法

2）肩部、背部、胸部、腹部包扎有四种方法，具体如下。

① 单肩包扎法。用于包扎一侧肩部外伤。将三角巾折叠成燕尾巾，将燕尾夹角放在肩上对准伤侧颈部，燕尾底边两角包绕上臂上 1/3 处并打结，再拉紧两个燕尾角，分别经胸部、背部在对侧腋下打结（图 8-27）。

② 侧胸包扎法。用于包扎一侧胸部外伤。将三角巾的顶角放在伤侧的肩上，使三角巾的底边正中位于伤部下侧，将底边两端绕下胸部至背后打结，然后将三角巾顶角的系带穿过三角巾的底边与其固定打结（图 8-28）。

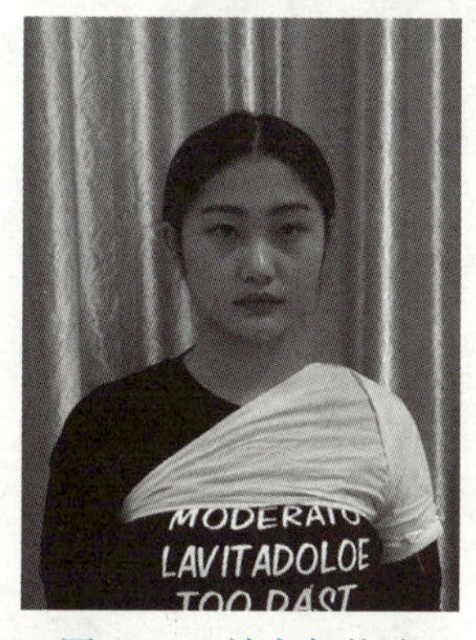

图 8-27 单肩包扎法

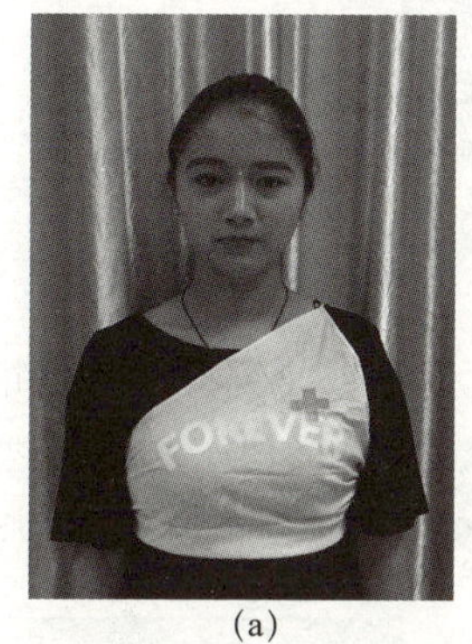

(a)

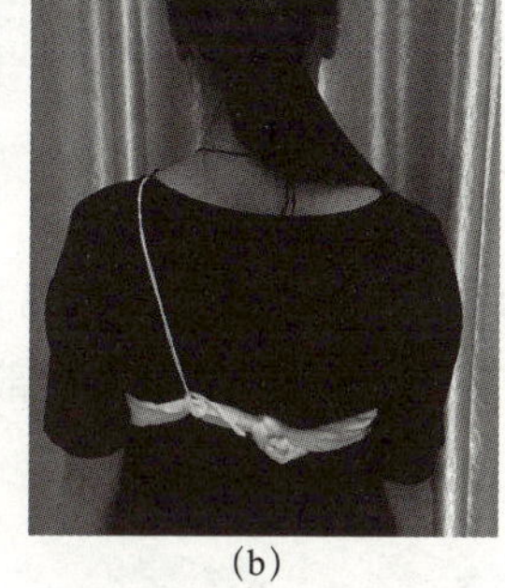

(b)

图 8-28 侧胸包扎法

③ 胸（背）部包扎法。用于包扎胸（背）部外伤。将三角巾折叠成燕尾巾，包扎胸部时，将燕尾巾的中央放在胸前，夹角对准胸骨上凹，两燕尾角过肩于背后，再将燕尾角系带、围胸在背后相遇时打结；包扎背部时，将燕尾巾中央调到背部即可（图 8-29）。

④ 腹（臀）部包扎法。用于包扎腹（臀）部伤口。将三角巾底边横放于上腹部，顶角向下，两底角围绕到腰部后面打结，顶角由两腿之间拉向后面与两底角连接处打结。当发现腹部有内脏脱出时，不要马上送回腹腔，以免引起腹腔感染，可以将脱出的内脏先用大块敷料覆盖加以保护，然后用饭碗、茶缸等容器扣住，再用三角巾包扎腹部（图 8-30）。

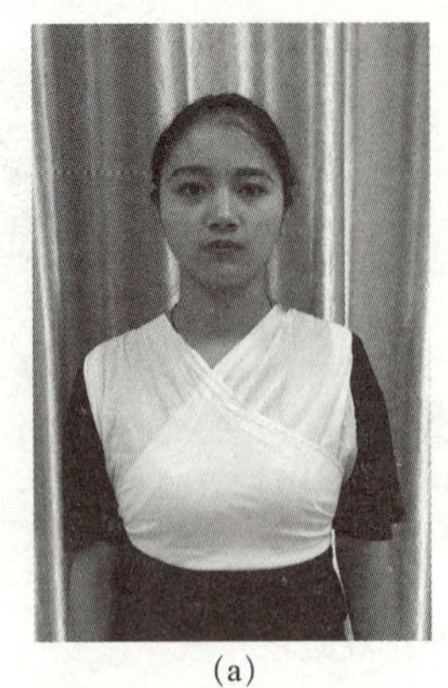
(a)

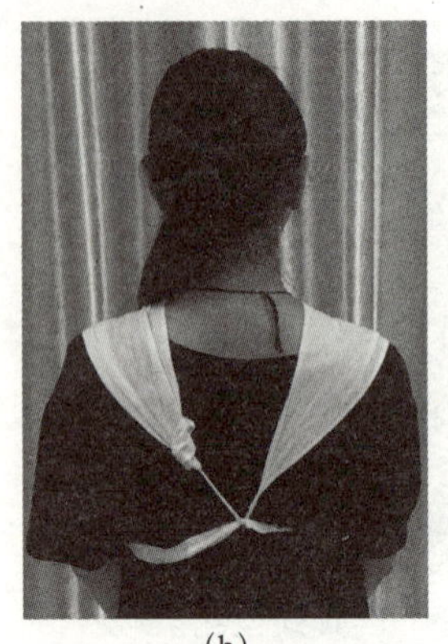
(b)

图 8-29 胸（背）部包扎法

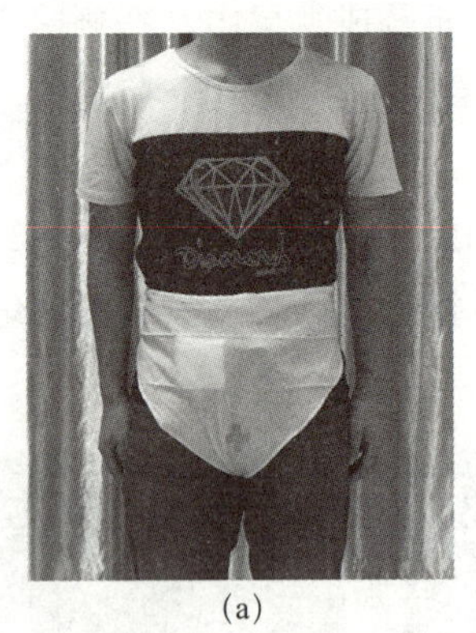
(a)

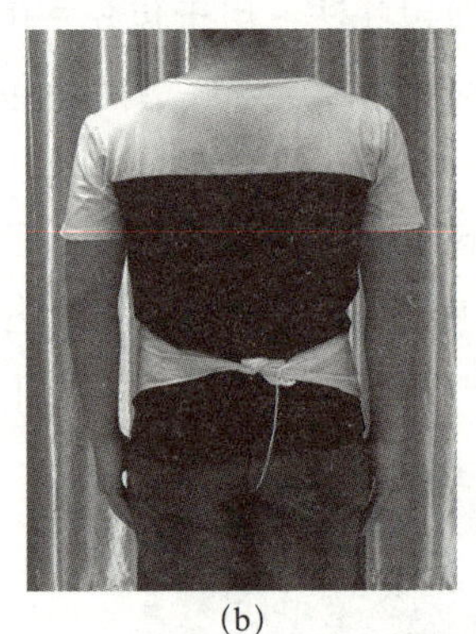
(b)

图 8-30 腹（臀）部包扎

3）手足包扎法。用于包扎手部或足部外伤。手指或脚趾对向三角巾顶角，将手掌或手背（或足）放于三角巾的中部，底边横位于腕（或踝部），将顶角覆盖手背（或足背），两底角在手背或手掌（或足背）交叉，再绕腕部（或踝部），于掌侧或背侧打结（图 8-31）。

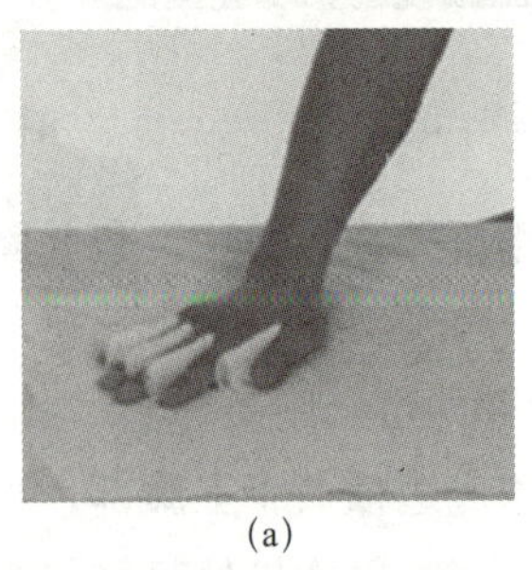
(a)

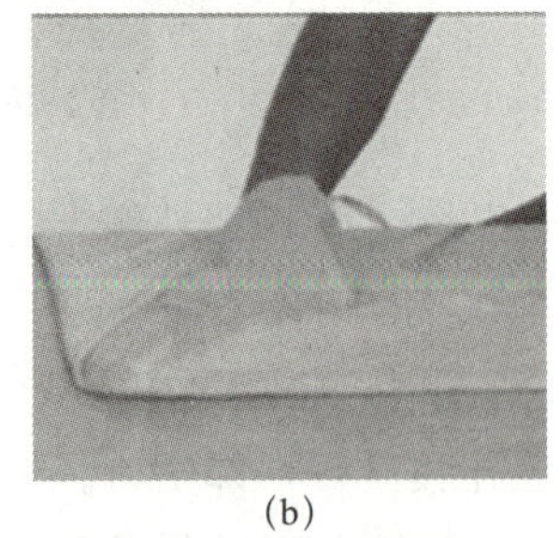
(b)

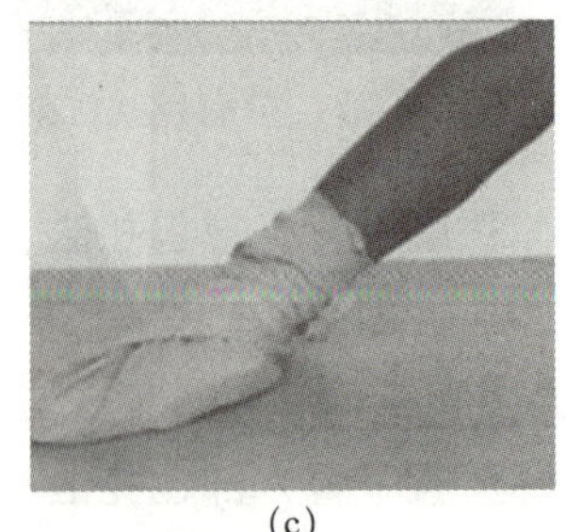
(c)

图 8-31 三角巾手部包扎法

4）膝部（肘部）包扎法。用于包扎膝部或肘部外伤。将三角巾折叠成宽度适当的带状巾，将其中段斜放于伤部，两端向后交叉缠绕，返回时两端分别压于中段的上下两边，包绕肢体一圈在肢体外侧打结（图 8-32）。

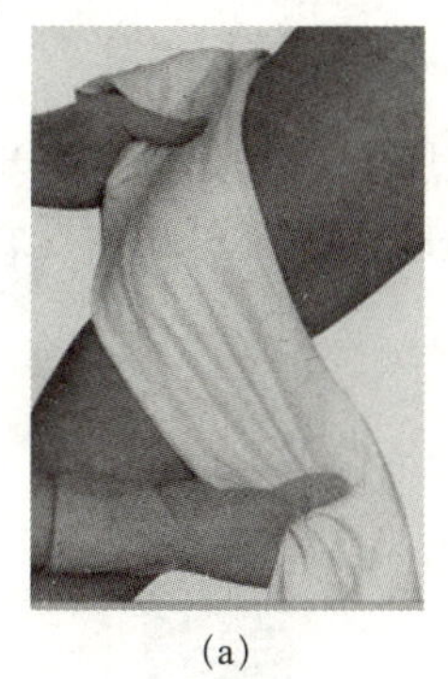
(a)

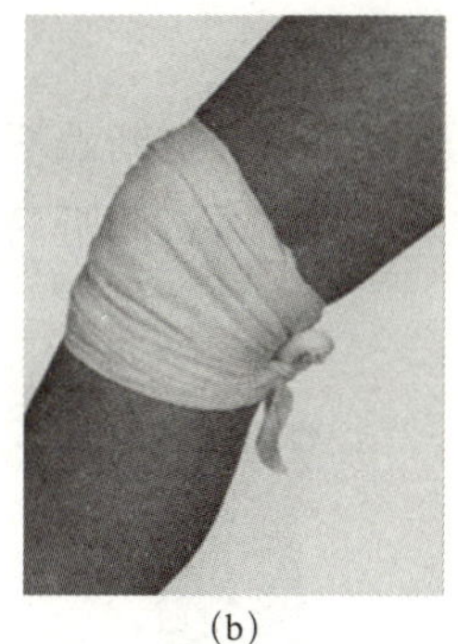
(b)

图 8-32　三角巾膝部包扎法

5）三角巾悬臂带包扎有两种方法，具体如下。

① 小悬臂带包扎法。用于上臂骨折及上臂、肩关节损伤。将三角巾折叠成宽度适当的条状带，将其中央放在前臂的下 1/3 处或腕部，一个底角放在健侧肩上，另一个底角放在伤侧肩上，两个底角绕颈在颈侧方打结，将前臂悬吊于胸前（图 8-33）。

② 大悬臂带包扎法。用于前臂、肘关节的损伤。将三角巾的顶角对准伤肢的肘关节，一个底角置于健侧胸部过肩于背后，伤臂屈肘（功能位）放在三角巾中央，另一个底角包绕伤臂反折至伤侧肩部，两个底角在颈侧方打结，顶角向肘部反折，用别针固定或者卷紧后掖入肘部外侧打结固定，也可将顶角系带绕背部至对侧腋前与底边相系，将前臂悬吊于胸前（图 8-34）。

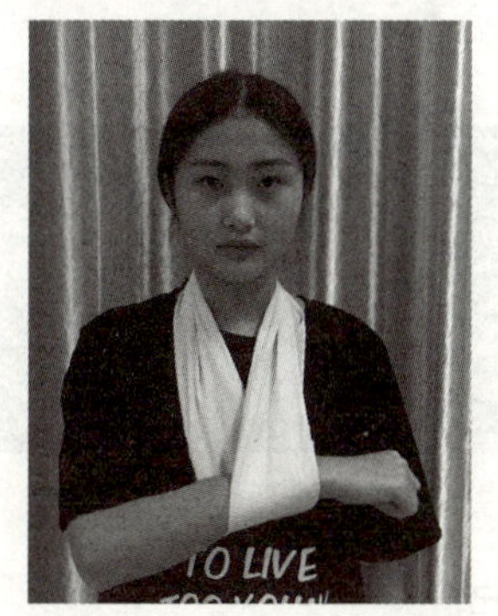

图 8-33　小悬臂带包扎法

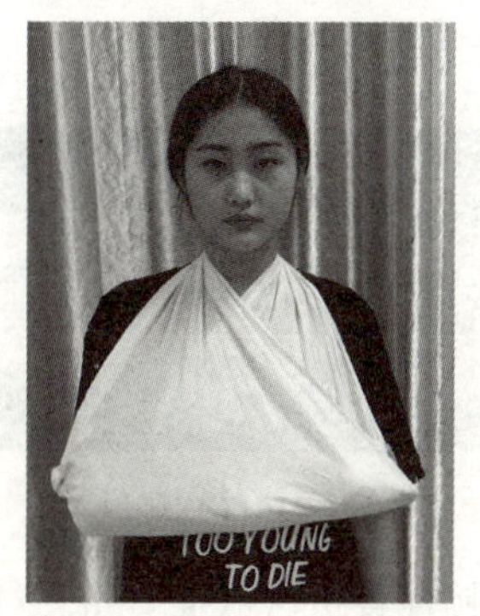

图 8-34　大悬臂带包扎法

三、固定术

骨的完整性和连续性受到直接外力（撞击、机械碾伤），间接外力（外力通过传导、杠杆、旋转和肌肉收缩），积累性劳损（长期、反复、轻微的直接损伤或间接损伤）等因素的作用而发生改变，称为骨折。

骨折固定的目的有：限制断骨活动，减轻疼痛；避免伤及周围组织、血管、神经；减少出血和肿胀；防止闭合性骨折转变为开放性骨折；便于搬运。

1. 骨折的类型

1）闭合性骨折。骨折断端不与外界相通，骨折处的皮肤、黏膜完整（图 8-35）。

2）开放性骨折。骨折附近局部皮肤、黏膜破裂，骨折断端与外界相通，容易继发感染（图 8-36）。

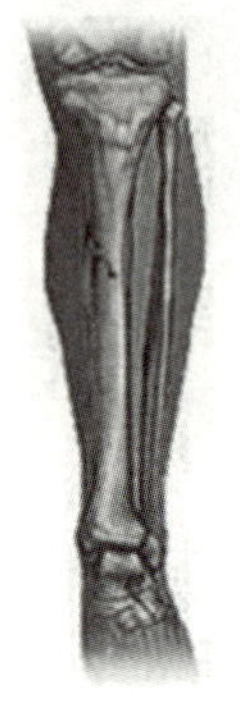

图 8-35　闭合性骨折

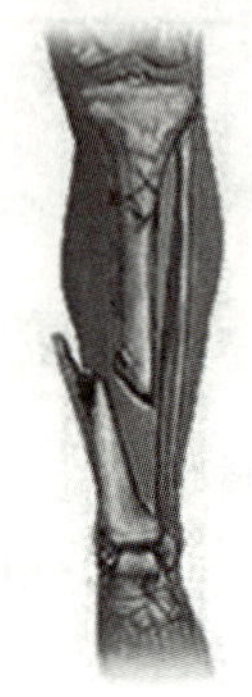

图 8-36　开放性骨折

2. 骨折的程度

1）完全性骨折。骨的完整性和连续性全部破坏或完全断裂（图 8-37）。骨断裂成三块以上的碎块又称为粉碎性骨折。

2）不完全性骨折。骨的连续性并未完全断裂，仅有部分骨质和骨膜破裂，如裂缝、凹陷、青枝骨折等（图 8-38）。

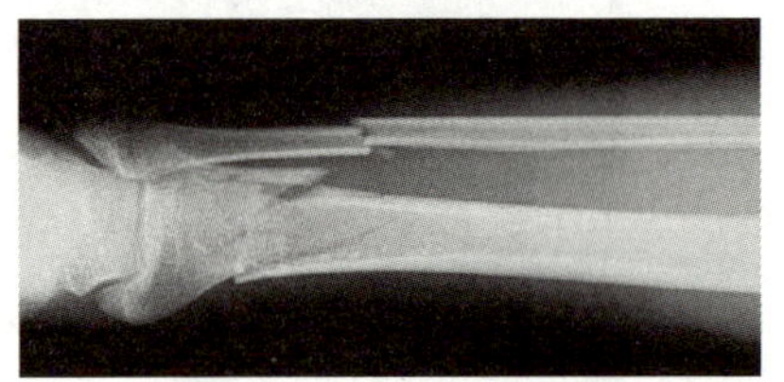

图 8-37　完全性骨折

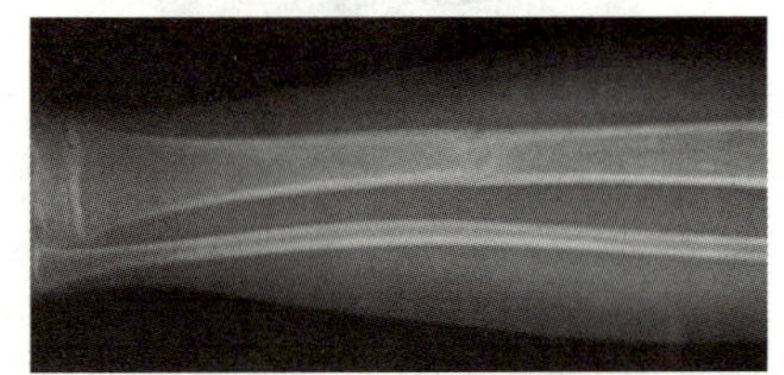

图 8-38　不完全性骨折

3）嵌顿性骨折（嵌插骨折）。断骨两端互相嵌在一起。

3. 骨折的判断

1）疼痛。突出表现是剧烈疼痛，受伤处有明显的压痛点，移动时有剧痛，安静时疼痛则减轻。无移位的骨折只有疼痛没有畸形，但是局部可能有肿胀或血肿。

2）肿胀或瘀斑。出血和骨折端的错位、重叠，都会使外表出现肿胀现象，瘀斑严重。

3）功能障碍。原有的运动功能受到影响或者完全丧失。

4）畸形。骨折时肢体会发生畸形，呈短缩、成角或旋转等。

5）血管神经损伤的检查。上肢损伤检查桡动脉有无搏动，下肢损伤检查足背动脉有无搏动。触压手指或足趾，询问有无感觉，观察手指或足趾能否自主活动。

4. 骨折固定的注意事项

1）若骨折处有伤口和出血，则应先止血、包扎，再固定骨折部位。

2）在处理开放性骨折时，不可将刺出的骨折断端送回伤口内，以免引起继发感染。

3）夹板的宽度和长度应当与肢体相适宜，其固定范围应当超过骨折处的上下关节。

4）夹板不可与皮肤直接接触，其间应当垫以衬垫，防止局部组织受压。

5）固定应当松紧度适宜，牢固可靠，以免影响血液循环，以固定结上下活动 1cm 为宜，并将肢体末端外露，以便随时观察末梢血液循环情况。

6）固定后应当避免不必要的搬动，不可强制患者进行各种活动。

5. 骨折的固定方法

（1）锁骨骨折固定方法

现场可以用两条三角巾将伤肢固定。用一条三角巾屈肘位悬吊托起伤侧肢体，另一条三角巾折叠成宽带（带状三角巾）在伤肢肘关节上方将其固定于躯干部。若无三角巾，则可用围巾代替，或者用自身衣襟反折固定（图 8-39）。

（2）上肢骨折固定方法

1）上臂骨折，有夹板时，可以用两条三角巾（绷带卷）和一块夹板将伤肢固定，然后用一条带状三角巾的中间悬吊前臂，用小悬臂带将前臂悬吊于胸前，最后用一条带状三角巾分别绕过胸部、背部于健侧腋下打结（图 8-40）。无夹板时，用一条带状三角巾将伤肢固定于胸部，宽带中央要正对骨折处，绕过胸部在对侧腋下打结，再用三角巾小悬臂带将前臂悬吊于胸前（图 8-41）。

2）上臂下段骨折，上臂下段骨折位置低，接近肘关节，局部有肱动脉、尺神经及正中神经，容易损伤。骨折后会出现局部的肿胀、畸形及肘关节半屈位。现场固定可以直接用三角巾或围巾等将伤肢固定于躯干，露出指端，以便检查末梢血液循环情况（图 8-42）。

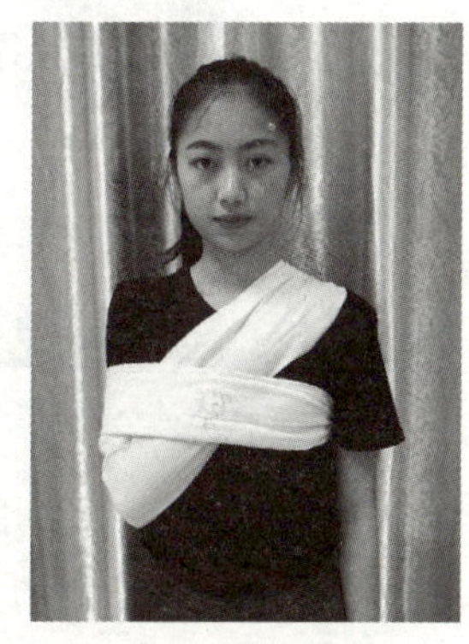

图 8-39　锁骨骨折固定

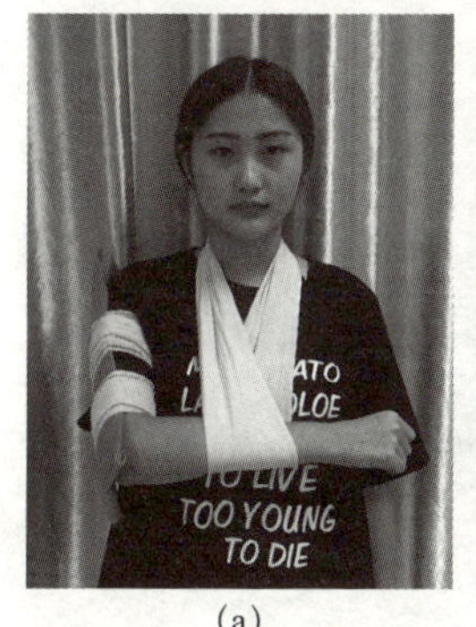

(a)

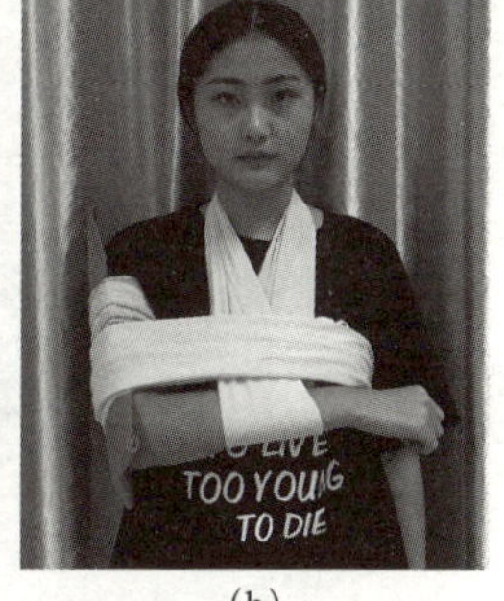

(b)

图 8-40　上臂骨折夹板固定

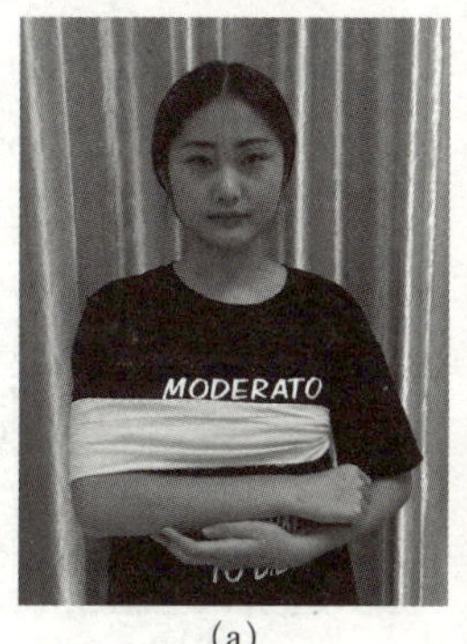

(a)

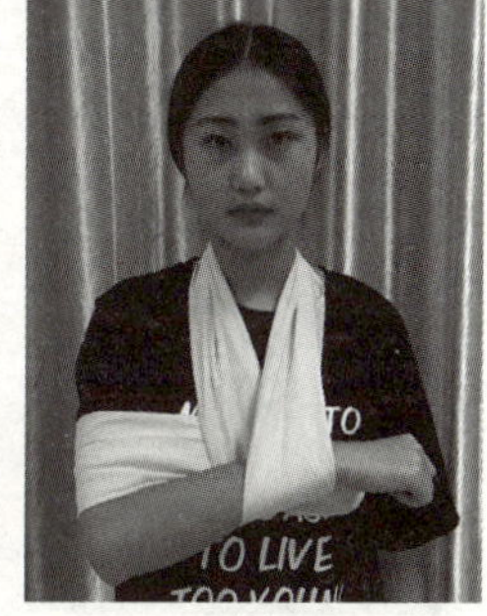

(b)

图 8-41　上臂骨折躯干固定

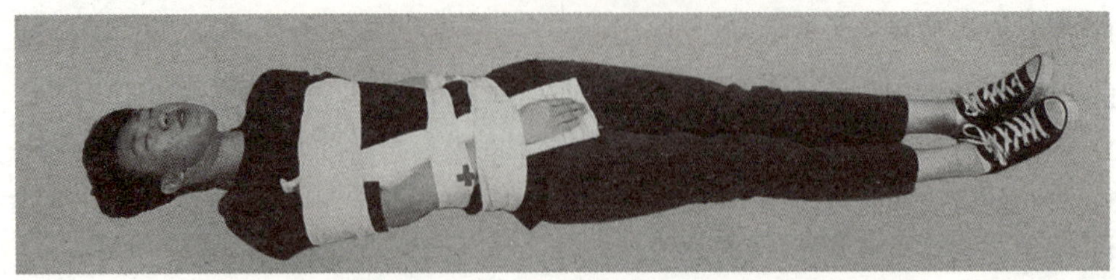

图 8-42　上臂下段骨折固定

3）前臂骨折，有夹板时，将两块有垫夹板分别放在前臂的掌侧和背侧，板长从肘到掌，前臂处于中立位，屈肘 90°，拇指朝上，用三角巾或绷带捆绑固定，再用三角巾大悬臂带将前臂悬吊于胸前，最后再用一条带状三角巾绕过胸部、背部于健侧腋下打结固定（图 8-43）。无夹板时，可以直接用三角巾大悬臂带将伤肢前臂悬吊于胸前，再用一条带状三角巾绕过其胸部、背部于健侧腋下打结固定（图 8-44）。

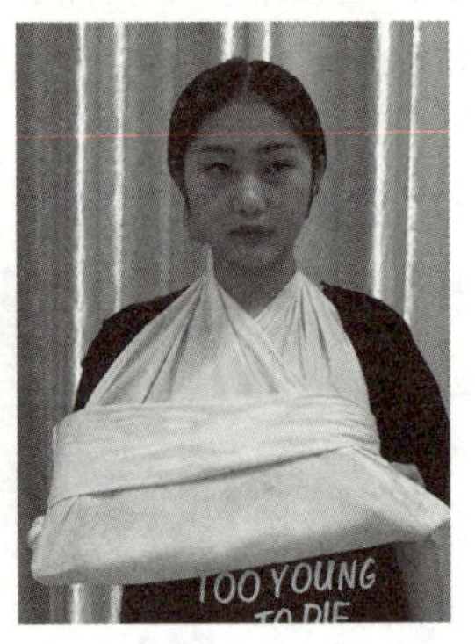

图 8-43　前臂骨折夹板固定

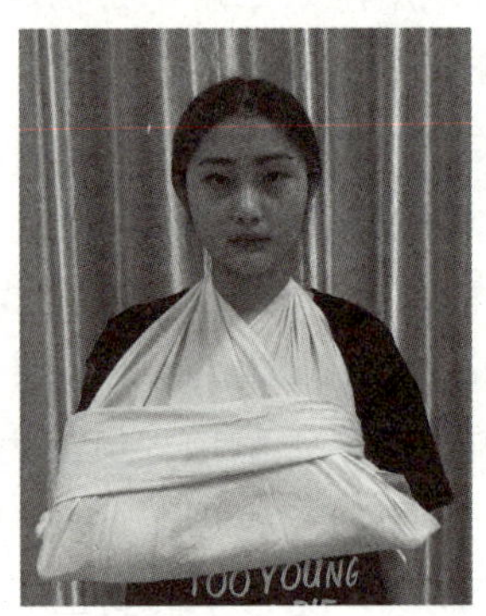

图 8-44　前臂骨折躯干固定

4）手腕部骨折，用一块有垫夹板放在前臂和手的掌侧，患手握绷带卷，再用绷带缠绕固定，然后再用三角巾大悬臂带将患臂悬吊于胸前（图 8-45）。

5）手指骨折，用冰棒棍或短筷子作为小夹板，然后用两片胶布将伤指黏合固定在小夹板上。若无固定小夹板，则可以将伤指黏合固定在健指上（图 8-46）。

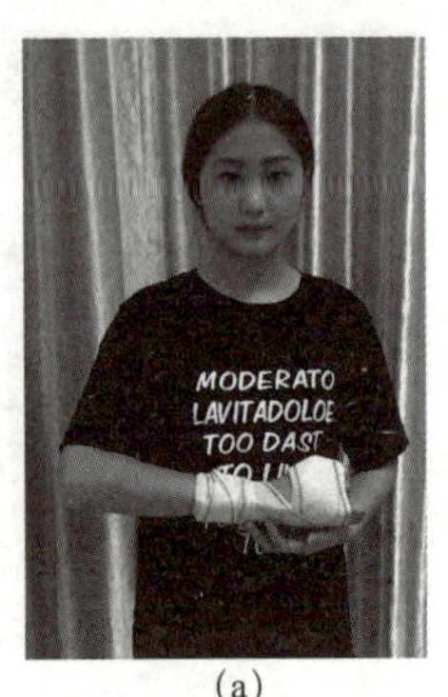

(a)

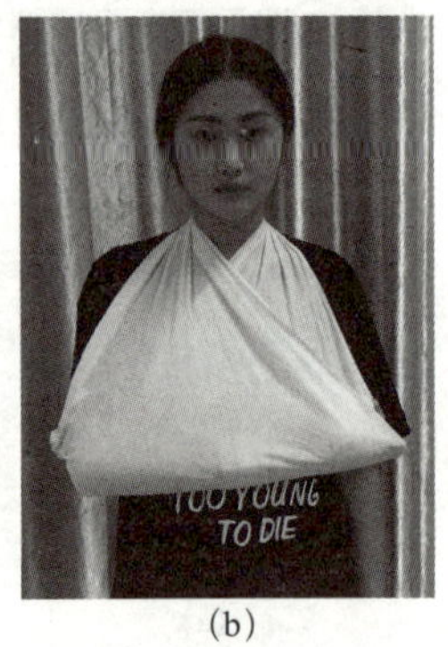

(b)

图 8-45　手腕部骨折固定

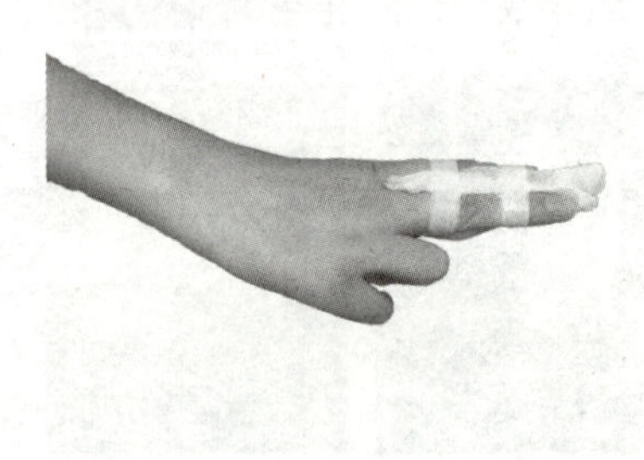

图 8-46　手指骨折固定

(3) 下肢骨折固定方法

1) 大腿骨折，使伤病旅客仰卧，有夹板时，用一块长夹板（长度为伤病旅客的腋下至外踝）放在伤肢外侧，另用一块短夹板（长度为大腿根部至内踝）放在伤肢内侧，用七条带状三角巾固定，首先固定骨折上下两端，然后依次固定腋下、腰部、髋部、小腿及踝部。注意要在关节突出部位放置软垫加以保护。若只有一块夹板，则应放在伤肢外侧，从腋下至外踝，内侧夹板用健肢代替，两下肢之间加衬垫，固定方法同上。趾端外露，以便检查末梢血液循环情况（图 8-47）。无夹板时，可以用四条带状三角巾自健侧肢体膝下、踝下穿入将双下肢固定在一起。注意要在两膝、两踝及两腿之间垫好衬垫，依次固定骨折上下两端、小腿、踝部，固定带的结打在健侧肢体外侧，用“8”字形包扎法固定足踝。趾端外露，以便检查末梢血液循环情况（图 8-48）。

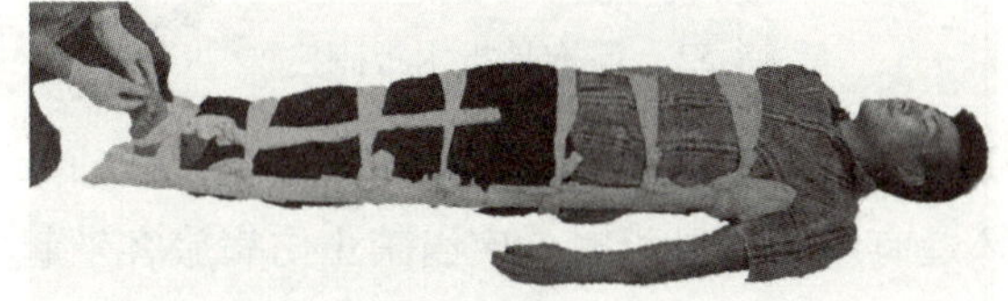
图 8-47 大腿骨折夹板固定

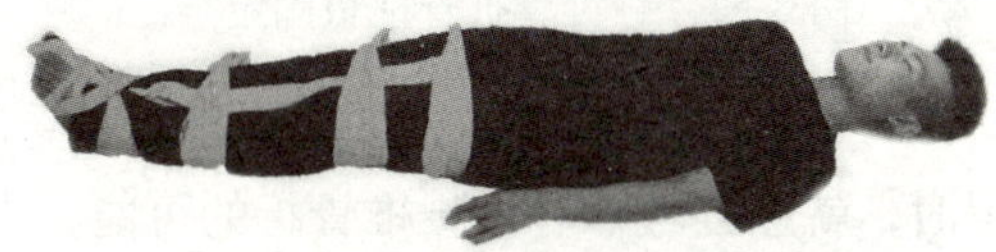
图 8-48 大腿骨折健肢固定

2) 小腿骨折，小腿骨折固定方法与大腿骨折固定方法相似，区别只是小腿骨折固定伤肢的外侧夹板长度是从伤侧髋关节到外踝，在两膝、两踝及两腿之间垫好衬垫。用五条带状三角巾固定，首先固定骨折上下两端，然后固定髋部、大腿及踝部，踝部用“8”字形包扎法固定。趾端外露，以便检查末梢血液循环情况（图 8-49）。无夹板时，可以用健肢固定，固定方法与大腿骨折固定方法相似。可以用四条带状三角巾固定，首先固定骨折上下两端，然后固定大腿，踝关节用“8”字形包扎法固定。趾端外露，以便检查末梢血液循环情况（图 8-50）。

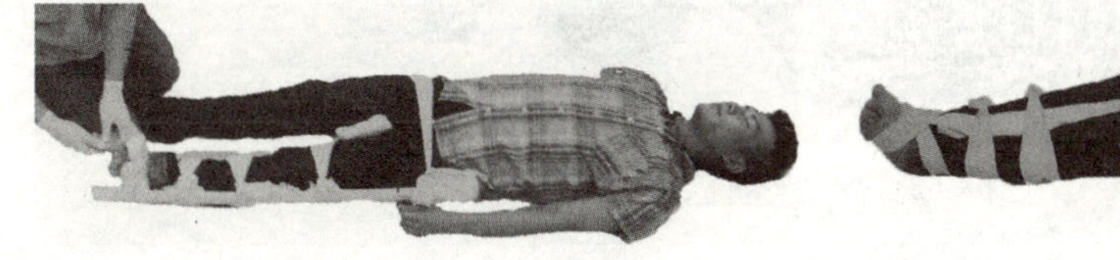
图 8-49 小腿骨折夹板固定

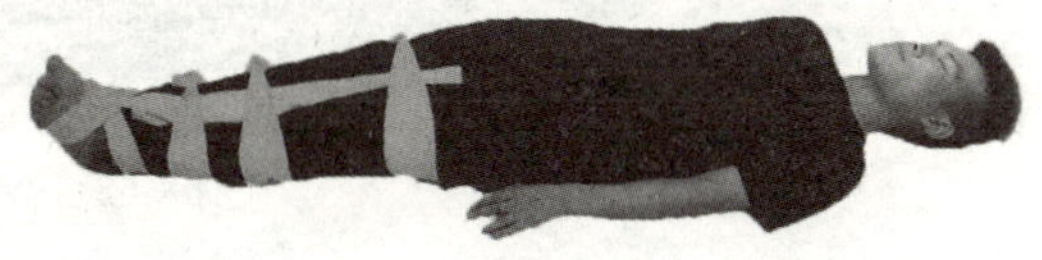
图 8-50 小腿骨折健肢固定

(4) 脊柱骨折固定方法

脊柱骨折可能发生在颈椎、胸椎和腰椎部位，是所有骨折中最严重的一种，骨折部位移位会压迫脊髓造成下肢截瘫、大小便失禁。

1) 颈椎骨折固定。如果伤病旅客受伤后颈部剧烈疼痛，同时还伴有四肢瘫痪，就应当考虑有颈椎骨折，要立即固定。

① 脊柱板固定。双手牵引伤病旅客头部恢复颈椎轴线位，用颈托或者自制颈套固定，保持伤病旅客身体长轴一致位侧翻，放置脊柱固定板平卧位，将伤病旅客平移至脊柱板上。

首先将头部固定，然后将双肩、骨盆、双下肢及足部用宽带固定在脊柱板上，以免在运输中颠簸、晃动（图 8-51）。

② 木板固定。将伤病旅客平移至一块长度、宽度与伤病旅客身高、肩宽相仿的木板上，伤病旅客的头颈部、足踝部及腰后空虚处要垫实，双肩、骨盆、双下肢及足部要用宽带固定在木板上，以免在运输中颠簸、晃动，双手用绷带固定于身体前方（图 8-52）。

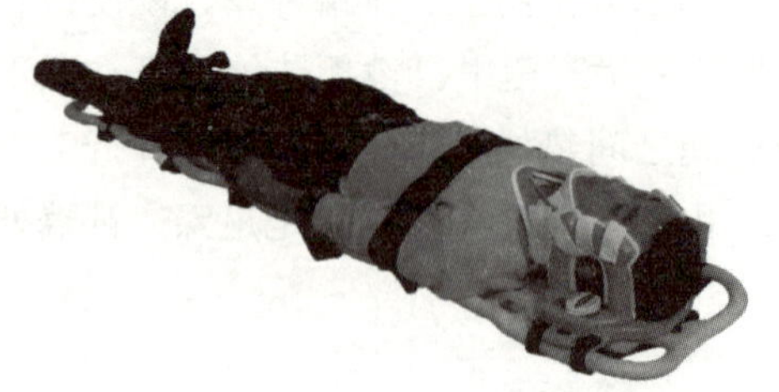

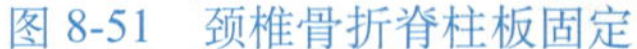

图 8-51　颈椎骨折脊柱板固定

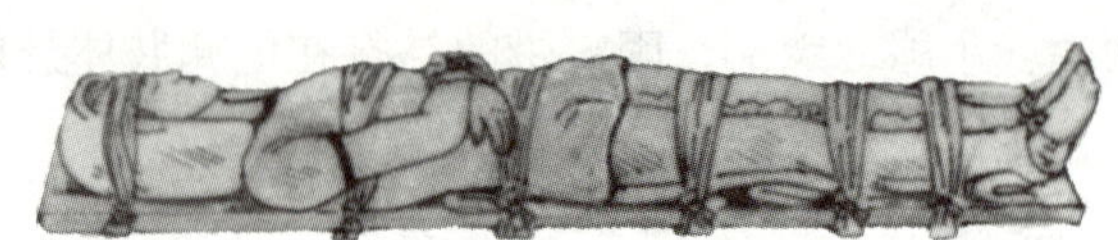

图 8-52　颈椎骨折木板固定

2）胸腰椎骨折固定。如果伤病旅客受伤后腰背疼痛，尤其是伴有双下肢感觉及运动障碍时，就应当考虑有胸腰椎骨折的可能。当怀疑有胸腰椎骨折时，应当禁止伤病旅客坐起或站立，以免加重损伤。胸腰椎骨折固定方法与颈椎骨折固定方法大致相同，区别在于胸腰椎骨折可以不必用颈托。

（5）骨盆骨折固定方法

使伤病旅客仰卧，两膝下放置软垫，膝关节屈曲以减轻骨盆骨折的疼痛，两膝之间垫衬垫，用一条带状三角巾捆扎固定两膝，再将一条三角巾的中段放在腰骶部，将三角巾两底边从臀后绕过髋前至小腹部打结固定（图 8-53）。

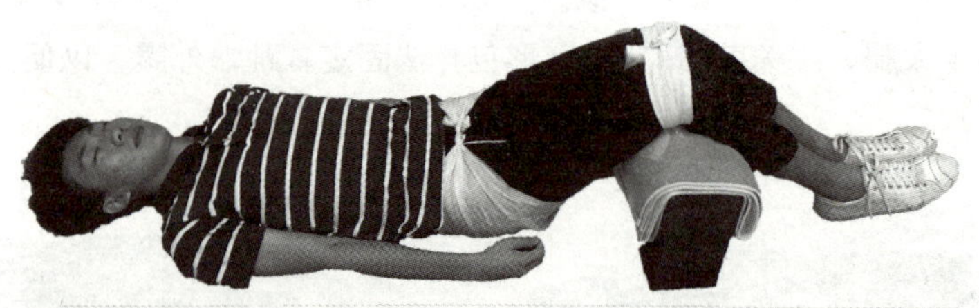

图 8-53　骨盆骨折固定

（6）开放性骨折的固定方法及注意事项

1）禁止用水冲洗，不涂药，保持伤口清洁。

2）敷料覆盖外露骨及伤口。

3）在伤口周围放置环形衬垫，用绷带包扎固定。

4）用夹板或健肢、躯干固定骨折部位。

5）若出血多，则需要上止血带。

6）不要将外露骨还纳，以免污染伤口深部，造成血管、神经的再损伤。

四、搬运术

正确地搬运患者是当意外伤害发生后，使患者得到更安全和更及时有效的救护的重要环节。搬运患者的基本原则是及时、安全、迅速地将患者搬至安全地带，防止发生再次损伤。

1. 安全搬运注意事项

1）搬运时应当严密观察患者意识、呼吸、心跳的变化，随时准备紧急救护。

2）对外伤出血休克的患者应当采用卧位搬运，使其头部略低，保证大脑血液和氧气供应。

3）昏迷患者除脊柱骨折外，都应当采用恢复体位或头部侧位搬运，取出假牙，防止因舌根后坠或呕吐物造成窒息。

4）禁止给需要做手术的患者饮水或进食，以免麻醉时可能因呕吐造成窒息或者引发吸入性肺炎。

5）对间断抽搐的患者，要用纱布、手绢包裹木棍垫在其上下牙之间，以防止咬伤。

6）根据季节采取保暖、防暑措施。

2. 搬运的方法

（1）单人徒手搬运

1）扶持法。扶持法适用于伤势轻、神志清醒而又能自己站立行走的伤病旅客。站在伤病旅客的一侧，使伤病旅客靠近乘务员一侧的手臂抱着乘务员的颈部，然后乘务员再用自己外侧的手拉住伤病旅客的手腕，用另一只手绕过伤病旅客的背部抱住伤病旅客的腰，使伤病旅客的重量略加于自己身上，扶起伤病旅客行走，两人协调缓行（图 8-54）。

2）抱持法。抱持法适用于伤势轻、神志清醒但是身体较弱的伤病旅客。用一只手托住伤病旅客的背部，用另一只手托住伤病旅客的大腿，将伤病旅客抱起（图 8-55）。

3）背负法。背负法适用于伤势轻、神志清醒但是身体较软弱的伤病旅客。伤病旅客双手抱着乘务员的颈部，双手向后抱住伤病旅客的臀部或者双手向前抱住伤病旅客的腿弯处（图 8-56）。

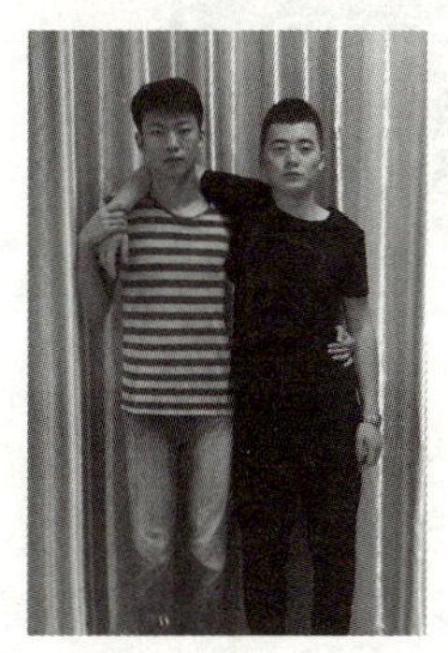

图 8-54　扶持法

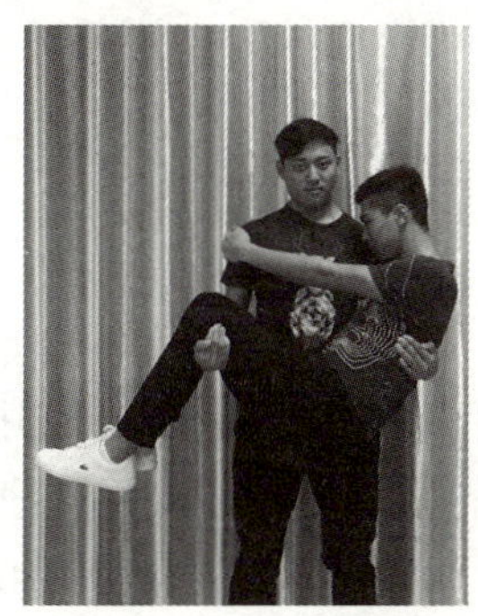

图 8-55　抱持法

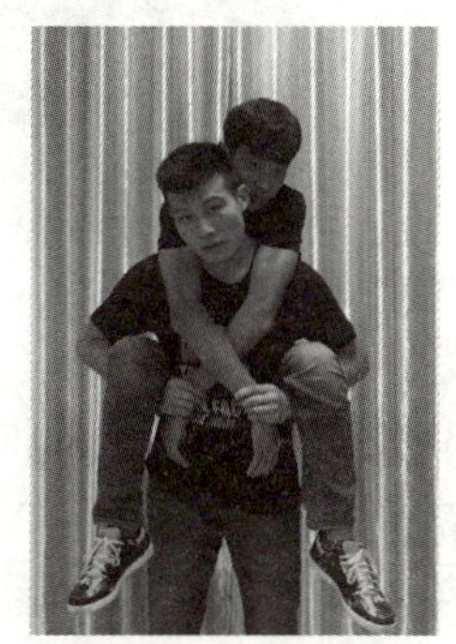

图 8-56　背负法

4）爬行法。爬行法适用于在狭小的空间及火灾烟雾现场搬运伤病旅客。将伤病旅客的双腕用布带或带状三角巾捆绑于胸前，乘务员骑跨跪于伤病旅客躯干的两侧，将伤病旅客的双手套于乘务员颈部，乘务员双手着地，或者用一只手保护伤病旅客的头颈部而用另一只手着地，使伤病旅客的头部、颈部、肩部离开地面，拖带伤病旅客爬行前进（图 8-57）。

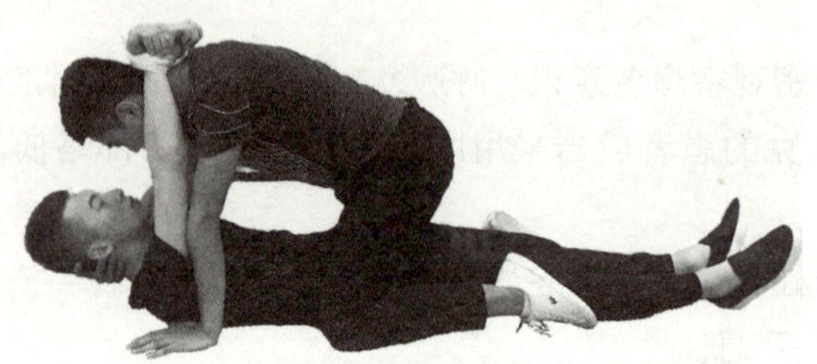

图 8-57　爬行法

（2）双人徒手搬运

1）椅托式。椅托式抱持法适用于神志清醒、有足部损伤而行走困难的伤病旅客。两名乘务员相对而立，各自用一只手握住对方的前臂，另一只手搭在对方的肩上，然后蹲下，伤病旅客坐在乘务员相互握紧的手上，伤病旅客的背部支撑在两名乘务员各自的另一只手臂上，伤病旅客的双手分别搭在两名乘务员肩上。两名乘务员同时站起，行走时同时迈出外侧的腿，保持步调一致（图 8-58）。

2）拉车式。拉车式抱持法适用于意识不清的伤病旅客。两名乘务员，其中一人站在伤病旅客背后，两手从伤病旅客的腋下插入，将伤病旅客抱在胸前，另一个人反身站在伤病旅客两腿中间，用双手抓住伤病旅客的两膝关节，慢慢地将伤病旅客抬起。两名乘务员一前一后地行走，保持步调一致（图 8-59）。

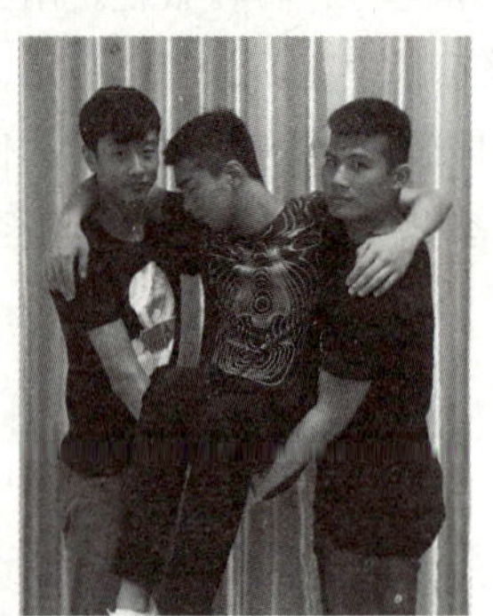

图 8-58　椅托式

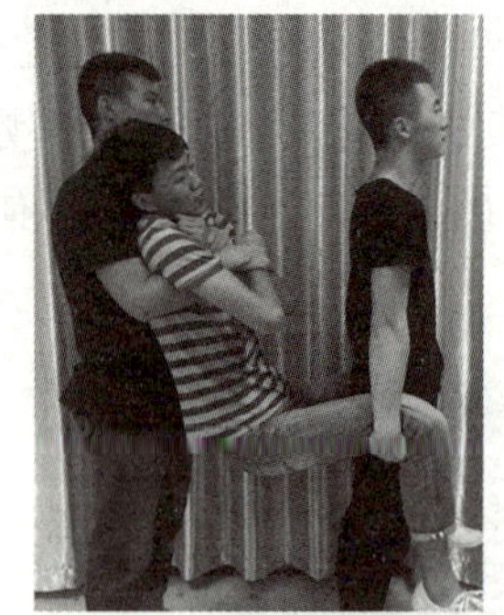

图 8-59　拉车式

3）轿杠式。轿杠式抱持法适用于神志清醒、有足部损伤而行走困难的伤病旅客。两名乘务员面对面各自用右手握住自己的左手腕，再用左手握住对方右手腕，然后蹲下，伤病旅客坐在乘务员相互握紧的手上，伤病旅客的双手分别搭在两名乘务员肩上。两名乘务员同时站起，行走时同时迈出外侧的腿，保持步调一致（图 8-60）。

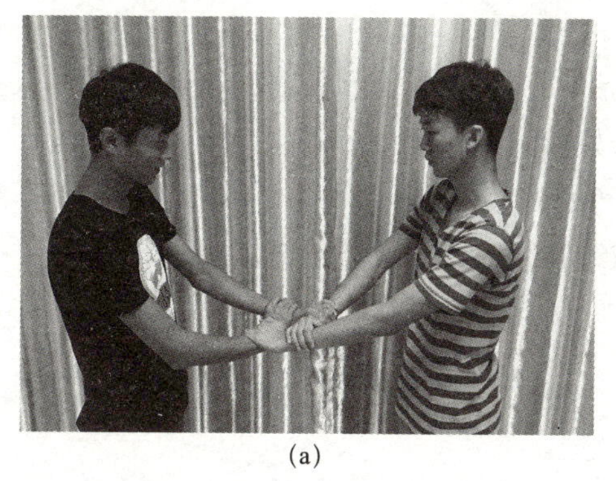
(a)

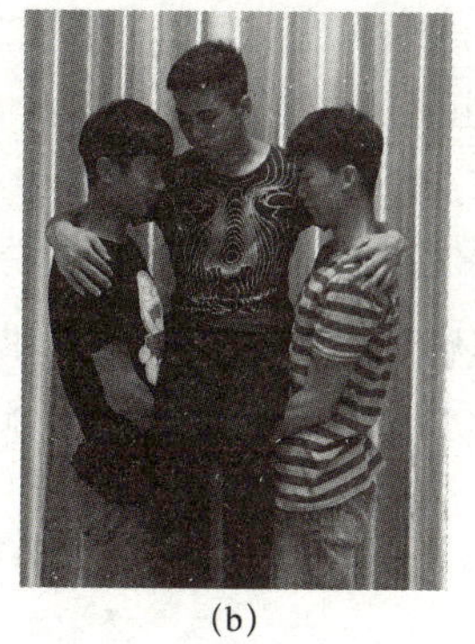
(b)

图 8-60 轿杠式

(3) 多人徒手搬运

1) 三人徒手搬运，三人徒手搬运适用于胸腰椎骨折的伤病旅客。三名乘务员同时单膝跪在伤病旅客未受伤的一侧，分别在伤病旅客的颈部与背部、腰部与臀部、膝部与踝部，将双手平伸到伤病旅客的对侧，手掌向上抓住伤病旅客，由中间的乘务员指挥，三名乘务员同时站起，同时用力，保持伤病旅客的脊柱处于中立位，抬起伤病旅客，齐步前进，以保持伤病旅客的躯干不被扭转或弯曲。若需要将伤病旅客放下，则可按照相反的顺序进行（图 8-61）。

2) 四人徒手搬运，四人徒手搬运适用于颈椎骨折的伤病旅客。一名乘务员单膝跪在伤病旅客的头部前面，用双手固定伤病旅客的头颈部，有条件时可以用颈托。同时，其他三名乘务员单膝跪在伤病旅客未受伤的一侧，分别在伤病旅客的颈部与背部、腰部与臀部、膝部与踝部将双手平伸到伤病旅客的对侧，手掌向上抓住伤病旅客，由头部的乘务员指挥，四名乘务员同时站起，同时用力，保持伤病旅客的脊柱处于中立位，抬起伤病旅客，齐步前进，以保持伤病旅客的躯干不被扭转或弯曲。若需要将伤病旅客放下，则可按照相反的顺序进行（图 8-62）。

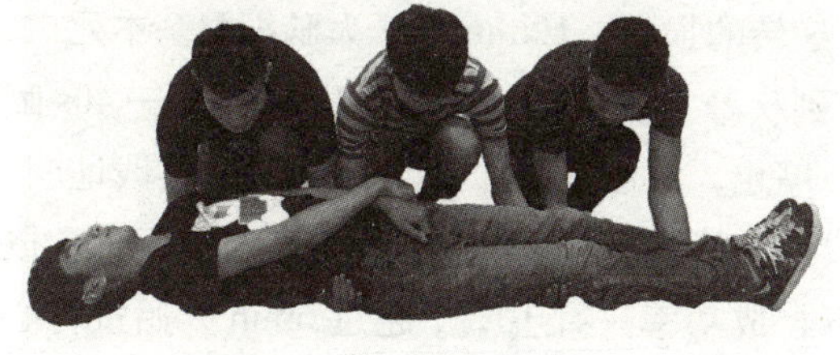
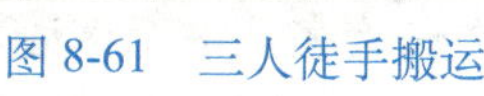
图 8-61 三人徒手搬运

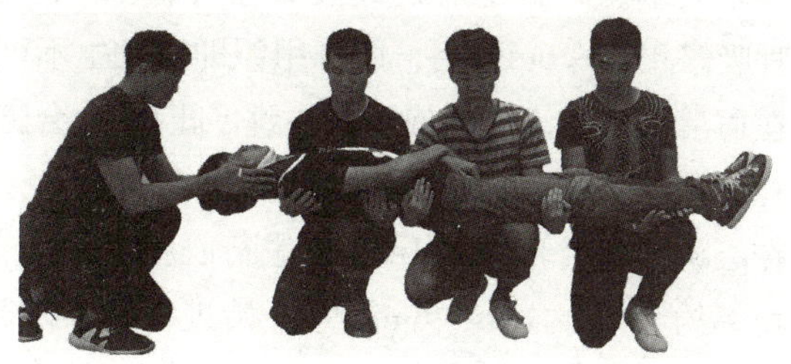
图 8-62 四人徒手搬运

(4) 担架搬运

担架是现场救护搬运中最方便的用具，适用于病情较重、不宜徒手搬运的伤病旅客。现场救护时，2 ~ 4 名乘务员按照救护搬运的正确方法将伤病旅客平稳地移至担架上，固定好伤病旅客。在担架搬运过程中，要注意以下几点。

1) 将伤病旅客固定在担架上，使其头部向后、足部向前，以便后面抬担架的乘务员观察伤病旅客的病情变化。

2）抬担架的乘务员步调必须一致。向高处抬时，前面的人要将担架放低，后面的人要将担架抬高，以使伤病旅客保持水平状态，向低处抬时则相反。

3）乘务员抬担架时应当边走边观察伤病旅客的生命体征，如神志、呼吸、脉搏等。若伤病旅客的病情有变化，则应立即停下抢救。放下担架时，先放下足部，后放下头部。

4）用交通工具运输时，必须固定好担架，防止交通工具在启动或刹车时碰伤伤病旅客。

第三节　心肺复苏术

心搏骤停是指由各种原因引起的、在未能预计的情况和时间内心脏突然停止搏动，从而导致有效心泵功能和有效循环突然中止，引起全身组织细胞严重缺血、缺氧和代谢障碍。病人发生心搏骤停如果不及时抢救，就可能立刻失去生命。

心肺复苏术（cardiopulmonary resuscitation，CPR）是针对心跳、呼吸骤停的急症危重病人所采取的生命急救技术。常用的现场急救技术主要包括胸外按压、开放气道和人工呼吸等。在飞机上这种特殊的环境下，如果乘务员通过心肺复苏术的训练和一定的操作实践，能够立即对短时间内出现心跳、呼吸骤停的旅客进行胸外按压和人工呼吸，那么将会为医生进一步的救治争取到宝贵的时间，有时甚至可以直接救活发病的旅客。

尽管这部分内容是从飞机座舱环境角度来描述的，但是对地面人员的急救同样适用。

一、实施心肺复苏的迫切性

众所周知，人体内是没有氧气储备的。正常的呼吸将氧气输送至血液，随着血液循环到达全身各器官、组织。心跳、呼吸的突然停止，使得全身重要脏器发生缺血、缺氧，尤其是大脑。大脑是对缺氧最敏感的器官，也是高度分化和高氧耗的组织。因此，在心跳、呼吸停止 4 ~ 6min 后，脑部组织即可发生不可逆转的损害；10min 后，大脑细胞基本死亡。在通常情况下，伤病旅客在心跳停止后 3s 会感到头晕；10 ~ 20s 会发生晕厥；30 ~ 40s 瞳孔会散大；40s 左右会出现抽搐；60s 后呼吸会停止，大小便失禁。大量的临床实践证明，在心跳、呼吸骤停后 1min 内进行心肺复苏，成功率接近 100%；4min 内进行心肺复苏，成功率约为 50%；4 ~ 6min 才开始进行心肺复苏，成功率只有 10%；超过 6min 开始进行心肺复苏，成功率约为 4%；而 10min 以后进行心肺复苏，伤病旅客几乎无存活可能。因此，必须在伤病旅客心跳停止后 4 ~ 6min 内，最好是在 4min 内立即对伤病旅客进行有效的心肺复苏，心肺复苏开始得越早，其成功率愈高。

二、心肺复苏适应症

心肺复苏适用于由多种原因引起的心跳、呼吸骤停的患者。例如，急性心肌梗死、严重创伤、电击伤、挤压伤、踩踏伤、中毒等。

三、心肺复苏的指征

乘务员一旦发现机上旅客有以下情况出现，应当立即对其做心肺复苏。

1. 意识丧失

在呼唤、轻拍时伤病旅客会睁眼或者有肢体运动等其他反应，表明伤病旅客有意识。若伤病旅客对上述刺激无反应，则表明其意识丧失，已经陷入危重状态。高空缺氧、肺泡氧张力降低等都有可能引起意识丧失。若是饮用了大量酒精或者服用了大量镇静催眠药而产生意识丧失，则会对大声呼喊或轻拍双肩等刺激产生反应。

2. 呼吸停止

呼吸停止是指伤病旅客没有正常的呼吸。在实践中，应当将伤病旅客的头后仰、下颌抬起，使其呼吸道畅通，然后再用眼睛扫视其胸腹部有无起伏。尽管伤病旅客在大脑停止供血后受到刺激时仍会产生异常的喘息或呼吸，但是已经不足以维持其生命，仍应判断为呼吸停止。

3. 脉搏消失

在检查伤病旅客呼吸的同时，还要迅速检查伤病旅客离自己最近一侧的颈动脉有无搏动，检查应当持续 5 ~ 10s，以避免忽略了那些既慢且不规则、或弱而快的脉搏。

四、心肺复苏操作步骤和操作方法

心肺复苏可分为初级心肺复苏和高级心肺复苏。鉴于机上条件的限制，在此只介绍初级心肺复苏的操作步骤和操作方法。

1. 确认现场环境安全，并做好自我防护措施

乘务员迅速检查现场周围环境，确认是否有不安全因素，如客舱是否颠簸等。同时，乘务员也要做好自我防护措施，如带上一次性医用手套等。

2. 判断意识

乘务员用双手轻拍伤病旅客双肩，同时在伤病旅客耳边大声呼喊："喂！您还好吗？我是乘务员，您能够听见我说话吗？"（图 8-63）。若伤病旅客为婴儿，则应拍打婴儿的足底或足跟使其哭泣。如果伤病旅客对呼唤、轻拍等刺激无反应，或者婴儿不能哭泣，就可以判断其无意识。

3．判断脉搏和呼吸

乘务员用眼睛扫视伤病旅客胸腹部有无起伏，进而判断伤病旅客是否有呼吸或叹息样呼吸。如果有必要，乘务员也可同时将一只手的食指和中指并拢置于伤病旅客离自己最近一侧的颈动脉上，并稍加力度触摸以判断伤病旅客是否有脉搏（心跳），判断时间不能少于5s。若伤病旅客是俯卧位不便于判断脉搏和呼吸时，则应立即呼救，将伤病旅客翻转为仰卧位，再进行判断。

4．立即呼救

当乘务员判断伤病旅客无脉搏、呼吸停止后，不能在飞机上大声喧哗，避免引起其他旅客围观导致飞机失去平衡，而应当立即报告乘务长和机长，广播请旅客中的医生参加抢救，同时与地面急救中心取得联系，必要时紧急备降。如果是在地面上，就要立即高声呼救："快来人呀！救命！我是乘务员！请这位先生/女士帮忙拨打急救电话120，并将结果告诉我！请这位先生/女士帮我取来除颤器！现场会急救的请过来帮忙！"（图8-64）。

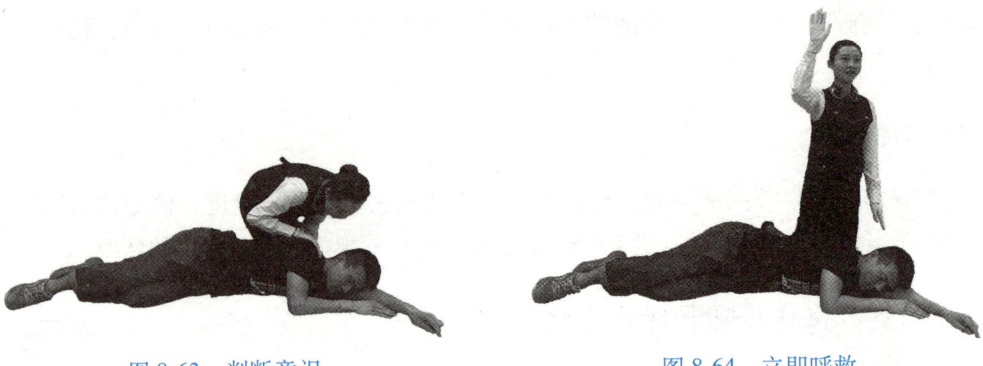

图8-63　判断意识　　　　图8-64　立即呼救

5．救护体位

迅速使伤病旅客仰卧在坚硬的平面上（心肺复苏体位），如机舱的过道上。一定不要将伤病旅客放在一排座位上，也不要让伤病旅客躺在松软容易变形的地方。心肺复苏体位操作方法如下。

1）乘务员位于伤病旅客一侧（建议位于右侧），将伤病旅客的双上肢向其头部方向伸直（图8-65）。

2）将伤病旅客远离乘务员一侧的小腿放在另一侧腿上，两腿交叉（图8-66）。

3）乘务员一只手托住伤病旅客的后头颈部，另一只手插入远离乘务员一侧伤病旅客的腋下或胯部。

4）将伤病旅客整体地翻转向乘务员侧。

5）将伤病旅客翻转为仰卧位，再将伤病旅客的上肢置于其身体两侧（图8-67）。

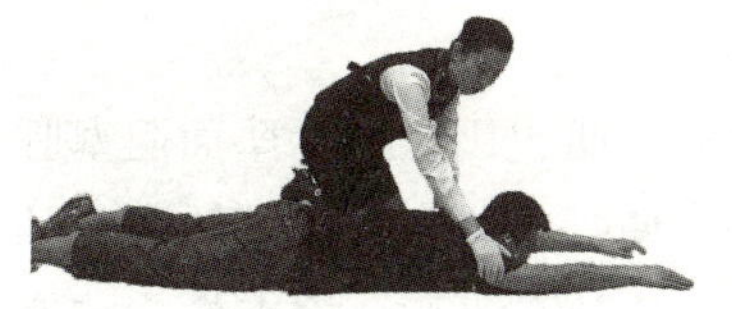
图 8-65 双侧上臂伸直

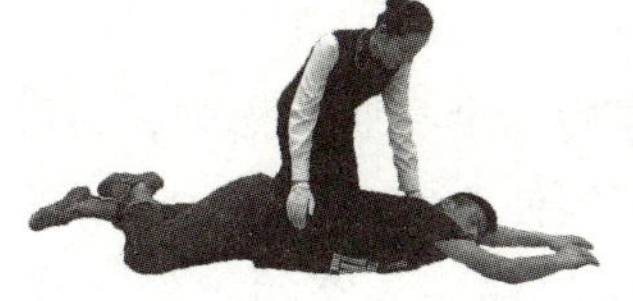
图 8-66 保护颈部翻身

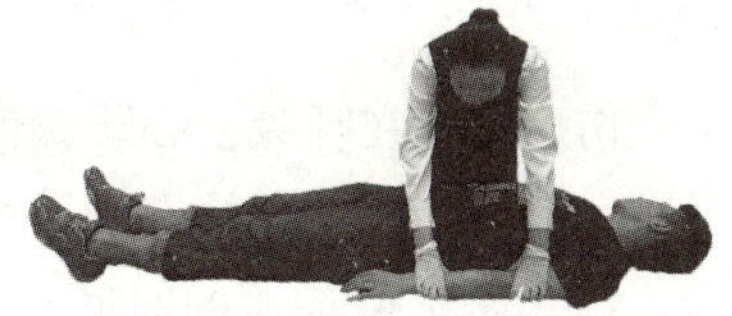
图 8-67 心肺复苏体位

6．胸外按压

1）确定按压部位。成人及儿童的胸外按压部位在胸部两个乳头连线中点（图 8-68）；当因体型肥胖、乳头下垂等而难以准确判断乳头位置时，可以采用滑行法选择按压部位，即乘务员用一只手的中指沿着伤病旅客一侧肋弓向上滑行至两侧肋弓交界处，食指紧贴中指并拢，另一只手的掌根部紧贴着第一只手的食指平放，使掌根部的横轴与胸骨长轴重合，此掌根部即为按压区，固定不要移动。婴幼儿的胸外按压部位则在胸部正中两个乳头连线中点向下一根食指的宽度（图 8-69）。

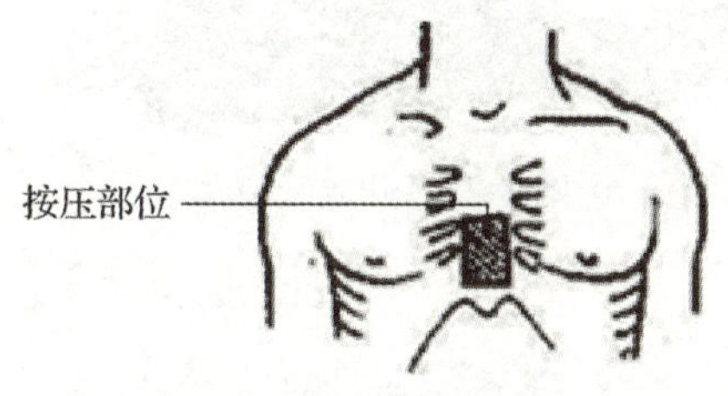

图 8-68 按压部位示意图

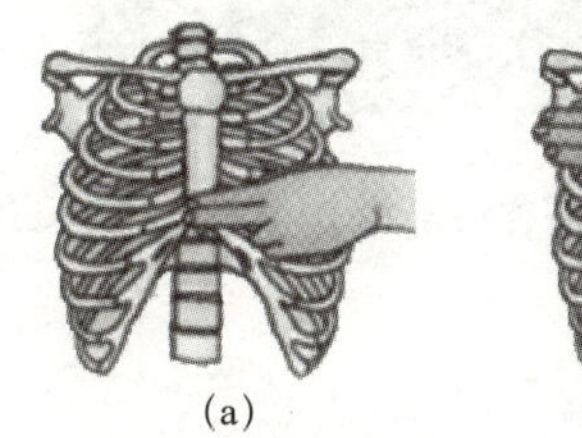

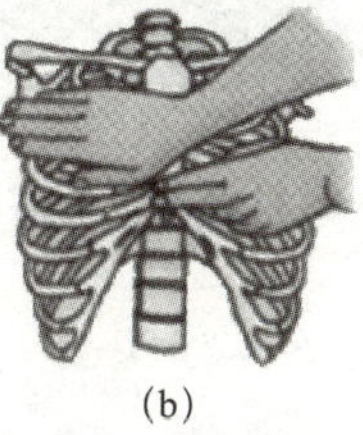

图 8-69 滑行法选择按压部位

2）按压方法。对成人进行胸外按压时，乘务员双手掌根重叠，十指相扣，掌心翘起，手指离开胸壁，上半身前倾，双臂伸直，垂直向下、用力、有节奏地按压 30 次（图 8-70）。每次按压后应当使胸廓完全回弹，按压与放松的时间间隔比为 1∶1，按压深度至少 5cm，不超过 6cm，按压频率是 100 ～ 120 次 /min（图 8-71）。对儿童进行胸外按压时，乘务员单手掌根或双手掌根重叠垂直向下、用力、有节奏地按压 30 次，按压幅度至少为胸廓前后径的 1/3（大约 3cm），按压频率是 100 ～ 120 次 /min。对婴幼儿进行胸外按压时，乘务员用中指及无名指尖并拢向下按压 30 次，按压幅度至少为胸廓前后径的 1/3（大约 2cm）。

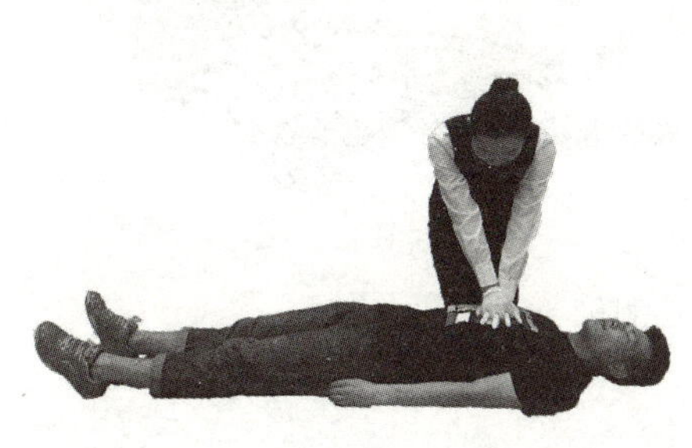
图 8-70 按压手法

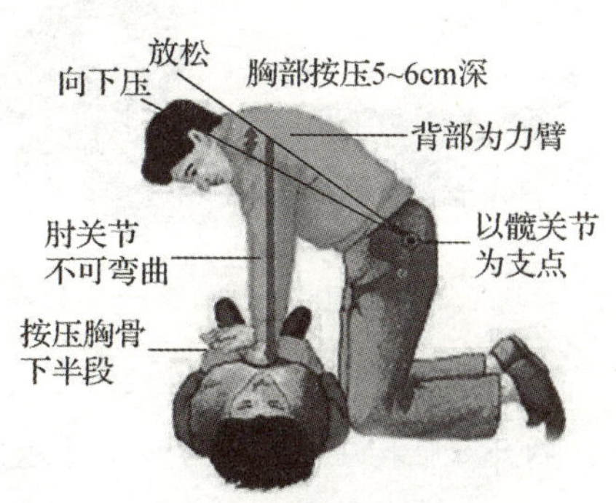

图 8-71 按压姿势

7. 开放气道

伤病旅客在呼吸、心跳骤停后，全身肌肉松弛，口腔内的舌肌也因松弛后坠而阻塞呼吸道。采用开放气道的方法，可以使阻塞呼吸道的舌根上提，使呼吸道畅通。清除异物的具体操作是：用最短的时间，先将伤病旅客的衣领、领带、围巾等解开，检查伤病旅客的口鼻中有无异物（污泥、痰、呕吐物等），如果有异物则立即将其取出，使呼吸道畅通（图 8-72）。再用仰头举颏法将气道打开。仰头举颏法的具体操作是：乘务员将一只手掌的小鱼际部位放在（手掌外侧缘）伤病旅客的前额，另一只手的食指、中指放在下颏，将下颌骨上提，使下颌角与耳垂的连线垂直于地面（图 8-73）。若伤病旅客为儿童，则使其下颌角与耳垂的连线与地面成 60°；若伤病旅客为婴儿，则使其下颌角与耳垂的连线与地面成 30°。需要注意的是，乘务员的手指不要深压颏下软组织，以免阻塞气道。

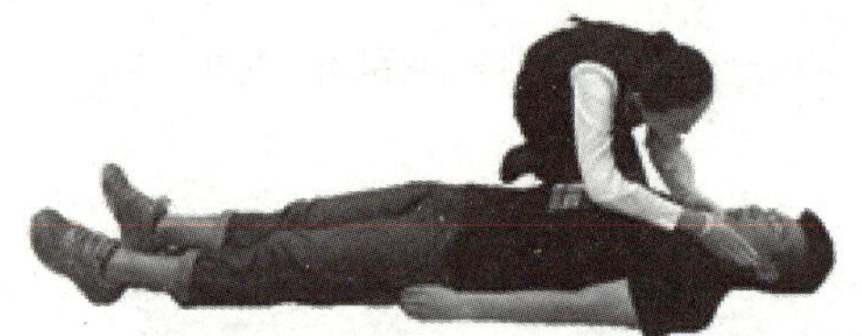

图 8-72　检查口鼻中异物

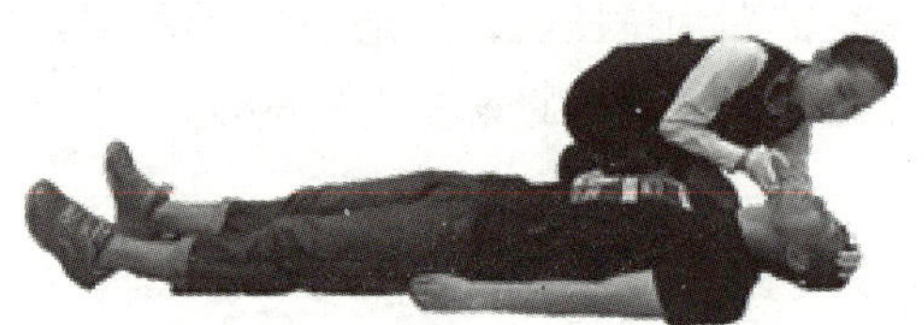

图 8-73　开放气道

8. 人工呼吸

立即进行口对口人工吹气两次。人工呼吸的具体操作是：乘务员用放在伤病旅客前额的手的拇指和食指捏紧伤病旅客的鼻翼，吸一口气，用双唇包严伤病旅客口唇周围，缓慢持续地将气体吹入伤病旅客的口腔到肺部，至伤病旅客的胸廓隆起即可（成人吹气量为 500 ~ 600mL），连续吹气两次，每次吹气时间应当持续 1s 以上（图 8-74）。为了降低乘务员感染疾病的风险，乘务员在飞机上可以使用急救箱中的单向活瓣嘴对嘴复苏面罩对伤病旅客实施人工呼吸。

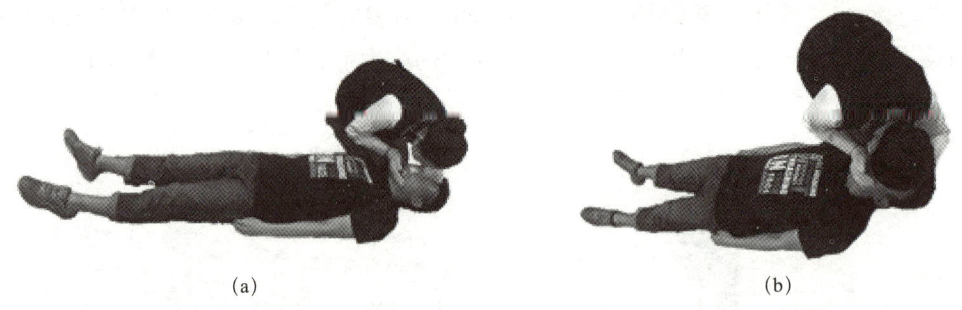

(a)　　(b)

图 8-74　口对口人工呼吸

9. 胸外心脏按压与人工呼吸交替进行

若一个人操作，则应按压 30 次，吹气 2 次，即胸外按压与人工呼吸之比为 30 : 2；若两个人操作，则成人胸外按压与人工呼吸之比为 30∶2，儿童及婴儿胸外按压与人工呼吸之比为 15∶2。进行五个周期的循环之后，再次检查脉搏和呼吸，检查方法与步骤 3 相同。胸外心脏按压与人工呼吸交替进行，直到伤病旅客恢复自主呼吸和心跳。

10．复原体位（侧卧位）

心肺复苏成功后或无意识但恢复呼吸及心跳的伤病旅客，将其翻转为侧卧位（复原体位）。根据伤病旅客的病情给予吸氧。在飞机备降时，应当对伤病旅客进行固定，防止二次损伤的发生。复原体位的具体操作如下。

1）乘务员位于伤病旅客一侧，将靠近自身的伤病旅客的手臂肘关节屈曲成 90°置于其头部侧方（图 8-75）。

2）将伤病旅客的另一只手臂肘部弯曲置于胸前（图 8-76）。

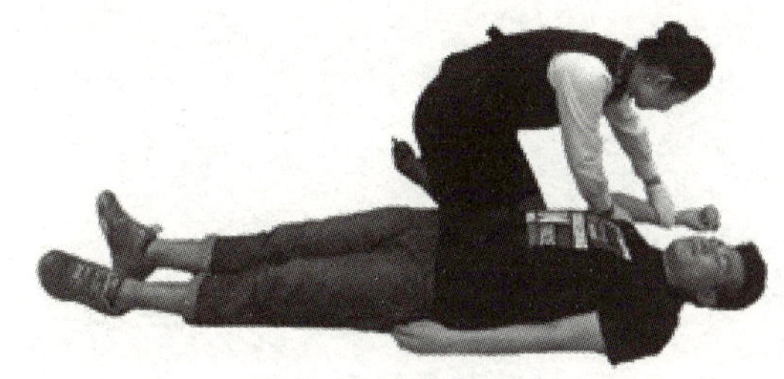
图 8-75 手臂上举

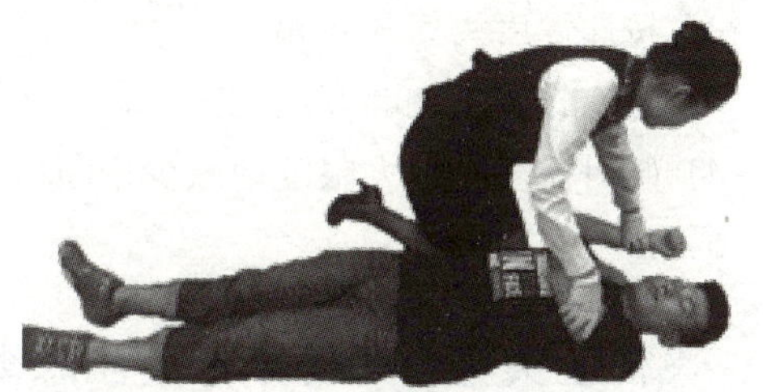
图 8-76 手臂弯曲置于胸前

3）将伤病旅客远离乘务员一侧的下肢屈曲，乘务员一只手抓住伤病旅客的膝部，另一只手扶住伤病旅客的肩部，轻轻地将伤病旅客翻转成侧卧姿势（图 8-77）。

4）将伤病旅客置于胸前的手掌心向下放在面颊下方，将气道轻轻打开（图 8-78）。

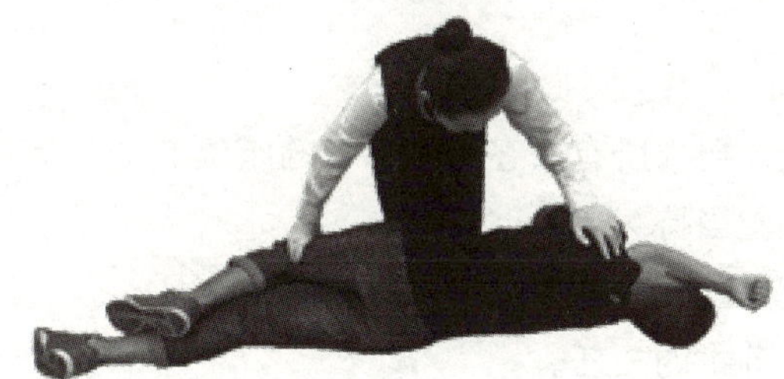
图 8-77 翻转伤病旅客

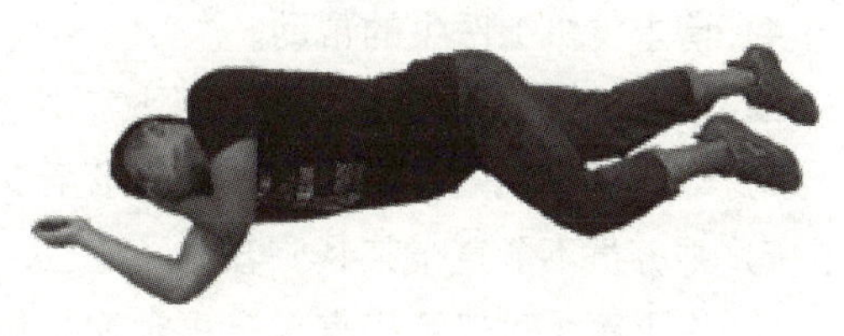
图 8-78 复原体位

五、心肺复苏有效指标

对伤病旅客实施现场心肺复苏后，可以根据以下指标判断心肺复苏是否有效。

1）瞳孔。若瞳孔由大变小，则说明复苏有效；若瞳孔由小变大、固定且角膜混浊，则说明复苏失败。

2）面色。若面色由紫绀转为红润，则说明复苏有效；若面色变为灰白色或陶土色，则说明复苏无效。

3）颈动脉搏动。按压有效时，每次按压可以触摸到颈动脉一次搏动；若停止按压后脉搏仍然跳动，则说明心跳恢复；若停止按压后搏动也消失，则应继续进行胸外心脏按压。

4）意识。复苏有效时，伤病旅客有眼球活动，并出现睫毛反射和对光反射，少数伤病旅客甚至开始出现四肢活动。

5）自主呼吸。若伤病旅客出现自主呼吸，则说明复苏有效。但是，对自主呼吸仍然微弱的伤病旅客，应当继续进行口对口人工呼吸。

六、高质量心肺复苏的要素

为了保证组织、器官的血流灌注，必须实施有效的胸外按压。提高抢救成功率的主要要素如下。

1）成人按压频率为 100 ～ 120 次 /min。

2）按压深度为 5 ～ 6cm。

3）每次按压后胸廓应当完全回弹，按压与放松时间大致相等。

4）胸外按压时最大限度地减少中断。

5）避免过度通气。

七、飞机上实施心肺复苏术的注意事项

1）向机长报告有一位心脏停搏的旅客正在进行心肺复苏，由机长综合考虑后决定飞机是改变航向着陆还是继续飞行。

2）取来氧气瓶并与氧气面罩相连，如果旅客恢复呼吸，则给其供氧。另外，氧气管也可放入进行口对口人工呼吸者的嘴内（不是伤病旅客），使其吹出的气体含氧量较高。

3）取出飞机上的应急医疗箱。

4）请求飞机上医生的帮助。

5）宣布飞机上有旅客发生了意外需要抢救，要求所有旅客留在各自的座位上。

6）即使抢救无效，实施心肺复苏术至少也应当持续 30min。

7）乘务员不能宣布某某旅客已经死亡，这是医生的职责。

8）机上医生可以承担宣布停止实施心肺复苏术的责任。

9）在着陆过程中实施心肺复苏术时，应当遵循“急救人员绝对不应使其自身处于不利地位”的普遍准则，即进行心肺复苏的急救人员在飞机着陆时应当注意自身的安全，此时可以停做一会儿，但是时间应当尽量短一些。

自动体外除颤器（automated external defibrillator，AED）

一、除颤与自动体外除颤

心脏骤停最常见的原因是心室颤动（ventricular fibrillation, VF）。心室颤动，简称室颤，是一种严重的室性心律失常，心脏失去有效的排血功能。无论是进行胸外心脏按压，还是采取其他措施，都只能延长室颤的持续时间，暂时为重要脏器供血、供氧，而无法终止室

颤，恢复有效灌注心律。因此，在现场快速地终止室颤才是挽救生命最根本的方法，这就是除颤。

自动体外除颤器（图 8-79）是一种便携式、易于操作且稍加培训就能熟练使用的专为现场急救设计的急救设备。早期电除颤对救治心脏骤停的伤病旅客至关重要。

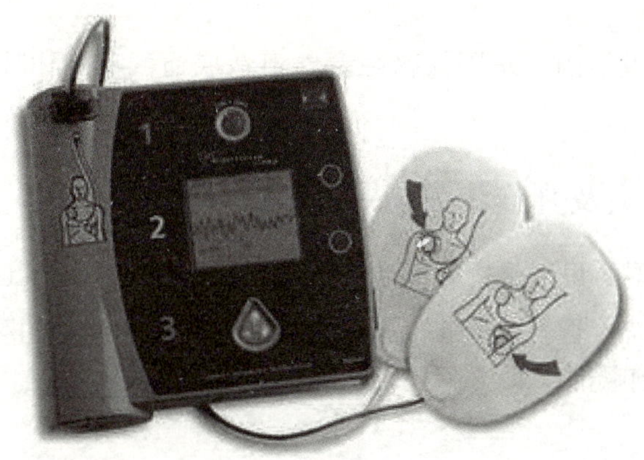

图 8-79　自动体外除颤器

二、AED 使用操作方法

1）打开电源开关，按照语音提示操作。

2）给伤病旅客贴电极。

在伤病旅客胸部适当的位置紧密地贴上电极。一般而言，应当将两块电极板分别贴在右胸锁骨之下（右侧第二肋间）和左胸左乳头外侧（左侧第五肋间），具体位置可以参考 AED 机壳上的图样和电极板上的图片说明。

3）将电极板插头插入 AED 主机插孔。

4）开始分析心律，在必要时除颤。

按下“分析”键，AED 开始分析心律（有些型号在插入电极板后会发出语音提示，并自动开始分析心律，在此过程中请不要接触患者，即使是轻微的触动都有可能影响 AED 的分析）。分析完毕后，AED 将会发出是否进行除颤的建议，当有除颤指征时，不要与患者接触，同时告诉附近的任何其他人远离患者，由操作者按下“放电”键除颤。

5）一次除颤后未能恢复有效灌注心律，须进行 5 个周期心肺复苏术。

除颤结束后，AED 会再次分析心律，若仍未恢复有效灌注心律，操作者则应进行 5 个周期心肺复苏术，然后再次分析心律、除颤、心肺复苏术，反复操作直至专业急救人员到来。

第四节　气道异物梗阻急救技术

在飞机上，经常会看到一些旅客因为在进食时讲话、哭闹或大笑，使食物吸入气道而导致剧烈咳嗽的情况。此外，一些疾病突然发作会导致意识丧失，这时伤病旅客口中的义齿、呕吐物、血块等异物极易被吸入气道，导致气道异物梗阻。异物梗阻气道如果不及时处理，伤病旅客将很快因窒息而导致呼吸、心跳骤停，甚至危及生命。因此，掌握气道异物梗阻急救技术对于乘务员而言非常重要。

一、定义

异物梗阻又称气道梗阻，是因异物阻塞气道造成通气功能和呼吸功能障碍而出现的症状。

二、异物梗阻的分类及其症状表现

气道异物梗阻类型的识别是抢救成功的关键。异物可以引起气道部分或完全梗阻，患者表现为突然性的剧烈呛咳、反射性呕吐、声音嘶哑、呼吸困难、发绀等，常常不由自主地将一只手紧贴在颈前喉部。

1．气道异物部分梗阻

患者表现为剧烈咳嗽或高声哮鸣音，呼吸困难，面色青紫，皮肤、甲床和口腔黏膜发绀。

2．气道异物完全梗阻

当较大的异物堵住喉部、气道时，患者面色灰暗、青紫，不能说话，不能咳嗽，不能呼吸，昏迷倒地，窒息，很快呼吸停止。如果不能及时解除气道异物梗阻，患者将很快丧失意识，甚至死亡。

三、抢救方法

遇见气道异物梗阻伤病旅客，询问其“是否有异物梗阻”非常重要。对于“你被卡（呛）住了吗？”“我能帮到您吗？”这样的询问，意识清醒的伤病旅客会点头示意，同意实施救治。乘务员在现场即刻对伤病旅客实施救治，同时报告乘务长和机长，广播请旅客中的医生参加抢救；机长与地面急救中心取得联系，必要时紧急备降。若是在地面抢救，则还需拨打急救电话。

1．轻度气道梗阻

应当鼓励轻度气道梗阻的伤病旅客用力咳嗽，自己将异物咳出，但是不要拍其后背或者加以干扰。因为轻度气道梗阻也有可能导致严重的并发症，或者导致气道梗阻更加严重，所以应当严密观察伤病旅客是否发生了严重的呼吸系统障碍。

2．严重气道梗阻（意识清楚的成人和一岁以上儿童）

（1）背部叩击法

站在伤病旅客一侧，稍靠近伤病旅客的背后，使伤病旅客上半身前倾，用一只手支撑其胸部（图 8-80），用另一只手的掌根部在其背部两块肩胛骨之间进行 5 次大力叩击，促使其咳嗽，将异物咳出（图 8-81）。背部叩击法最多只能进行 5 次叩击。如果通过叩击减轻了气道梗阻，就不一定都要做满 5 次。

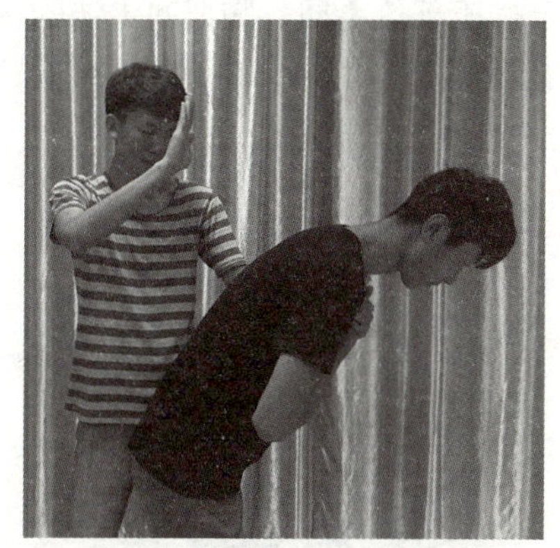

图 8-80 支撑胸部

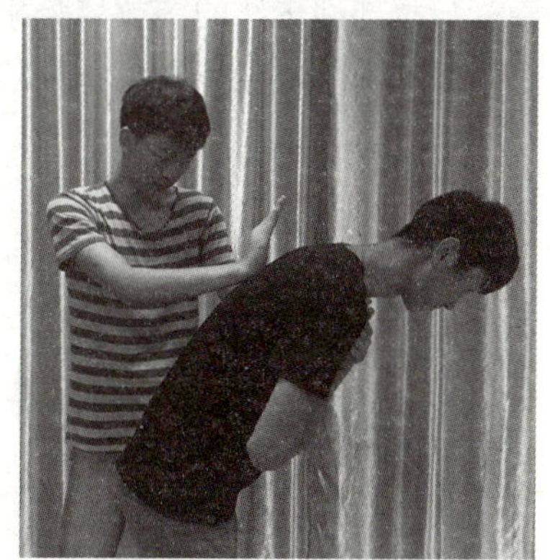

图 8-81 背部叩击

（2）腹部冲击法

1）互救腹部冲击法，在采用背部叩击法叩击 5 次仍然不能解除气道梗阻时使用。具体操作是：伤病旅客立位，乘务员站在伤病旅客的背后，双臂环绕伤病旅客的腰部，使伤病旅客弯腰、头部前倾。乘务员一只手握空心拳，拳眼顶住伤病旅客肚脐上两横指处（图 8-82），另一只手紧握此拳，快速有力、有节奏地向内、向上冲击 5 次（图 8-83）。重复 5 次，若气道梗阻仍然没有解除，则继续交替进行 5 次背部叩击法。

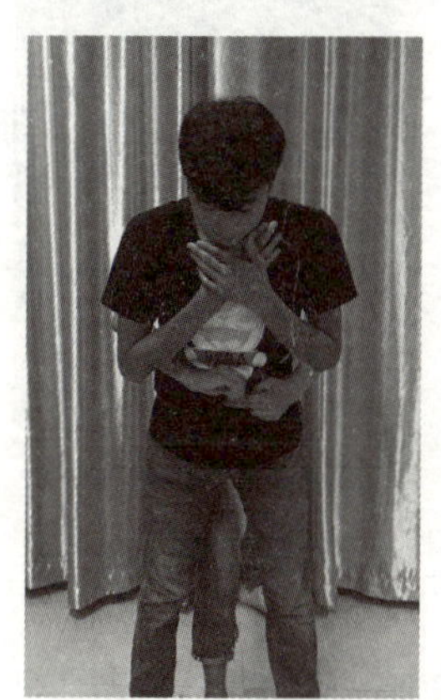

图 8-82 选择冲击部位

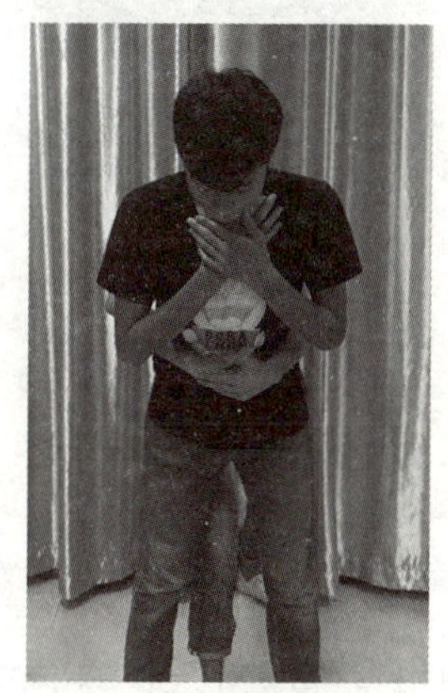

图 8-83 腹部冲击

2）自救腹部冲击法，伤病旅客本人具备一定的救护知识和技能，在无他人在场相助、打电话困难、不能说话报告的情况下所采用的自救方法。具体操作是：伤病旅客本人一只手握空心拳，拳眼置于伤病旅客腹部脐上两横指处（图 8-84），另一只手紧握此拳，双手同时快速有力、有节奏地向内、向上冲击 5 次（图 8-85）。还可选择将上腹部抵压在坚硬的物体上，如椅背、桌边等，连续向内、向上冲击 5 次（图 8-86）。若冲击 5 次无效，可以重复操作若干次，直至将气道内的异物清除为止。

(3) 胸部冲击法

胸部冲击法适用于不宜采取腹部冲击法的伤病旅客，如孕妇、肥胖者等。胸部冲击法的施救姿势与腹部冲击法的施救姿势相同，区别在于按压部位不同。胸部冲击法的按压部位在胸骨中部，连续向内、向上冲击 5 次（图 8-87）。

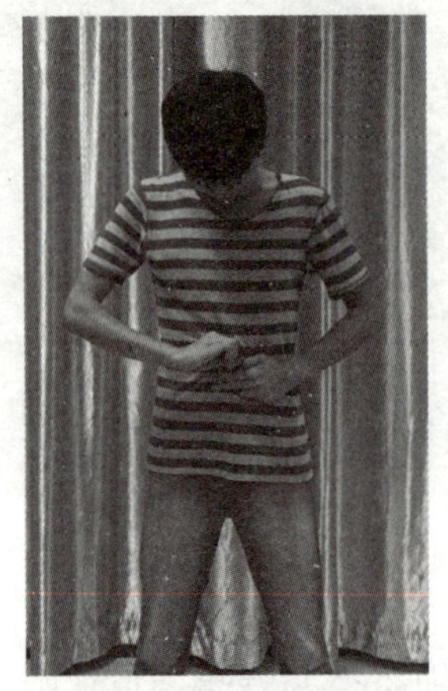

图 8-84　选择冲击部位

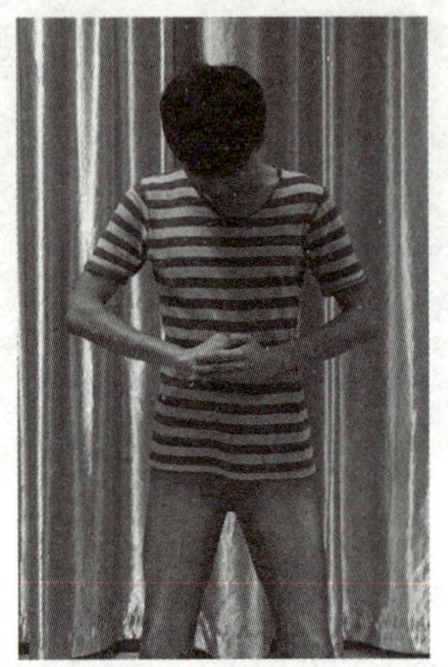

图 8-85　腹部冲击

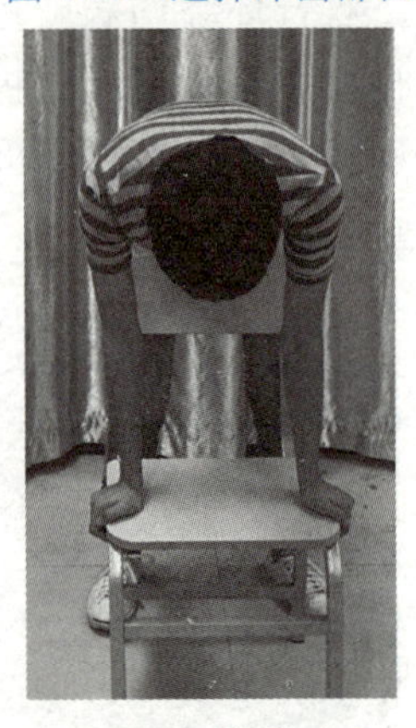

图 8-86　椅背冲击

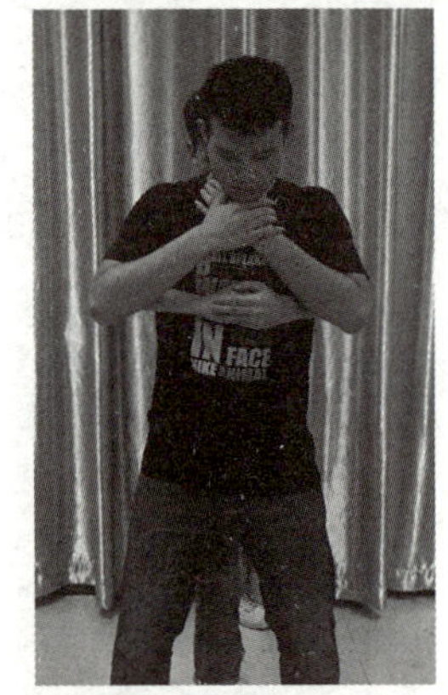

图 8-87　胸部冲击

3. 严重气道梗阻（意识清楚的婴儿和一岁以下的幼儿）

交替使用背部叩击法和胸部冲击法来解除气道异物梗阻。具体操作是：将婴儿脸朝下倒置在乘务员的大腿上，用一只手支撑婴儿的下颚、头颈及胸部，另一只手的掌根在婴儿的两块肩胛骨之间拍击 5 次（图 8-88）。将婴儿仰卧，再将中指和无名指并拢在婴儿两个乳头连线中点处的胸骨上冲击按压 5 次（图 8-89）。重复进行背部叩击 5 次和胸部冲击 5 次，直到气道内的异物被清除为止。注意观察婴儿，帮助婴儿将口中异物取出（图 8-90），确定其已经恢复自主呼吸。

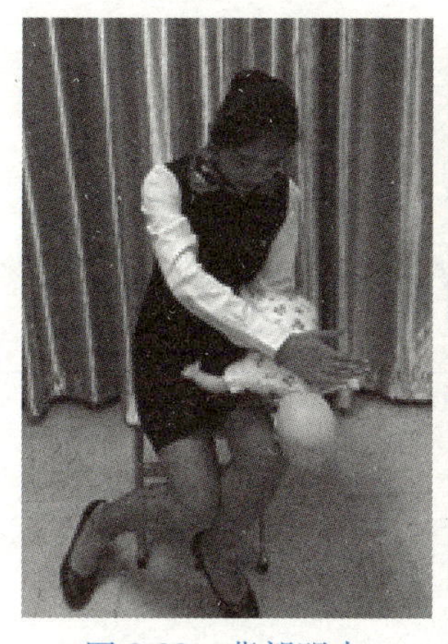
图 8-88 背部叩击

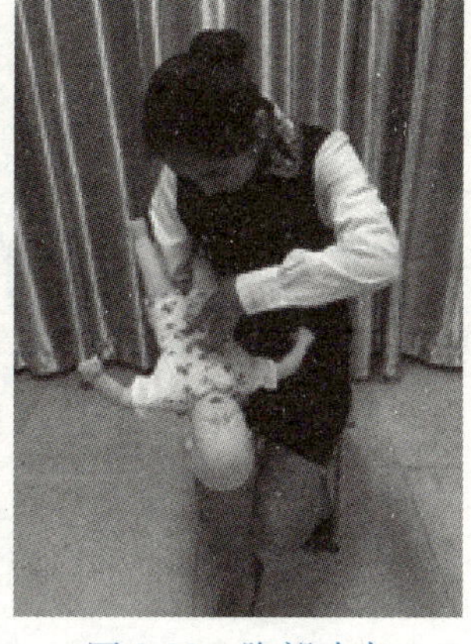
图 8-89 胸部冲击

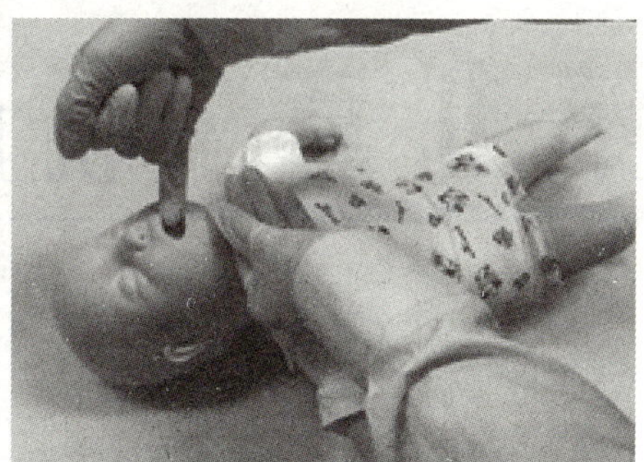
图 8-90 取异物

4. 严重气道梗阻（失去意识）

对无意识或者在腹部冲击时（婴儿在背部叩击和胸部冲击时）意识丧失的气道梗阻者使用胸部按压法。胸部按压的操作方法与心肺复苏的操作方法相同。伤病旅客仰卧位，乘务员位于伤病旅客一侧，按压部位与进行心肺复苏的胸外按压部位相同（图 8-91）。

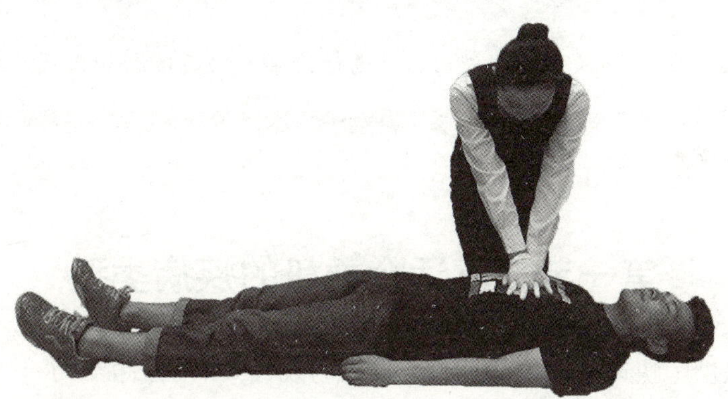
图 8-91 胸部按压

思考与练习

1）简述四大生命体征的名称、测量部位、正常值范围及相应的测量方法。

2）简述止血术、包扎术、固定术、搬运术的注意事项。

3）简述心肺复苏适应症、有效指标和高质量心肺复苏的标准。

4）简述气道异物梗阻的类型及症状表现。

第九章 机上常见病症的急救

知识目标

- 了解机上常见病症的概念。
- 熟悉不适合乘机的伤病类型和机上常见病症的主要症状表现。
- 掌握常见病症的机上急救方法。

能力目标

能够运用所学知识对机上常见病症进行简单、快速诊断和正确急救。

第一节　不适合乘机的疾病类型

航空旅行提供了快速而简捷的运输方式，为现代人的生活提供了很大便利。乘坐飞机旅行已经成为体弱者、身体有缺陷者和病人等人群的首选。此外，长达 10h 以上的洲际长途飞行越来越寻常。这些因素使飞行中出现医学问题的概率大大增高。

尽管民航乘务员要定期接受医疗救护培训，飞行员也懂得一些医疗救护基本知识，但是毕竟乘务员不是医护人员，飞机不是医院，机上配备的医疗设备也十分简陋，而且飞机客舱环境与地面环境存在较大的差别。为了减少飞行中医学突发事件给伤病旅客的身体健康和生命安全带来的威胁、给其他旅客旅行带来的不便，以及给航空公司造成的经济损失，乘务员对旅客空中旅行的适宜性进行判断是十分必要的。

一般而言，在判断旅客是否适宜空中旅行时，考虑的主要因素是飞机座舱内大气压力的降低和随之出现的缺氧，这是因为现代民航客机即使都有增压座舱，舱内空气压力也相当于 1500 ~ 2000m 高度的大气压力，客舱内靠近发动机位置的噪声常常超过 85dB，以及飞机遇到气流时产生的颠簸和震动等，这些都会对患有疾病的旅客产生不良的影响。综上所述，下列疾病患者不适宜空中旅行。

1. 传染性疾病患者

传染性肝炎、活动期肺结核和伤寒等传染病患者在国家规定的隔离期内不能乘坐飞机。其中，水痘患者在其损害部位未痊愈前不能乘坐飞机。

2. 精神病患者

癫痫及各种精神病患者（尤其是有明显攻击性行为者）容易因航空气氛而诱发疾病急性发作，因此不适宜乘坐飞机。

3. 心血管疾病患者

空中轻度缺氧可能使心血管患者旧病复发或者病情加重，因此心功能不全、心肌缺氧、心肌梗死及严重高血压患者通常被认为不宜乘坐飞机。例如，心肌炎和心肌梗死患者至少在病后 1 个月内不能乘坐飞机；恶性高血压患者只有控制好血压才可以乘坐飞机。

4. 脑血管疾病患者

脑栓塞、脑出血和脑肿瘤等患者受飞机起降的轰鸣、振动及高空缺氧等因素影响可能导致病情加重。因此，脑血管疾病患者被禁止乘坐飞机。

5. 呼吸系统疾病患者

严重肺结核空洞、严重哮喘、肺炎、支气管扩张、肺气肿、肺心病、气胸和先天性肺囊肿等呼吸系统疾病患者在乘坐飞机时，因为不适应高空气压环境的变化，可能会引起呼吸困难。因此，呼吸系统疾病患者不适宜乘坐飞机。

6. 消化系统疾病患者

做过胃肠手术的患者，一般在手术后 10d 内不能乘坐飞机。消化道出血患者必须在出血停止 3 周后才能乘坐飞机。

7. 严重贫血患者

血红蛋白水平低于 60g/L（红细胞低于 2.5×10^{12}/L）的严重贫血患者，由于缺血导致身体的一些功能明显低于正常人，身体非常虚弱。因此，严重贫血患者不适宜乘坐飞机。

8. 耳鼻疾病患者

耳鼻有急性渗出性炎症（急性鼻窦炎、中耳炎等）及近期做过中耳炎手术的患者不宜空中旅行。因为鼻道和耳道都比较敏感，在高空飞行外界大气压发生骤变时（飞机上升或下降），容易加重鼻窦炎炎症，造成中耳道鼓膜穿孔，而中耳炎患者也容易晕机。因此，耳鼻疾病患者不适宜乘坐飞机。

9．出生七天内的婴儿及临近产期的孕妇

由于空中氧气缺少、气压变化及飞行过程中的振动对孕妇及胎儿都有影响，可能导致胎儿提早分娩，妊娠 35 周后临近产期的孕妇不适宜乘坐飞机；新生婴儿可能在飞机上发生呼吸系统障碍，也不适宜乘坐飞机。

10．其他

濒死病人，血糖不受控制的重症糖尿病患者，某些需要进行紧急医疗的伤病旅客（处于抢救状态的休克、昏迷、颅内压增高者，颅脑损伤、颅骨骨折伴有昏迷或呼吸节律不整者，酒精或麻醉品及其他毒品中毒者，带有严重咯血、吐血、出血及呻吟症状的患者）在乘机前无医师许可证明和医护人员护理，均不适宜乘坐飞机。

第二节　晕　　厥

晕厥又称昏厥或虚脱，是由一过性脑部缺血、缺氧引起的短暂性的意识丧失，持续时间一般在数秒钟至 1 分钟。晕厥发作时除意识丧失外，还表现为患者突然摔倒，但是患者通常在脑供血恢复后立即恢复意识。

一、类型

1．心源性晕厥

心源性晕厥是由心脏射血功能障碍引起的，是最严重的晕厥，常见于严重的心律失常（心动过缓、心动过速）及心跳骤停，可能导致猝死。

2．反射性晕厥

反射性晕厥包括血管迷走神经反射性晕厥（单纯性晕厥）、直立性低血压性晕厥、颈动脉窦反射过敏性晕厥、排尿性晕厥、咳嗽性晕厥和吞咽性晕厥等。其中，血管迷走神经反射性晕厥最为常见，因情绪紧张、悲伤、惊恐、疼痛、饥饿、疲劳、闷热、拥挤、站立过久、看见出血等而发生，大多见于年轻体弱女性。

3．脑源性晕厥

脑源性晕厥主要是由严重的脑部疾病引起的，如脑肿瘤和颅内外血管病变等，也可见于颈椎病和椎动脉畸形。患者在晕厥的同时，可能伴有偏瘫、肢体麻木和语言障碍等。

4．其他晕厥

其他晕厥包括哭泣性晕厥、过度换气综合征、低血糖性晕厥、严重贫血性晕厥和空中晕厥等。

二、主要症状表现

1．前驱期（先兆晕厥）

前驱期，患者常有头晕、视物模糊、乏力、面色苍白、恶心、出冷汗和心动过速等症状。

2．晕厥期

晕厥期，患者眼前发黑、意识丧失而跌倒，伴有面色苍白、大汗淋漓、血压下降、脉缓细弱、瞳孔散大、心动过缓和大小便失禁等症状。

3．恢复期

恢复期，患者平卧后意识迅速恢复，可能还有紧张、头晕、头疼、恶心、胸闷、面色苍白、出冷汗和疲劳等症状，在休息数分钟或数十分钟后缓解，不留任何后遗症。

三、机上抢救方法

1）将旅客平放置于头低足高体位，使更多的血液可以供应脑组织，同时松开旅客的衣领和腰带。

2）设法使旅客清醒，如用手指掐按旅客的人中穴、冷敷旅客的额头等。

3）必要时可以给旅客吸氧。

4）当旅客恢复意识时，消除旅客疑虑并为其提供热饮料。

5）观察旅客生命体征。

6）乘务员及时广播寻求医生的帮助。

7）当旅客失去意识时间较长时，应当立即报告机长，并考虑其他严重情况。

第三节 昏　迷

昏迷是由人的高级神经中枢活动受到严重抑制而引起的较长时间的意识丧失状态，是最严重的意识障碍。

一、病因

引起昏迷的病因很多，按照部位的不同，可分为两大类。

1. 颅内疾病

颅内疾病包括脑血管病（脑出血及脑梗塞等）、颅内感染（脑炎及脑膜炎）、颅内高压、颅内占位病变（脑肿瘤及寄生虫等）和癫痫发作等。

2. 脑外疾病

脑外疾病包括全身感染性疾病（败血症、肝性脑病、甲状腺危象、糖尿病酸中毒、低血糖、妊娠高血压综合征等），心血管及呼吸系统疾病（重症心律失常、心源性休克、肺性脑病等），急性中毒，严重缺氧或外伤、中暑等。

二、类型及主要症状表现

根据程度的不同，昏迷可分为浅昏迷、中昏迷和深昏迷。

1. 浅昏迷

浅昏迷状态，患者意识大部分丧失，无自主运动，对周围事物及声、光等刺激均无反应，但是对疼痛等强烈刺激有反应。患者的各种生理反射如吞咽反射、咳嗽反射、角膜反射、瞳孔对光反射和眼球运动等均存在，脉搏、呼吸、体温和血压等重要生命体征无明显变化。

2. 中昏迷

中昏迷状态，患者对周围事物及各种刺激均无反应，但是对强烈的疼痛刺激可以出现防御反应，如检查者用力掐患者的大腿内侧时，患者可以出现屈肢动作。患者的角膜反射减弱，瞳孔对光反射迟钝，眼球无转动，脉搏、呼吸和血压等重要生命体征已经有所改变，如部分患者呈鼾式呼吸。

3. 深昏迷

深昏迷状态，患者意识完全丧失，对强烈刺激无反应，深浅反射均消失，眼球固定，全身肌肉呈松弛状态。患者的生命体征已经发生明显改变，如部分患者出现呼吸异常（呼吸深大、浅慢或不规则等）、血压下降等，并且伴有大小便失禁。

昏迷类型及主要症状表现见表 9-1。

表 9-1　昏迷类型及主要症状表现

昏迷程度	对疼痛刺激的反应	瞳孔对光线的反应	重要生命体征变化
浅昏迷	有	有	无变化
中昏迷	防御反应	迟钝	轻度异常
深昏迷	无	无	呼吸不规则、血压下降

三、机上抢救方法

1）发现昏迷旅客要立即开放气道。

2）尽量使旅客卧于相对安静处。

3）尽快查找导致旅客昏迷的原因（询问旅客的同伴，查看旅客有无疾病标牌）。

4）给旅客吸氧。

5）旅客未能很快清醒又无禁忌时，应当将其置于侧卧体位（恢复体位），以保持呼吸道通畅并防止呕吐物或分泌物进入呼吸道内。

6）乘务员及时广播寻求医生的帮助，观察病情做好记录，并报告机长。

第四节 休　　克

休克是由各种病因引起的机体有效循环血量锐减、组织灌注不足所导致的细胞代谢障碍和重要器官功能受损的综合征。休克是临床各科均较常见的危重症，严重者可能导致死亡，因此必须给予及时抢救。

一、类型

休克可分为低血容量性休克、心源性休克、感染性休克、过敏性休克和神经源性休克。

1. 低血容量性休克

低血容量性休克是由大量失血、失血浆及失水引起全身血容量急剧减少所致。低血容量性休克常见于创伤（肝、脾破裂等）、体内外出血、大面积烧伤、广泛软组织损伤、腹膜炎、剧烈呕吐或腹泻等。成年人急性失血，失血量超过全身总血量的30%即可引起休克。

2. 心源性休克

心源性休克是由心脏排血功能低下所致。心源性休克常继发于多种心脏疾病，如急性心肌梗死、各种心肌炎、严重心律失常和急性心包积液等。

3. 感染性休克

感染性休克又称中毒性休克或脓毒性休克，是临床上最常见的休克类型，大多是由各种病原体及其毒素及抗原抗体复合物等引起的严重感染（败血症、中毒性菌痢、肺炎、暴发性脑膜炎和胆道感染等）所致。

4. 过敏性休克

过敏性休克是由人体对某些药物或生物制品发生的过敏反应所致。例如，青霉素、链霉素、血清、破伤风、白喉毒素过敏，以及毒虫咬伤引起的全身毒性反应等。

5. 神经源性休克

神经源性休克是由神经作用使周围血管扩张、有效血容量相对减少、血压下降所致。神经源性休克常见于精神突然受到强烈刺激、剧烈疼痛、脑脊髓损伤及药物麻醉时。

二、主要症状表现

1. 休克早期

休克早期，患者神志清醒，但是有缺氧所致的烦躁不安、易激怒；面色及皮肤苍白，口唇及甲床略带青紫，出冷汗、肢体湿冷，可能有恶心、呕吐；脉搏细而快，脉压差减小，尿量减少。

2. 休克中期

休克中期，患者神志恍惚，表情淡漠，反应迟钝，软弱乏力；皮肤湿冷，肢端青紫，口渴；呼吸快而深，脉搏细而快，收缩压降至 70 ～ 90mmHg，每小时尿量少于 20mL。

3. 休克晚期

休克晚期，患者呈昏迷状态，呼吸急促，脉搏细弱，无尿；收缩压低于 70mmHg, 甚至难以测出。若不及时抢救，则可引起弥漫性血管内凝血和广泛的内脏器质性损害，如心力衰竭、脑功能障碍、急性肾衰竭及急性肝功能衰竭等。

三、机上抢救方法

1）立即将旅客置于头低足高体位或适合旅客病情的体位。

2）对有出血症状的旅客应当先止血。

3）没有胃肠出血症状的旅客可以适量喝水。

4）注意保暖，防止体温散失，安置旅客的位置应当避开风道，并用毯子将旅客盖好。

5）若旅客无脑外伤，则可给其吸氧。

6）乘务员及时广播寻求医生的帮助。

7）报告机长，并对旅客实行全航程监护（密切观察旅客的生命体征）。

第五节 癫 痫

癫痫又称羊角风或羊癫风，是由大脑神经元突发性异常放电导致短暂的大脑功能障碍的一种慢性疾病。癫痫的临床表现为短暂的感觉障碍、肢体抽搐、意识丧失、行为障碍或植物神经功能紊乱等。

一、病因

1. 原发性癫痫

原发性癫痫的病因不明，可能与遗传因素有关。

2. 继发性癫痫

继发性癫痫主要由感染、颅脑损伤、颅脑肿瘤 、脑血管病、先天性畸形、产前期和围产期疾病 、高热惊厥后遗症等引起。

二、主要症状表现

1）旅客突然意识丧失，随之全身强直痉挛、抽搐，突然倒地。

2）常伴有尖叫、面色青紫、口吐白沫、翻白眼、尿失禁、舌咬伤和瞳孔散大等症状。

3）持续数十秒或数分钟后痉挛发作自然停止，旅客进入昏睡状态。旅客在醒后有短时间的头昏、烦躁、疲乏，对发作过程不能回忆。

三、机上抢救方法

1）看到旅客摔倒时，要设法扶住旅客或者减缓旅客倒地的力量。

2）不要限制旅客痉挛的肢体，不要搬动旅客，不要试图在其上下牙齿之间放置任何东西。

3）保护好旅客使其不要受伤，在旅客抽搐时解开安全带，移走旅客身上及周围的锐利物品（眼镜及其他硬物），并在其周围垫上枕头。

4）若旅客想要呕吐，则应帮助旅客调整方便呕吐的姿势，让其呕吐。

5）检查旅客身上有无疾病标识牌，若有疾病标识牌，则应按照疾病标识牌处理；若无疾病标识牌，则可以向旅客的同伴询问旅客的病情。

6）让旅客保持适宜的体位休息，若有必要，则给旅客吸氧。

7）待旅客清醒后向其询问情况，若旅客随身带有药物，则应帮助其服药，并为其提供安静环境以免受打扰。

8）乘务员及时广播寻求医生的帮助，并立即报告机长，通知地面医疗部门。

注意

癫痫发作症状往往是随着时间的推移而逐渐减弱的。若癫痫发作时间超过 10min 或者反复发作，则要尽快获得专业的医疗帮助。

第六节　糖　尿　病

糖尿病是由胰岛素分泌相对或绝对不足而导致的代谢紊乱性疾病。糖尿病患者容易出现低血糖情况，尤其是在饮食控制失当和用降糖药超量时，可能导致糖尿病昏迷，有高血糖昏迷、低血糖昏迷。尤其低血糖昏迷发生率高，急性突然起病，需要快速做出判断，积极处置。

一、高血糖昏迷（糖尿病酮症酸中毒）

1．主要症状表现

（1）昏迷前

糖尿病患者在昏迷前，有饮食控制不当、饮酒、感染后，下列症状和体征逐渐出现。

1）口干或极度口渴。

2）腹部疼痛或恶心呕吐。

3）焦虑不安的情绪逐渐增加，随后神志不清呈昏迷状态。

（2）急性昏迷期

1）呼吸深大，呈叹息样呼吸，呼气中有丙酮气味（烂苹果味）。

2）脉搏跳动细弱无力。

3）皮肤干燥，弹性变差，发红或发热。

4）眼球凹陷。

2．机上抢救方法

1）向旅客询问有关病史。

2）帮助旅客服用其随身携带的药物。

3）若有必要，则给旅客吸氧。

4）检查旅客生命体征。

5）立即报告机长，并且尽可能寻求医生的帮助。

二、低血糖昏迷

使用胰岛素治疗的糖尿病患者，由于饮食不当或胰岛素用量过大，出下以下症状。

1．主要症状表现

1）头晕、头痛、晕厥、抽搐。

2）有异常的敌对行为或侵略行为。

3）呼吸浅且急促。

4）脉搏跳动快速有力心悸、出汗、无力、面色苍白。

5）有强烈的饥饿感（低血糖症状）。

6）皮肤苍白、湿冷、过度出汗。

2．机上抢救方法

（1）旅客神志清醒时

1）让旅客饮用一杯含糖饮料或者食用糖果。

2）等待 15min，若旅客的症状没有改善，则重复给糖。

（2）旅客神志不清时

1）缓慢地将 1 ～ 2 包砂糖放入旅客口内，禁止给旅客含糖饮料。

2）等待 15min，若旅客的症状没有好转，则重复给糖。

3）若有必要，则给旅客吸氧。

4）观察旅客生命体征。

5）立即报告机长，并及时广播寻求医生的帮助。

注意

当引起糖尿病旅客昏迷的原因不明时，可以先给旅客补糖，但是应当控制给糖的量。当旅客清醒后，先判断旅客是高血糖旅客还是低血糖旅客，再决定是否给糖。若旅客患有高血糖，则不应再给其含糖饮料，而只能给其矿泉水或蒸馏水。

第七节　过度换气综合征

过度换气综合征是呼吸中枢调节异常，过度换气超过生理代谢所需而引起的一组症候群。过度紧张、恐惧、焦虑或晕机常会使人不自主地加深、加快呼吸。深而快的呼吸导致体内呼出过多的 CO_2，体内 CO_2 浓度过低可以引起呼吸性碱中毒。

一、主要症状表现

1）明显的呼吸频率过快和深度过深。

2）头昏，视物模糊，手、脚和嘴唇麻木有刺痛感。

3）肌肉僵硬痉挛，不能保持平衡，甚至昏迷。

二、机上抢救方法

1）通过高声讲话，让旅客有意识地放慢呼吸的速度，并告诉其控制呼吸的方法：减慢呼吸并不时屏气。

2）让旅客对着一个大袋子缓慢呼吸或者用一个未接通氧气瓶的面罩呼吸，让呼出的 CO_2 重新回到体内，改善体内呼吸性碱中毒症状。

3）若旅客坚持认为需要氧气并且不能安静下来，则给其氧气面罩，但是不要开启氧气。

注意

若不能确认是过度换气还是呼吸系统疾病，则可先给旅客吸氧，因为氧气不会加重病情。

第八节　支气管哮喘

支气管哮喘简称哮喘，是一种以嗜酸性粒细胞和肥大细胞反应为主的，以气道变应性炎症和气道高反应性为特征的疾病。支气管哮喘患者表现出反复发作的喘息、气促、胸闷和咳嗽等症状，大多在夜间或凌晨发作和加重，多数患者可以自行缓解或者经过治疗缓解。

一、主要症状表现

1）呼吸困难，尤其是呼气费力（呼气性呼吸困难）。

2）常常坐直并使身体前倾以帮助呼吸（半坐位或端坐位呼吸）。

3）常常很焦虑，可能诱发和加重病情，甚至导致说话困难。

4）可以听到明显的哮鸣音。

5）往往会咳出黏稠的痰。

二、机上抢救方法

1）安慰旅客使其保持镇静。

2）告诉旅客坐直并使身体稍向前倾以帮助呼吸。

3）若旅客带有药物，则应让其服下，以帮助缓解哮喘症状。

4）可以给旅客吸氧。

第九节　内　出　血

内出血是指人体内脏器官组织血管破裂导致血液停留在人体内部而不流出体外，如颅内出血、胸腔内出血和腹腔内出血。由于在体表看不见内出血，因此内出血往往容易被忽视而误诊。由于内出血的出血量无法估计并且无法在体外止血，因此应当立即将内出血患者送往医院救治。

内出血可以从以下几个方面进行判断。

1）若耳、口、鼻出血，则可能是头部或胸部严重内伤。

2）若呕吐物呈咖啡色或红色，则可能是胃出血的征兆。

3）若咳出鲜红色血或血中有泡沫，则可能是肺部损伤。

4）若排黑便或便中有鲜血，则可能是胃肠出血。

5）出现面色苍白、皮肤湿冷、口渴、脉搏细而快等贫血外貌。

6）腹部肿胀，出现呼吸急促和休克症状。

一、脑出血

脑出血又称脑溢血，是指由脑内小动脉及毛细血管破裂等原因引起的脑实质内出血。由于脑出血与高血压病有直接关系，也称高血压性脑出血。

1. 病因

1）85% 的脑出血是长期高血压和脑动脉硬化的结果。

2）先天性脑血管畸形、脑动脉瘤和白血病等。

3）能够使血压骤然升高的因素，如情绪激动、剧烈活动、饮酒过度、便秘和排便用力等。

2. 发病机理

长期高血压引起脑动脉血管壁透明变性、纤维素样坏死。当血压骤升时，脑内微小动脉血管破裂导致脑出血。

3. 主要症状表现

1）大多见于 45~60 岁高血压患者。

2）首发症状是剧烈头痛。

3）继而出现呕吐、口眼歪斜、流涎、打鼾。

4）可能出现对侧偏瘫、偏身感觉障碍和偏盲症状。

5）意识逐渐模糊以至昏迷不醒。

6）大多病情严重，预后差，死亡率高。

4. 机上抢救方法

1）让旅客保持安静，避免搬动。

2）旅客取头高足低位，帮助旅客松开领扣，使旅客的头转向一侧，以防气道阻塞。

3）冷敷旅客头部，必要时可以吸氧，注意保暖。

4）及时广播寻求医生的帮助。

5）报告机长，与地面医疗部门联系，做好抢救准备工作。

6）若是机组人员，则应立即离开工作位置，按照上述抢救方法处置，在飞机落地后送医院诊治并做健康鉴定。

二、胃出血

胃出血又称上消化道出血，是指上起贲门部下至幽门部这一段消化道的出血。胃出血是溃疡病常见的并发症，死亡率高达 10%。

1．病因

1）40% 以上的胃出血是由胃溃疡、十二指肠溃疡导致。

2）工作过度劳累、日常饮食不规律、情绪紧张、长期服用激素类或非甾体类抗炎药物者容易发病。

3）可以由急性出血性胃炎导致。

4）可以由肝硬化导致。

2．主要症状表现

1）上腹部疼痛。

2）面色苍白，口唇色淡，呈痛苦面容。

3）可能有柏油样黑便，若大量出血则为暗红色血便。

4）吐出暗红色或咖啡色的血，并伴有胃内容物。

3．机上抢救方法

1）让旅客平卧，将下肢抬高。

2）让旅客保持镇静，注意保暖。

3）保持旅客呼吸道通畅，在旅客呕血时，应当将其头部偏向一侧。

4）禁食、禁水。

5）有条件时，可以使用止血药，病情严重者应当给其吸氧。

6）及时广播寻求医生的帮助。

7）报告机长，与地面医疗部门联系，做好抢救准备工作。

三、宫外孕破裂出血

宫外孕又称异位妊娠，是指受精卵在子宫腔外着床发育的异常妊娠过程，其中以输卵管妊娠最为常见。宫外孕出现破裂时可以引起腹腔内严重出血，是危及生命的妇产科急症之一。

1．病因

1）感染因素，如慢性输卵管炎等。

2）输卵管黏膜破坏，纤毛受损，阻碍受精卵正常运送。

3）输卵管发育异常。
4）放置宫内节育器后，可能造成输卵管炎症。
5）多次刮宫，行人流术。

2. 主要症状表现

输卵管妊娠破裂时以撕裂样腹痛为主要症状表现，同时还可出现停经、阴道出血、晕厥、休克与贫血外貌等。

3. 机上抢救方法

1）帮助旅客平卧，将其下肢抬高，头偏向一侧，保持呼吸道通畅。
2）减少不必要的搬动和腹部按压，防止加重出血。
3）禁水、禁食。
4）给旅客吸氧，并注意保暖。
5）密切观察旅客生命体征。
6）及时广播寻求医生的帮助。
7）报告机长，与地面医疗部门联系，做好抢救准备工作。

第十节 烧 烫 伤

烧烫伤是指热力对人体组织造成的损伤，包括烧伤和烫伤两种。

烧伤是指因火焰、电流、化学物质、放射线、热辐射，以及灼热的液体、固体和气体等所引起的机体损伤。

烫伤主要是指因热的液体、水蒸气等对身体造成的伤害。

一、烧烫伤的类型

1. 热力烧伤

热力为最常见和最主要的致伤原因，包括火焰、烟雾、热水、热液和热的半流体、半固体、固体等。热力烧伤是最常见的烧烫伤类型，约占各种烧烫伤的 85% ~ 90%。

2. 化学烧伤

能够造成皮肤和皮下深层组织损害的化学物质种类繁多，主要包括酸、碱、苯、磷及其衍生物。

3. 电烧伤

电烧伤是指电流作用于人体表面和深部组织造成的损伤。其损伤的程度与电流的种类、电压的高低、电流在人体的途径、人体的绝缘状态、人体与电流接触的时间长短有关。

二、烧烫伤的伤情判断

烧烫伤伤情判断主要从烧伤面积估计和烧伤深度识别两个方面进行。

1. 烧伤面积估计

烧伤面积估计是以烧伤面积占人体体表面积的百分率来表示。

(1) 中国新九分法

中国新九分法是将全身体表面积划分为 11 个 9% 的等份，会阴部为 1%，两者相加构成 100% 的人体体表面积。人体表面积估计的中国新九分法计量表见表 9-2。中国新九分法成人体表面积估计如图 9-1 所示。中国新九分法儿童体表面积估计如图 9-2 所示。

表 9-2 人体表面积估计的中国新九分法计量表

部位	成人面积 /%	儿童面积 /%
头颈	9×1 = 9（发部 3、面部 3、颈部 3）	9 +（12 －年龄）
双上肢	9×2 = 18（双手 5、双前臂 6、双上臂 7）	9×2
躯干（包括会阴）	9×3 = 27（腹侧 13、背侧 13、会阴 1）	9×3
双下肢（包括臀部）	9×5 + 1 = 46（双臀 5、双大腿 21、双小腿 13、双足 7）	46 －（12 －年龄）

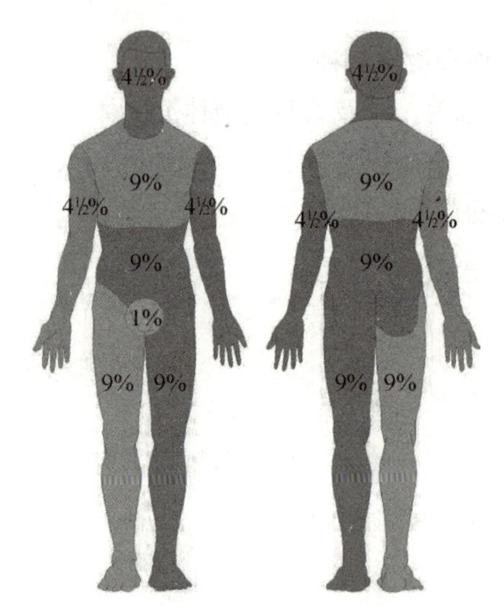

图 9-1 中国新九分法成人体表面积估计

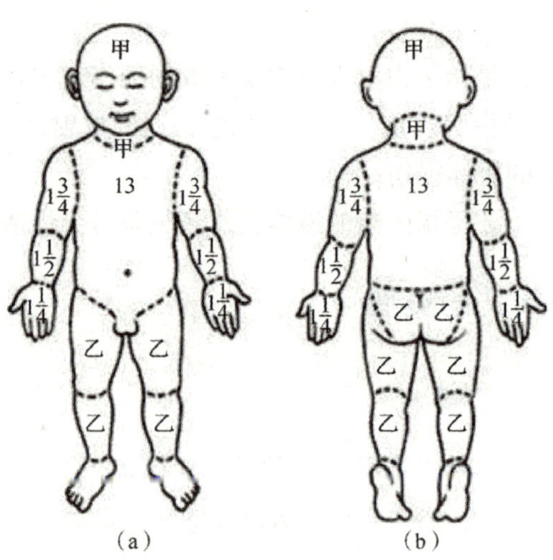

图 9-2 中国新九分法儿童体表面积估计

(2) 手掌法

手掌法是以自己的手掌估计烧伤面积。不论年龄或性别，五指并拢时单掌的掌面面积约占其全身体表面积的 1%（图 9-3）。此法常用于计算不规则或小面积烧烫伤的面积。

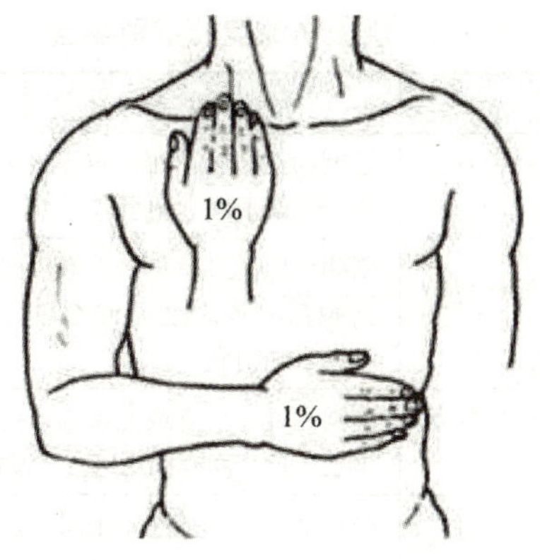

（手指并拢单掌面积为体表面积的1%）

图 9-3 手掌法估计

2. 烧伤深度识别

烧伤深度的识别采用三度四分法，即按照烧伤深度分为Ⅰ度、Ⅱ度（分为浅Ⅱ度和深Ⅱ度）和Ⅲ度（图 9-4）。深达肌肉、骨质者仍按Ⅲ度计算。临床上为表达方便，将Ⅰ度和浅Ⅱ度称为浅烧伤，将深Ⅱ度和Ⅲ度称为深烧伤。以潮红、起泡、烧焦来区分Ⅰ度、Ⅱ度、Ⅲ度烧伤，其口诀是："Ⅰ度红、Ⅱ度泡、Ⅲ度皮肤全死掉，浅Ⅱ是大泡，深Ⅱ是小泡"。烧烫伤深度的鉴别要点见表 9-3。

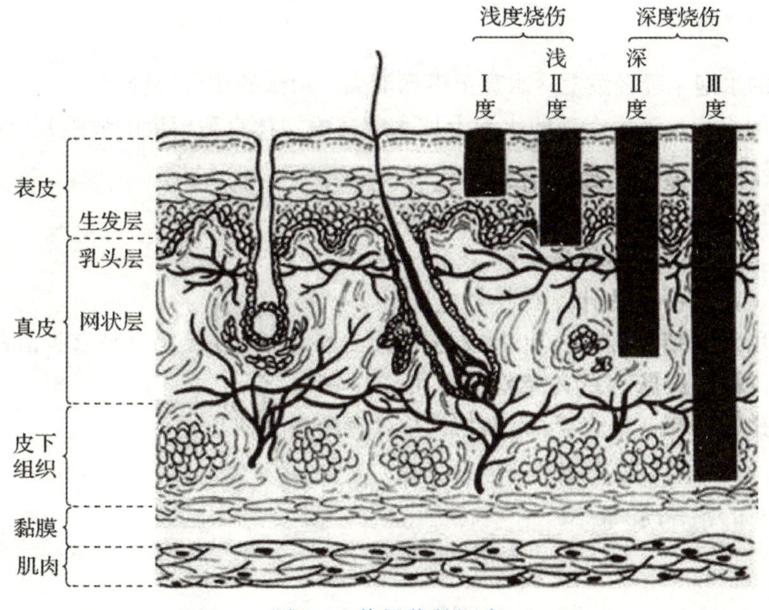

图 9-4 烧烫伤的深度

表 9-3　烧烫伤深度的鉴别要点

分度		深度	症状表现	创面愈合过程
Ⅰ度（红斑）		达表皮角质层，生发层健在	轻度的红、肿、热、痛，感觉过敏，表面干燥，无水泡	2～3d 后脱屑痊愈，无疤痕
Ⅱ度（水泡）	浅Ⅱ度	达真皮浅层，部分生发层健在	剧痛，感觉过敏，有水泡，泡皮剥脱后，基底呈均匀红色、潮湿，水肿明显	1～2 周愈合，无疤痕，有色素沉着
	深Ⅱ度	达真皮深层，有皮肤附件残留	感觉迟钝，可有或无水泡，基底呈苍白色，间有红色斑点、潮湿	3～4 周愈合，有轻度疤痕
Ⅲ度（焦痂）		达皮肤全层，伤及皮下组织、肌肉甚至骨骼	痛觉消失，无弹性，干燥、坚硬如皮革样，蜡白、焦黄或炭化，干后皮下静脉阻塞如树枝状	2～4 周焦痂脱落，形成肉芽创面，小面积可以愈合，大面积需要植皮才能愈合，遗留疤痕

一般在飞机上较多见的是Ⅰ度和Ⅱ度烫伤，其中大多数是由热的液体及固体引起的。

三、机上抢救方法

1. Ⅰ度烧烫伤

1）用凉水冲或者冰敷伤部，以减轻损伤和止痛。

2）拭干患部后敷上烧伤药或敷料，然后包扎（脸上不包扎）。

3）若有需要，则轻轻地绑上绷带。

2. Ⅱ度烧烫伤

1）未破的水泡：轻轻泼上冷水直至疼痛消失，用湿的绷带轻轻绑扎。

2）已破的水泡：不要在破的水泡上加水（会增加休克和感染的危险），要用干的消毒绑带包扎，并将烧伤肢体轻轻抬起。

3）为防止脱水，要经常少量给旅客口服淡盐水、水或饮料。

3. Ⅲ度烧烫伤

1）不可用水冲或者冷敷伤部，也不要试图去除伤部的粘染物（将衣服留在烧伤的皮肤上，不要强行去除烧伤部位的各种物质）。

2）在出现明显肿胀前，轻柔地脱去伤部各种穿戴物。

3）用干的消毒敷布敷在伤部并进行包扎。

4）为休克的旅客提供急救。

第十一节　心　脏　病

心脏病是一类比较常见的循环系统疾病，可分为先天性心脏病和后天性心脏病两种，其中最常见的后天性心脏病是冠心病。冠心病全称为冠状动脉粥样硬化性心脏病，是指冠状动脉血管发生粥样硬化病变引起血管腔狭窄或阻塞，造成心肌缺血、缺氧或坏死而导致的心脏病。

心脏病的常见病因详见第五章第三节。冠心病一般分为五种类型，分别是无症状性心肌缺血型、心绞痛型、心肌梗死型、心力衰竭和心律失常型、猝死型。最常见的冠心病类型是心绞痛型和心肌梗死型。

一、心绞痛

心绞痛是由冠状动脉供血不足，心肌急剧的、暂时的缺血与缺氧所引起的以发作性胸痛或胸部不适为主要症状表现的临床综合征。

根据心绞痛的自然病程，可以将心绞痛分为稳定型心绞痛和不稳定型心绞痛。

1. 主要症状表现

(1) 稳定型心绞痛

1）诱因：常在劳累、情绪激动、饱食和受寒后突发胸痛。

2）疼痛部位：疼痛位于胸骨后上中段或心前区。

3）疼痛放射部位：疼痛常放射至左肩、左臂和左颈部。

4）疼痛性质：胸痛呈压榨样并有窒息感，不是刀割样或针刺样痛。

5）其他：面色苍白、出冷汗、呼吸困难等。

6）疼痛持续时间：3 ～ 5min，偶尔持续 15min。

(2) 不稳定型心绞痛

1）初发型心绞痛：近四周内发生。

2）进行性心绞痛：在较短时间内发作频繁，时间延长，疼痛剧烈，预后差。

3）卧位型心绞痛：在休息和熟睡时发生，时间长，症状重，疼痛难忍。

4）变异型心绞痛：发作时间较为固定，大多在下半夜或凌晨发作，疼痛持续时间长，疼痛程度较重。

此外，心绞痛旅客的手掌的掌纹纹理也会发生变化，其手掌呈红色或紫红色，大鱼际出现暗红色斑点。

2. 机上抢救方法

1）立即让旅客安静仰卧位休息，并尽快给旅客吸氧。

2）得到旅客或其家人同意后，帮助旅客松开紧身的衣扣和腰带。

3）帮助旅客服下自备的药物或机上提供的硝酸甘油 1 片（硝酸甘油片要含在舌下）。

4）若旅客出现心跳、呼吸停止，应当立即为旅客进行心肺复苏。

5）密切观察旅客生命体征，关心和安慰旅客。

6）及时广播寻求医生的帮助。

7）报告机长，并通知地面医疗部门做好抢救准备工作。

二、心肌梗死

心肌梗死是由冠状动脉急性闭塞、血流中断所引起的局部心肌的缺血性坏死。心肌梗死是冠心病中最严重的类型之一。

心肌梗死发病有明显的昼夜节律变化，其发病高峰从清晨6点到中午12点，其中9点为心肌梗死发病的最高峰。

1. 主要症状表现

1）疼痛。疼痛是最先出现的症状，为突发胸骨后疼痛，向左肩、左臂、左颈部放射，疼痛持续半小时以上，休息及口含硝酸甘油片无效。

2）胃肠道症状。可伴有恶心、呕吐、上腹胀痛和肠胀气等。

3）低血压和休克。几乎所有的患者都有不同程度的血压下降。患者休克时出现血压降低、烦躁不安、面色苍白、皮肤湿冷、脉搏快而细、大汗淋漓、尿量减少、神志迟钝甚至昏迷等症状。

4）心律失常。常见的心律失常有室性早搏、室性心动过速和房室传导阻滞等。患者自觉心悸、乏力、头晕，严重者可能出现昏厥。

5）心力衰竭。心力衰竭约占心肌梗死的1/3，表现为呼吸困难、乏力、发绀、心慌、烦躁等。

6）全身症状。可伴有发热、心动过速、血白细胞增高及血沉增快等全身症状。体温一般在38℃左右，很少超过39℃。全身症状一般持续1周左右。

2. 机上抢救方法

1）保持旅客绝对安静，让其平卧，禁止搬动。

2）立即给旅客吸氧。

3）得到旅客或其家人同意后，帮助旅客松开紧身的衣扣和腰带。

4）给旅客阿司匹林咀嚼片，300mg咀嚼后吞服（若是阿司匹林肠溶片，则应将其砸碎后服用）。

5）若旅客出现心脏骤停，则应立即对旅客进行心肺复苏。

6）及时广播寻求医生的帮助。

7）报告机长，并通知地面医疗部门做好抢救准备工作。

第十二节 腹　痛

腹痛是指由各种原因引起的腹腔内外脏器的病变所导致的腹部疼痛。腹痛程度可能较轻，也可能较重。有的腹痛无任何并发症，有的腹痛却有明确的压痛点，有的腹痛还伴有腹肌僵直症状。腹痛的病因极为复杂，包括炎症、肿瘤、出血、梗阻、穿孔、创伤及功能障碍等。大多数轻微腹痛可以自行缓解或者服用止痛药物缓解。

一、胃肠胀气引起的腹痛

1. 胃肠胀气腹痛主要症状表现

胃肠胀气腹痛是高空飞行时胃肠道内气体的体积随外界环境压力的降低而发生膨胀所致，这种腹痛一般是不伴有其他症状表现的单纯性腹痛。

2. 机上急救方法

1）让旅客站起来在客舱中走动。

2）鼓励旅客尽量将气体排出。

二、急腹症

急腹症是指一组以急性腹痛为主要表现的腹部外科疾病。常见的急腹症有急性阑尾炎、急性胰腺炎、急性胃出血、急性胃穿孔、急性胆道感染、胆石症、尿路结石和异位妊娠宫外孕破裂等。

1. 急腹症主要症状表现

1）腹痛持续严重。

2）伴有固定压痛。

3）常有腹肌紧张。

4）常常便秘（无腹泻情况），或者伴有发热。

2. 机上急救方法

1）让旅客保持自己最舒适的体位安静休息。

2）及时报告机长，必要时可能会改变飞行航线备降。

3）要禁食、禁水。

4）及时广播寻求医生的帮助。

5）若腹痛伴有发热、恶心、呕吐和腹泻，则应按照胃肠道传染病可疑病例处理。

6）将旅客的座位与其他旅客的座位隔离。

7）单独收集旅客接触过的物品，并密封移交防疫部门。

第十三节 急性酒精中毒

急性酒精中毒又称醉酒，是由一次性饮入过量的酒精（乙醇）或酒类饮料引起的中枢神经系统由兴奋转为抑制的状态，表现为一系列的中枢神经系统症状，并对肝、肾、脾、胃、心脏等人体重要脏器造成伤害。严重急性酒精中毒者出现昏迷、呼吸抑制及休克症状，甚至危及生命。

一、酒精（乙醇）中毒机理及类型

酒精（乙醇）具有脂溶性，可以迅速透过大脑神经细胞膜并作用于膜上的某些酶而影响细胞功能。酒精（乙醇）对中枢神经系统的抑制作用，随着剂量的增加，由大脑皮质向下，通过边缘系统、小脑、网状结构到延髓。小剂量酒精（乙醇）出现兴奋作用。血液酒精（乙醇）浓度增高，作用于小脑，引起共济失调；作用于网状结构，引起昏睡和昏迷。极高浓度的酒精（乙醇）抑制延髓中枢，引起呼吸、循环功能衰竭。呼吸中枢麻痹是急性酒精中毒者死亡的主要原因。

临床上将急性酒精中毒分为三期，即兴奋期、共济失调期和昏睡期。

1）兴奋期。血液酒精（乙醇）浓度＞500mg/L，表现为眼结膜充血、面色潮红、头晕、欣快感、言语增多、自控力降低、情绪不稳定、容易激怒，可能有鲁莽行为或攻击行为。

2）共济失调期。血液酒精（乙醇）浓度＞1500mg/L，表现为动作不协调、步态不稳、语无伦次、视物模糊或复视，并且出现恶心、呕吐、困倦的症状。

3）昏睡期。血液酒精（乙醇）浓度＞2500mg/L，表现为昏睡、昏迷、面色苍白、皮肤湿冷、口唇微紫、瞳孔散大、体温降低，严重急性酒精中毒者甚至陷入深昏迷，以致呼吸麻痹而死亡。

二、主要症状表现

1）呼气或呕吐物中有酒精气味。

2）部分或完全丧失意识。

3）面色初始潮红，继而变苍白。

4）脉搏跳动初始强烈，随后变弱。

5）呼吸缓慢而有鼾声。

6）行为异常，神志不清，讲话含糊，运动协调能力下降。

7）出现恶心、呕吐。

三、机上急救方法

1）不允许旅客再喝酒，症状较轻的旅客不需要治疗，但是要注意保暖，让其休息。

2）提防旅客出现呕吐或抽搐症状，在旅客呕吐时防止异物进入其呼吸道。

3）可以向旅客提供无酒精的饮料，建议旅客不要进食含咖啡因的食物。

4）鼓励旅客进食，特别是进食高蛋白食品如花生仁等。

5）鼓励旅客睡觉。

6）观察旅客生命体征。

第十四节　毒品反应

毒品是阿片（鸦片）、海洛因、甲基苯丙胺（冰毒）、吗啡、大麻、可卡因及国家规定管制的能够使人形成瘾癖的麻醉（镇痛）药品和精神药品的总称，该类物质具有成瘾性（依赖性）、危害性和非法性。

毒品是一个相对的概念，在严格管理条件下用于临床治疗目的即为药品，若非治疗目的滥用则为毒品。目前我国刑法界定的毒品不包括烟草和酒类中的成瘾物质。国际上通称的药物滥用又称吸毒。短时间内滥用、误用或故意使用大量毒品超过个体耐受量产生相应临床表现时称为急性毒品中毒。急性毒品中毒者常死于呼吸或循环衰竭，有时还会发生意外死亡。

一、毒品种类

1）麻醉镇痛剂。麻醉镇痛剂包括海洛因、吗啡、阿片（鸦片）、美沙酮等。

2）迷幻剂。迷幻剂包括大麻、麦角二乙酰胺等。

3）镇静催眠剂。镇静催眠剂包括巴比妥类、苯二氮卓类药品。

4）兴奋剂。兴奋剂包括苯丙胺类毒品、去氧麻黄碱和可卡因。

5）其他类毒品。其他类毒品包括可待因止咳糖浆、酒精和烟草中的成瘾物质，以及挥发性有机溶剂等。

在我国，目前最流行的毒品是海洛因和苯丙胺类毒品。

二、主要症状表现

1）行为动作失去协调。

2）瞳孔大小异常。

3）对疼痛的敏感度降低。

4）对光、声音和温度等刺激敏感。

5）可能出现恶心、呕吐、幻觉、抽搐和昏迷症状。

三、机上抢救方法

1）迅速检查旅客生命体征。

2）防备旅客呼吸、心跳停止，出现呕吐或抽搐。

3）不要引发旅客呕吐。

4）必要时，给旅客吸氧。

5）与旅客交谈，取得旅客信任并帮助其保持意识。

6）询问旅客的病史。

7）不要给旅客含咖啡因的饮料，因为咖啡因可能会加重旅客的病情。

8）为休克的旅客提供急救。

9）观察旅客生命体征。

第十五节 低血糖症

血液中的糖称为血糖，其在绝大多数情况下都是葡萄糖。因为体内各组织细胞活动所需的能量大部分来自葡萄糖，所以血糖必须保持一定的水平才能维持体内各器官和组织的需要。正常人的空腹血浆血糖浓度为 3.9 ~ 6.1mmol/L。血液中的糖若一时消耗不了，则转化为糖原储存在肝脏和肌肉中。

低血糖症是由多种原因引起的血浆血糖浓度过低所致的综合征，一般以血浆血糖浓度＜ 2.8mmol/L 或全血葡萄糖浓度＜ 2.5mmol/L 作为低血糖症的诊断标准。

一、病因

1）糖摄入不足或肝糖原过度消耗，如饥饿、严重营养不良、长期剧烈运动和重度腹泻等。

2）体内胰岛素含量过高，如胰岛素使用过量、口服降糖药过量和胰岛 β 细胞增生等。

3）抗胰岛素激素分泌不足，如肾上腺皮质激素和生长激素缺乏等。

4）肝糖原储存缺乏性疾病，如急性重型肝炎、急性肝炎、肝硬化和肝癌等。

5）其他病因，如急性酒精中毒，先天性糖原代谢酶缺乏，以及服用磺胺类、水杨酸片、吲哚美辛片等药物。

二、主要症状表现

1）一般在饥饿时发病。

2）有心慌、眼花、出冷汗、面色苍白、四肢震颤、呼吸短促和心跳加快等症状。

三、机上抢救方法

1）立即让旅客平卧，使其安静休息。

2）可以给旅客糖水、含糖饮料等含糖食品，旅客的病情即可缓解并恢复正常。

3）若是机组人员，则应在归队后向航医报告病情，做进一步检查，排除其他病理性疾病。

第十六节 经济舱综合征

经济舱综合征又称静脉血栓症或旅行血栓症，是指在乘坐飞机旅行中或旅行后发生的与下肢深静脉血栓形成或肺栓塞有关的一系列临床表现。由于飞机客舱内湿度和气压较地面低，因此旅客体内的水分容易流失，加之飞机上的座位狭小、坐姿长时间得不到改变，导致旅客腿部的血液循环减慢、血液黏稠度增加，在大腿的静脉血管中形成血栓。旅客在下飞机活动后，血栓脱落随血液流经右心室到达肺动脉，并阻塞肺动脉，引起肺栓塞。严重的肺栓塞可能导致旅客猝死。一般长途飞行 5 h 以上的坐姿旅行，应当防止静脉血栓症的发生。

经济舱综合征并非是坐飞机所特有的。事实上，不论是坐飞机还是火车、汽车，甚至是在办公室里，只要是长时间坐着不动，下肢静脉都容易长血栓，进而有发生肺栓塞的可能。

一、易发人群

1）癌症患者。

2）身体肥胖者。

3）老年人，尤其是患有下肢静脉曲张的老年人。

4）有血栓病史者。

5）慢性病住院创伤 / 骨折或外科手术后长期卧床不能行动者。

6）正在服用避孕药避孕的妇女。

7）乘机前曾经大量饮酒、吸烟或者过多进食油腻食物者。

8）在办公室、汽车或火车内长时间保持一种坐姿者。

二、主要症状表现

1）早期症状是出现腿部疼痛、肿胀和局部发热等，行走痛以至不能行走。

2）未得到及时治疗，出现气喘、胸痛、胸闷以至呼吸困难。

3）可能出现眩晕、咯血等症状。

4）病情严重时可能危及生命。

三、机上抢救方法

1）报告乘务长、机长，及时广播寻求医生的帮助。

2）嘱咐旅客不要走动，不要按摩患肢。

3）密切观察旅客的生命体征。

4）给旅客吸氧。

5）若旅客出现心脏骤停，则应立即为旅客进行心肺复苏。

6）与地面医疗部门联系，做好抢救准备工作。

四、预防

1）充分饮水和适当摄入柠檬。

2）长途旅行不可多饮含酒精的饮料，可适当饮用含有糖分和钠离子的饮料，使排尿量减少，有利于保持体内液体的酸碱平衡和抑制血液黏滞度升高，对预防经济舱综合征有一定的辅助作用。

3）不要吸烟。

4）腿部做伸展（踮踮脚尖、抖抖腿等）或按摩运动。

5）40 岁以上的人避免做密集的空中旅行。

6）手术后不要立即做空中旅行。

7）有血栓家族史的旅客应当加倍小心。

8）阿司匹林有稀释血液的作用，因此适当服用阿司匹林可以缓解经济舱综合征的病情。

第十七节　机上分娩

分娩是指胎儿脱离母体成为独立个体的过程。

在机上，如果遇到产妇分娩，乘务员应当沉着冷静，尽一切努力协助分娩旅客。在大多数情况下，分娩是一种自然的生理现象而不是应急事件，因此乘务员所起的作用是帮助产妇分娩。此外，乘务员还应及时将产妇的有关信息及客舱动态报告给机长。若产妇需要在机上分娩，则乘务员应进行相关准备工作。

一、临产的主要症状表现

1）下背痛。疼痛逐渐加剧并转移至下腹部。

2）见红。下体可能有黏液和血排出（不是流血）。

3）阵痛。痉挛般阵痛以 10 ～ 20min 的间隔发作一次，每次持续 30 ～ 60s。

4）破水。胎膜可能先破裂，造成羊水突然喷流或者缓慢地流出。

二、分娩前的准备工作

1）及时广播寻求医生的帮助。

2）准备好分娩所需物品。

① 干净的毛毯（毛巾）、内衣裤、报纸和枕头。

② 应急医疗设备。

③ 温开水。

④ 塑料布、清洁袋。

⑤ 卫生巾。

3）获取旅客有关信息，报告机长，并安抚旅客。

① 母亲的姓名与年龄。

② 是否第一胎。

③ 预产期及产检信息。

④ 阵痛的持续时间与频率。

⑤ 羊水是否已经破裂流出，以及何时破裂等信息。

三、机上抢救方法

根据产妇状态判断其是否需要在机上分娩。若产妇阵痛的频率大于 10min，则产妇有足够的时间待飞机着陆后分娩；若产妇阵痛的频率是 2 ～ 3min（总有想上洗手间的感觉）或者已经有羊水流出，则乘务员必须准备在机上帮助其分娩。

1．产妇无须在机上分娩

1）产妇无须在机上分娩时，乘务员将产妇座位调整至距离舱门最近的位置（以不影响紧急撤离为原则，禁止调整至通道及出口位置），以便地面的医生能够在飞机落地后第一时间上机对产妇进行诊断。

2）乘务员记录产妇的各种情况并及时报告机长，同时，机长通知地面医疗部门，要求救护车、妇产科医生到站接机。

3）飞机落地后，乘务员将一份产妇情况记录单交给地面接机的医务人员。

2．产妇需要在机上分娩

（1）准备

乘务员将产妇移至适宜的分娩区（若条件允许，可以在飞机上距离舱门最近的位置隔离出一块地方设置分娩区，以不影响紧急撤离为原则，禁止将分娩区设置在通道及出口位置），先铺上塑料布，再衬垫上毛毯或被子，帮助产妇屈膝仰卧、两腿分开，使用一个或两个枕头垫高产妇的头部和肩部，并在产妇的臀部底下垫上折叠的毛毯，这样的体位便于产妇分娩。同时，在产妇产道开口的下方另外放置一条毛毯，在产妇的双腿和腹部也各放置一条毛毯。

（2）协助分娩

1）指派专人安抚产妇。

2）让胎儿自己出生。胎儿在出生时可能面部朝下，但是会自然翻转。当胎儿生出来时，应当用手托住胎儿的头部和身体将其引导出来。注意不要用力从产道拉拽胎儿，也不要接触产妇的皮肤。若胎儿的头部包裹在羊水囊内，则应在胎儿的头部位置将羊水囊撕开。

若脐带绕在胎儿的脖子上，则应轻柔地将其从胎儿的头部移出。当胎儿娩出后，将其托出产道。将婴儿侧放，使其头部稍低于身体，这样便于血、液体和黏液从婴儿的口鼻中流出。用卫生纸将婴儿口鼻上的黏液擦掉。

3）记录婴儿出生的具体时间。

4）促使婴儿呼吸。若刚出生的婴儿没有哭声，则应轻柔但有力地擦拭婴儿的背部，或者用食指按压婴儿的脚底，促使婴儿呼吸。若婴儿不哭也不呼吸，则应立即对婴儿进行急救。

5）不要剪断脐带（打活结或者应用一次性脐带夹处理脐带）。

6）产后处理。

① 用干净的毯子包好婴儿，将婴儿放在产妇的大腿内侧，头朝向产妇的脚部。脐带的长度大约为30cm，产妇能够将一只手放在婴儿身上，而用另一只手按摩子宫。

② 帮助产妇娩出胎盘。当婴儿出生后已经停止的分娩疼痛再次短暂出现时，胎盘开始娩出。在大多数情况下，将在婴儿出生后几分钟内娩出胎盘。让产妇轻柔地按摩靠近脐部的子宫顶部。将娩出的胎盘装入塑料袋内保存好。注意此时胎盘通过脐带仍然和婴儿连在一起，因此应当尽量将婴儿和胎盘放在产妇身旁，由陪同人员或医生照看。若没有陪同人员和医生，则由乘务员照看。

③ 控制产后出血。产妇在娩出胎盘时会伴有子宫流血，因此要将产妇身体擦干净，垫上干净的卫生巾。帮助产妇放低双腿、将其合拢，并垫高产妇的脚部，让产妇能够轻柔地按摩子宫顶部，帮助子宫收缩，减少流血。

④ 为产妇提供舒适环境。在整个分娩过程中和产后始终保持与产妇的接触，为产妇提供感情上的支持。尽可能保证产妇的舒适与温暖，若产妇需要，则给其提供饮料（牛奶、热水等）。

7）乘务员记录分娩过程中的各种情况并及时报告机长，同时机长通知地面医疗部门安排救护车、妇产科医生到站接机。到站后，乘务员将母子、胎盘和分娩情况记录单一并交给地面接机的医务人员，再由其送往医院检查。

第十八节　机上死亡

死亡是指生命活动的终止，标志着新陈代谢的停止。传统的死亡概念认为，心跳和呼吸完全停止，若不能再使其恢复，则可判断机体已经死亡。近年来，脑死亡作为判断死亡的标准，越来越被人们关注和接受。脑死亡是指包括大脑、小脑和脑干在内的全脑功能不可逆的完全丧失，也称全脑死亡。因此，呼吸、心跳、脑功能的停止被认为是人体死亡的标志。

人可能因为生理衰老而发生生理死亡或自然死亡；因为各种疾病造成病理死亡；因为机械的、化学的或其他因素造成意外死亡。虽然机组人员没有资格宣布一个人死亡，但还是有必要了解死亡的诊断标准和机上对死亡旅客的处置程序。

一、死亡过程及死亡的主要症状表现

死亡过程可分为三个阶段，即濒死期、临床死亡期和生物学死亡期。

1. 濒死期

濒死期又称临终状态，是生命活动的最后阶段，也是死亡过程的开始阶段。濒死期由于疾病末期或意外事故造成机体各系统的生理功能极度衰弱，中枢神经系统脑干以上部位的功能处于深度抑制状态。主要症状表现为意识模糊或丧失，各种反射减弱或迟钝，肌张力减退或消失，心跳减弱，血压下降，呼吸微弱或出现病理性呼吸（潮式呼吸及间断呼吸）。濒死期的持续时间可以因病人肌体状况及死亡原因而异，时间可以持续几秒钟至数小时，甚至更长。猝死等病人可以直接进入临床死亡期。濒死期生命处于可逆阶段，此时对病人进行及时有效的抢救治疗可以使生命复苏；反之，则进入临床死亡期。

2. 临床死亡期

临床死亡期中枢神经系统的抑制过程已经由大脑皮质扩散至皮层下部位，延髓处于极度抑制状态。主要症状表现为心跳、呼吸完全停止，瞳孔散大，各种反射消失，但是各种组织细胞仍有微弱而短暂的代谢活动，此时若及时对病人实施紧急心、肺、脑复苏，则还有恢复生命体征的可能。临床死亡期一般持续 5 ～ 6min，超过这个时限，大脑将发生不可逆的变化。但是在低温条件下，尤其是在头部降温、脑耗氧降低时，临床死亡期的持续时间可以长达 1h 或更久。

3. 生物学死亡期

生物学死亡期是由临床死亡期发展而来的，是死亡过程的最后阶段。生物学死亡期整个中枢神经系统及各器官的新陈代谢相继停止，并且出现不可逆的变化，整个机体已经不可能复活。主要症状表现为呼吸、心跳停止，各脏器功能消失。即使经过积极救治，脑细胞功能也不可能再恢复，等到心脏处于无脉性电活动状态，可以终止施行心肺复苏术。随着生物学死亡期的进展，相继出现早期尸体现象，即尸冷、尸斑和尸僵等；晚期尸体现象，即尸体腐败等。

二、假死

处于濒死期的病人，有时生命活动处于极度微弱状态，临床上的常规检查方法难以察觉生命指征的存在，外表看来病人好像已经死亡，而实际上还活着，这种状态称为假死。假死者如果经过及时救治就可以复活，有时也可自然复苏。发生假死的常见原因有机械性窒息、镇静安眠药中毒、一氧化碳中毒、电击、高低温损伤、脑震荡、癫痫、严重脱水、尿毒症、糖尿病昏迷、严重营养不良和强烈精神刺激等多种疾病或损伤，早产儿更易发生假死现象。

三、机上处置程序

飞机上若有旅客因伤（病）经急救无效死亡，应当启动机上死亡事件处置程序。

1. 飞机起飞前发生机上死亡事件处置程序

1）立即报告机长，停止起飞，请求医疗机构派人员上机处理。

2）乘务长填写机上事件报告单，并请机长、地面医务人员签字，交给相关部门。

3）乘务员应当隔离死亡人员，安抚其他旅客。

4）在尸体搬下飞机后，要求地面人员对客舱进行消毒。

2. 飞机在空中飞行时发生机上死亡事件处置程序

（1）机组人员机上死亡时

1）应当通知调度中心及目的地机场。

2）乘务组与飞行组合作将死亡人员隔离。

3）乘务长填写机上事件报告单，并请机长签字。

（2）旅客机上死亡时

1）有医生在场时的处置程序如下：

① 请医生帮助诊断旅客死亡。

② 若确认旅客已经死亡，乘务长填写机上事件报告单，并由死者家属（同行人员）、医生、机长、乘务长分别在相应位置签名，另外寻求至少两名见证人（旅客）签名确认。

③ 乘务长及时向机长汇报死者、死者家属（同行人员）、客舱旅客的情况，由机长与地面进行联系，并由机长决定飞机是否继续飞行、返航或备降。

④ 乘务员应当尽力帮助死者的亲友，并在医生的帮助下隔离好尸体。

2）无医生在场时的处置程序如下：

① 乘务员应当及时向机长汇报客舱救助情况，由机长与地面联系，尽快备降，并要求地面做好重症抢救准备。

② 尽可能由机长联络基地/到达站急救部门，取得其支持，并按照其指令行事。

③ 乘务员记录死者姓名、国籍、职业、身份和机上救护等情况。

④ 乘务长填写机上事件报告单，并请机长签字。

⑤ 乘务员应当尽力帮助死者亲友，并隔离好尸体。

⑥ 到达目的地后，乘务长协助机长向机场当局/警察/医务人员介绍情况，帮助善后处理，并要求地面人员在尸体搬下飞机后对客舱进行消毒。

3）飞行期间尸体的处置程序如下：

① 若有可能，则将尸体放在座位上，疏散周围旅客。

② 尸体应当使用安全带进行束缚，避免飞机落地时的冲击力造成尸体移动；使用毛毯

覆盖尸体至肩部，勿覆盖尸体头部，避免引起其他旅客的恐慌。

③ 若条件允许，则应尽量安排家属或医生在旁就座照看。

④ 飞机落地后，等待警方、检验检疫、机场急救部门等地面相关单位的指令，在未得到机长的许可前，不得搬动尸体。

第十九节 传 染 病

传染病一般是指能够传染给他人而且可能引起不同范围的流行与扩散的疾病。每一种传染病都有它特异的病原体，包括病毒、细菌、原虫或螺旋体等。传染病在病原体通过不同途径侵入人体后而发病。

传染病的发生与传播一般有三个基本环节，即传染源、传播途径、易感人群。这三个基本环节是密不可分的，只要切断其中任何一个环节，新的传染就不会发生。

民航运输飞行和通用飞行的航线遍及全国各地，国际航线已经通达五大洲，因此，传染病非常容易通过飞机或飞机上的人、动物、昆虫、植物、水等进行传播。民航总局明确规定航空公司有控制传染病流行的义务。因此，机组人员必须了解传染病的主要症状表现及应急处置程序。

一、传染病的主要症状表现

当没有专业医生在场时，飞机上若有旅客出现以下症状，则应怀疑其患有传染性疾病。

1）持续发热并伴有衰竭。

2）出现急性皮疹或发痒，伴有或不伴有发热。

3）严重腹泻，伴有虚脱或其他症状。

4）出现黄疸时伴有高热。

二、机上处置程序

1）适当的隔离。

2）单独收集该旅客接触过的物品并封存移交地面卫生防疫部门处理。

3）及时报告机长，并通知到达站所属航空卫生部门。

4）避免在机上造成恐慌和不安。

5）所有接触过传染病旅客的机组人员都应当按照要求前往医疗机构进行身体检查。

6）对飞机客舱进行适当的消毒处理。

7）飞行中疫情处置程序。

① 在飞行中发现鼠疫、霍乱等传染病旅客及疑似传染病旅客时，机长应当立即通过空中交通管制部门向进港机场现场指挥中心报告，并及时向机场交通检疫指挥组报告以

下内容：

a．公司、机型、机号、航班号。

b．始发机场、经停机场、目的地机场。

c．旅客人数和机组人数。

d．患病旅客的主要症状、体征、发病人数。

② 控制鼠疫、霍乱等传染病旅客及疑似传染病旅客所在的舱位。

③ 防止人员流动，控制机组人员进出驾驶舱。

④ 对传染病旅客、疑似传染病旅客采取就地隔离、消毒等医学措施，提供专用吐泻容器。封闭被污染的厕所，并对吐泻物进行采样留验。

⑤ 对可能污染的环境和传染病旅客的分泌物、排泄物进行消毒后集中处理。

⑥ 乘务员做好传染病旅客密切接触者的登记工作，确定密切接触者的原则是传染病旅客座位的前后三排和左右三排座位的旅客。

⑦ 将飞机停靠在指定机场或临时停靠点。

8）航班到达后疫情处理程序。

① 将传染病旅客及疑似传染病旅客移交机场防疫站，同时将密切接触者的名单一并交其备案。

② 对可能污染的飞机客舱由专业部门进行消毒。

思考与练习

1）简述不适合乘机的伤病类型。

2）简述晕厥的主要症状表现和在飞机上的抢救方法。

3）简述昏迷的主要症状表现和在飞机上的抢救方法。

4）简述休克的主要症状表现和在飞机上的抢救方法。

5）简述癫痫大发作的主要症状表现和在飞机上的抢救方法。

6）简述糖尿病高血糖昏迷的主要症状表现和在飞机上的抢救方法。

7）简述糖尿病低血糖昏迷的主要症状表现和在飞机上的抢救方法。

8）简述过度换气综合征的主要症状表现和在飞机上的抢救方法。

9）简述支气管哮喘的主要症状表现和在飞机上的抢救方法。

10）简述脑出血的主要症状表现和在飞机上的抢救方法。

11）简述胃出血的主要症状表现和在飞机上的抢救方法。

12）简述宫外孕破裂出血的主要症状表现和在飞机上的抢救方法。

13）简述各度烧烫伤在飞机上的抢救方法。

14）简述心绞痛的主要症状表现和在飞机上的抢救方法。

15）简述急性心肌梗死的主要症状表现和在飞机上的抢救方法。

16）简述急腹症的主要症状表现和在飞机上的抢救方法。

17）简述急性酒精中毒的主要症状表现和在飞机上的抢救方法。

18）简述毒品反应的主要症状表现和在飞机上的抢救方法。

19）简述低血糖症的主要症状表现和在飞机上的抢救方法。

20）简述经济舱综合征的主要症状表现和在飞机上的抢救方法。

21）简述临产的主要症状表现和分娩在飞机上的抢救方法。

22）简述机上旅客死亡的处置程序。

23）简述传染病的主要症状表现和在飞机上的处置程序。

第十章 实操训练

知识目标

- 掌握动脉血压的测量方法。
- 掌握止血术、包扎术、固定术、搬运术的操作方法。
- 掌握心肺复苏的操作步骤。
- 掌握气道异物梗阻的抢救方法。

能力目标

- 能够正确、熟练地测量动脉血压。
- 能够根据伤情采取正确的止血、包扎、固定和搬运方法。
- 能够及时辨别体征并及时、正确、熟练地操作心肺复苏术。
- 能够根据伤病旅客的状况采取正确的气道异物梗阻抢救技术进行急救。

实训一 动脉血压测量训练

一、实训目的

通过本项目的实践训练，学生能够熟练地掌握测量动脉血压的方法和技能。

二、实训设备

表式血压计、听诊器、记录本、笔。

三、实训内容

动脉血压的测量方法。

四、实训方法与步骤

角色扮演：学生甲——乘务员；学生乙——伤病旅客。

1）测量前，让伤病旅客休息 15min。

2）伤病旅客取坐位或仰卧位，露出上臂，将衣袖卷至肩部，伸直肘部，手掌向上。

3）将血压计的臂带平整无折地缠于上臂，臂带下缘距肘窝 2 ～ 3cm，松紧程度以能够放入一根手指为宜。

4）戴好听诊器，在肘窝内侧处摸到肱动脉搏动点，将听诊器胸件紧贴肱动脉处，测量者一只手固定胸件，另一只手关闭气门的螺旋帽，握住输气球向臂带内打气直至肱动脉搏动音消失，再将压力升高 20 ～ 30mmHg。

5）加压停止后以每秒 2 ～ 4mmHg 的速度慢慢松开气门，使压力表指针缓慢下降，并注视指针所指的刻度。通过听诊器听到第一声搏动音时，指针所指刻度为收缩压，当搏动音突然变弱或消失，此时指针所指刻度为舒张压。

6）连续测量 2 ～ 3 次，取其最低值。当发现血压测量值超出正常范围时，应当让受试者休息 10min 再复测。在休息期间，可以解下臂带。

7）测量完毕，排除臂带内余气，拧紧气门的螺旋帽，将血压计收好。

8）将测得的数值按照要求记录，即表示为收缩压 / 舒张压。

五、注意事项

1）保持课堂安静，以便能够准确听到动脉搏动音。

2）上臂位置应当与心脏位置在同一水平位置上。

3）听诊器的胸件应当放于肱动脉搏动处，不可用力压迫动脉，也不可放于臂带下面。

4）测量血压前受试者要保持安静，排除精神紧张等因素的影响。

5）如果一次没有测量准确需要重复测量，则压力表指针必须降至“0”点。

6）测量完毕，将血压计收好。

六、实训考核

考核前，教师先正确示范动脉血压的测量步骤，并讲解操作中的要点，然后学生进行分组练习，每个学生可以测量一人或多人的动脉血压。考核时，教师安排每个学生随机测量一人或多人的血压，根据测量情况，给予相应分数。

实训二　外伤急救技术训练

一、实训目的

通过本项目的实践训练，学生能够正确、熟练地掌握止血术、包扎术、固定术、搬运术的操作方法，为其将来能够在飞机上对突发意外伤害的旅客正确实施急救做好准备。

二、实训设备

无菌敷料或无菌纱布块、医用橡胶手套、绷带、三角巾、止血带（橡皮管止血带或表带式止血带）、手臂夹板、腿部夹板、绞棒。

三、实训内容

止血术、包扎术、固定术、搬运术的操作方法。

四、实训方法与步骤

角色扮演：学生甲——乘务员；学生乙——伤病旅客。

1. 止血术

（1）指压止血法（间接指压法）

1）颞浅动脉止血。用拇指或食指在耳屏前稍上方正对下颌关节的颞动脉用力压在颞骨上（图 8-4）。

2）颌外动脉止血。用拇指或食指在下颌角前约半寸处，将颌外动脉用力压在下颌骨上（图 8-5）。

3）颈总动脉止血。将拇指或其余四指放在气管外侧与胸锁乳突肌前缘之间的沟内可以触摸到颈总动脉，将伤侧颈总动脉向颈后压迫止血（图 8-6）。

4）锁骨下动脉止血。用拇指在锁骨上凹处摸到动脉搏动，其余四指放在伤病旅客颈后，用拇指向凹处下压，将动脉血管压向深处的第一肋骨上止血（图 8-7）。

5）肱动脉止血。将上肢外展外旋，曲肘抬高上肢，用拇指或其余四指在上臂肱二头肌内侧沟处施以压力，将肱动脉压在肱骨上止血（图 8-8）。

6）尺动脉、桡动脉止血。将伤病旅客的手臂抬高，用双手拇指分别压迫其手腕横纹上方的内、外侧搏动点（尺动脉、桡动脉）止血（图 8-9）。

7）指动脉止血。将伤指抬高，可以自行用健侧的拇指和食指分别压迫伤指指根的两侧（图 8-10）。

8）股动脉止血。在腹股沟中点稍下方大腿根处可以触摸到一个强大的搏动点（股动脉），用双手拇指重叠对该搏动点施以重力压迫止血（图 8-11）。

9）足背动脉、胫后动脉止血。用双手食指或拇指分别压迫足背中间近脚腕处（足背动脉）和足跟内侧与内踝之间（胫后动脉）止血（图 8-12）。

（2）加压包扎止血法

在伤口上覆盖无菌敷料后，再用无菌纱布块折叠成相应大小的垫置于无菌敷料上面，然后再用绷带、三角巾等紧紧包扎，以停止出血为度（图 8-13）。

（3）止血带止血法

1）表带式止血带止血。在使用表带式止血带止血之前先在伤侧需要使用止血带的部位（上臂和大腿的上部）用纱布或三角巾垫好，然后再将止血带缠绕在伤侧肢体伤口的上部，一端穿进扣环并拉紧，直至伤口停止出血（图 8-14）。

2）橡胶管止血带止血。在使用橡胶管止血带止血之前，先在需要使用止血带的部位（上臂和大腿的上部）用纱布或三角巾垫好，然后再用左手拇指、食指、中指拿住橡胶管止血带头端，用右手拉紧橡胶管止血带缠绕肢体两圈，并将橡胶管止血带末端放入左手食指、中指之间拉回固定（图 8-15）。

3）布带止血带止血。在需要使用止血带的部位垫好衬垫，将三角巾折叠成条带状缠绕在伤口的上方（近心端），缠绕肢体一圈，两端向前拉紧，打一个活结。将一根绞棒（勺把、竹棍、铅笔、筷子等）插入活结的外圈内，然后提起绞棒旋转绞紧，直至伤口停止出血。之后，再将绞棒的另一端插入活结的内圈固定，最后将条状带两端缠绕在绞棒上，将绞棒固定在肢体上即可（图 8-16）。

（4）加垫屈肢止血法

加垫屈肢止血法用于无骨折和关节损伤的四肢动脉出血的紧急处理。在关节处垫以棉垫卷或绷带卷，将关节尽力屈曲，并用绷带或三角巾将肢体固定于屈曲位，借衬垫物压住动脉，达到止血的目的（图 8-17）。

2. 包扎术

（1）绷带包扎

1）环形包扎法。包扎时，将绷带头斜放并用手压住，将绷带卷绕肢体一圈，再将绷带头的一个小角反折过来，然后继续绕圈包扎，后一圈遮盖前一圈，包扎 3 ~ 4 圈即可（图 8-19）。环形包扎法适用于头额部、手腕和小腿下部等粗细均匀部位伤口的包扎。

2）螺旋形包扎法。包扎时以环形包扎法开始，然后将绷带向上斜形缠绕，后一圈遮盖前一圈的 1/3 ~ 1/2（图 8-20）。螺旋形包扎法适用于上臂、手指和大腿下段肢体等粗细相差不多部位伤口的包扎。

3）螺旋反折包扎法。包扎时以环形包扎法开始，然后用一个拇指压住绷带，将其上缘反折，后一圈遮盖前一圈的 1/3 ~ 1/2，每一圈的转折线都应当相互平行（图 8-21）。螺旋反折包扎法适用于前臂、大腿和小腿等粗细相差较大部位伤口的包扎。

4）“8”字形包扎法。包扎时从关节下方开始，首先做环形包扎，然后在关节弯曲处由下而上、由上而下地来回做“8”字形缠绕，逐渐靠近关节，最后以环形包扎法结束（图 8-22）。“8”字形包扎法适用于包扎肘、膝、腕、踝、肩、髋等关节部位。

（2）三角巾包扎方法

1）头顶帽式包扎法。将三角巾的底边折叠成两指宽，其边缘放在前额齐眉处，将三角巾的顶角拉向脑后，将三角巾的两端经两耳上方拉向后头部交叉并压住顶角，再绕回前额相遇时打结，顶角拉紧并掖入头后部交叉处（图 8-24）。头顶帽式包扎法适用于包扎头顶部外伤。

2）双眼包扎法。将三角巾折叠成三指宽的带状巾，中段放在头后枕骨上，两旁分别从耳下拉向眼前，在双眼之间交叉，再持两端分别从耳上拉向头后枕骨下部打结固定（图 8-26）。双眼包扎法适用于包扎单眼或双眼外伤。

3）单肩包扎法。将三角巾折叠成燕尾巾，将燕尾夹角放在肩上对准伤侧颈部，燕尾底边两角包绕上臂上 1/3 处并打结，再拉紧两个燕尾角，分别经胸部背部在对侧腋下打结（图 8-27）。单肩包扎法适用于包扎一侧肩部外伤。

4）侧胸包扎法。将三角巾的顶角放在伤侧的肩上，使三角巾的底边正中位于伤部下侧，将底边两端绕下胸部至背后打结，然后将三角巾顶角的系带穿过三角巾的底边与其固定打结（图 8-28）。侧胸包扎法适用于包扎一侧胸部外伤。

5）胸（背）部包扎法。将三角巾折叠成燕尾巾，包扎胸部时，将燕尾巾的中央放在胸前，夹角对准胸骨上凹，两燕尾角过肩于背后，再将燕尾角系带、围胸在背后相遇时打结；包扎背部时，将燕尾巾中央调到背部即可（图 8-29）。胸（背）部包扎法适用于包扎胸（背）部外伤。

6）腹部包扎法。将三角巾底边横放于上腹部，顶角向下，两底角围绕到腰部后面打结，顶角由两腿之间拉向后面与两底角连接处打结。当发现腹部有内脏脱出时，不要马上送回腹部，以免引起腹腔感染，可以将脱出的内脏先用大块敷料覆盖加以保护，然后用饭碗、茶缸等容器扣住，再用三角巾包扎腹部（图 8-30）。腹部包扎法适用于包扎腹部伤口。

7）手足包扎法。将三角巾底边向上横放于腕部或踝部，将手掌或足底向下放在三角巾的中央，手指或足趾尖对向三角巾的顶角，再将顶角折回覆盖在手背或足背上，然后将两底角在手背或足背上交叉压住顶角，再绕腕部或踝部一圈后在手掌侧或足背侧打结，打结后将顶角折回打在结内（图 8-31）。手足包扎法适用于包扎手部或足部外伤。

8）膝部（肘部）包扎法。将三角巾折叠成宽度适当的带状巾，将其中段斜放于伤部，两端向后交叉缠绕，返回时两端分别压于中段的上下两边，包绕肢体一圈在肢体外侧打结（图 8-32）。膝部（肘部）包扎法适用于包扎膝部或肘部外伤。

3. 固定术

（1）锁骨骨折固定

用一条三角巾屈肘位悬吊托起伤侧肢体，另一条三角巾折叠成宽带（带状三角巾）在伤肢肘关节上方将其固定于躯干部（图 8-39）。

（2）上臂骨折固定

有夹板时，可以用两条三角巾（绷带卷）和一块夹板将伤肢固定，然后用一条带状三角巾的中间悬吊前臂，用小悬臂带将前臂悬吊于胸前，最后用一条带状三角巾分别绕过胸部背部于健侧腋下打结。无夹板时，可以用一条带状三角巾将伤肢固定于胸部，宽带中央要正对骨折处，绕过胸部在对侧腋下打结，再用三角巾以小悬臂带将前臂悬吊于胸前（图 8-40）。

（3）上臂下段骨折固定

现场固定可以直接用三角巾或围巾等将伤肢固定于躯干，露出指端，以便检查末梢血液循环情况（图 8-42）。

（4）前臂骨折固定

有夹板时，将两块有垫夹板分别放在前臂的掌侧和背侧，板长从肘到掌，前臂处于中立位，屈肘 90° 拇指朝上，用三角巾或绷带捆绑固定，再用三角巾大悬臂带将前臂悬吊于胸前，最后用一条带状三角巾绕过胸部、背部于健侧腋下打结固定。无夹板时，可以直接用三角巾大悬臂带将伤肢前臂悬吊于胸前，再用一条带状三角巾绕过其胸部、背部于健侧腋下打结固定（图 8-43、图 8-44）。

（5）手腕部骨折固定

用一块有垫夹板放在前臂和手的掌侧，患手握绷带卷，再用绷带缠绕固定，然后再用三角巾大悬臂带将患臂悬吊于胸前（图 8-45）。

（6）大腿骨折固定

使伤病旅客仰卧，有夹板时，用一块长夹板（长度为伤病旅客的腋下至外踝）放在伤肢外侧，另用一块短夹板（长度为大腿根部至内踝）放在伤肢内侧，用七条带状三角巾固定，首先固定骨折上下两端，然后依次固定腋下、腰部、髋部、小腿及踝部。注意要在关节突出部位放置软垫加以保护。若只有一块夹板，则应放在伤肢外侧，从腋下至外踝，内侧夹板用健肢代替，两下肢之间加衬垫，固定方法同上。趾端外露，以便检查末梢血液循环情况（图 8-47）。

无夹板时，可以用四条带状三角巾自健侧肢体膝下、踝下穿入将双下肢固定在一起。注意要在两膝、两踝及两腿之间垫好衬垫，依次固定骨折上下两端、小腿、踝部，固定带的结打在健侧肢体外侧，用“8”字形包扎法固定足踝。趾端外露，以便检查末梢血液循环情况（图 8-48）。

（7）小腿骨折固定

小腿骨折固定方法与大腿骨折固定方法相似，区别只是小腿骨折固定伤肢的外侧夹板长度是从伤侧髋关节到外踝，在两膝、两踝及两腿之间垫好衬垫。用五条带状三角巾固定，首先固定骨折上下两端，然后固定髋部、大腿及踝部，踝部用“8”字包扎法固定。趾端外露，以便检查末梢血液循环情况（图 8-49）。

无夹板时，可以用健肢固定，固定方法与大腿骨折固定方法相似。可以用四条带状三角巾固定，首先固定骨折上下两端，然后固定大腿，踝关节用“8”字法固定。趾端外露，以便检查末梢血液循环情况（图 8-50）。

（8）颈椎骨折固定

1）脊柱板固定。双手牵引伤病旅客头部恢复颈椎轴线位，用颈托或者自制颈套固定，保持伤病旅客身体长轴一致位侧翻，放置脊柱固定板平卧位，将伤病旅客平移至脊柱板上。首先将伤病旅客的头部固定，然后用宽带将伤病旅客双肩、骨盆、双下肢及足部固定在脊柱板上，以免在运输中颠簸、晃动（图 8-51）。

2）木板固定。将伤病旅客平移至一块长度、宽度与伤病旅客身高、肩宽相仿的木板上，伤病旅客头颈部、足踝部及腰后空虚处要垫实，双肩、骨盆、双下肢及足部要用宽带固定在木板上，以免在运输中颠簸、晃动，双手用绷带固定放于身体前方（图 8-52）。

4．搬运术

（1）单人徒手搬运

1）扶持法。乘务员站在伤病旅客的一侧，使伤病旅客靠近乘务员一侧的手臂抱着乘务员的颈部，然后乘务员再用自己外侧的手拉住伤病旅客的手腕，用另一只手绕过伤病旅客的背部抱住伤病旅客的腰，使伤病旅客的重量略加于自己身上，扶起伤病旅客行走，两人协调缓行。扶持法适用于伤势轻、神志清醒而又能自己站立行走的伤病旅客（图 8-54）。

2）抱持法。乘务员用一只手托住伤病旅客的背部，用另一只手托住伤病旅客的大腿，将伤病旅客抱起。抱持法适用于伤势轻、神志清醒但是身体较软弱的伤病旅客（图 8-55）。

3）背负法。伤病旅客双手抱着乘务员的颈部，乘务员双手向后抱住伤病旅客的臀部或者双手向前抱住伤病旅客的腿弯处。背负法适用于伤势轻、神志清醒但是身体较软弱的伤病旅客（图 8-56）。

4）爬行法。将伤病旅客的双腕用布带或带状三角巾捆绑于胸前，乘务员骑跨跪于伤病旅客躯干的两侧，将伤病旅客的双手套于乘务员颈部，乘务员双手着地，或者用一只手保护伤病旅客的头颈部而用另一只手着地，使伤病旅客的头部、颈部、肩部离开地面，拖带伤病旅客爬行前进。爬行法适用于在狭小的空间及火灾烟雾现场的伤病旅客的搬运（图 8-57）。

（2）双人徒手搬运

1）椅托式。两名乘务员相对而立，各自用一只手握住对方的前臂，另一只手搭在对方的肩上然后蹲下，伤病旅客坐在乘务员相互握紧的手上，伤病旅客的背部支撑在乘务员各自的另一只手臂上，伤病旅客的双手分别搭在两名乘务员肩上。两名乘务员同时站起，行走时同时迈出外侧的腿，保持步调一致。托椅式抱持法适用于神志清醒、有足部损伤而行走困难的伤病旅客（图 8-58）。

2）拉车式。两名乘务员，其中一人站在伤病旅客背后，两手从伤病旅客的腋下插入，将伤病旅客抱在胸前，另一个人反身站在伤病旅客两腿中间，用双手抓住伤病旅客的两膝关节，慢慢地将伤病旅客抬起。两名乘务员一前一后地行走，保持步调一致。拉车式抱持法适用于意识不清的伤病旅客（图 8-59）。

3）轿杠式。两名乘务员面对面各自用右手握住自己的左手腕，再用左手握住对方右手腕，然后蹲下，伤病旅客坐在乘务员相互握紧的手上，伤病旅客的双手分别搭在两名乘务员肩上。两名乘务员同时站起，行走时同时迈出外侧的腿，保持步调一致。轿杠式抱持法适用于神志清醒、有足部损伤而行走困难的伤病旅客（图 8-60）。

（3）多人徒手搬运

1）胸腰椎骨折伤病旅客的搬运。三名乘务员同时单膝跪在伤病旅客未受伤的一侧，分别在伤病旅客的颈部与背部、腰部与臀部、膝部与踝部将双手平伸到伤病旅客的对侧，手掌向上抓住伤病旅客，由中间的乘务员指挥，三名乘务员同时站起，同时用力，保持伤病旅客的脊柱处于中立位，抬起伤病旅客，齐步前进，以保持伤病旅客的躯干不被扭转或弯曲。若需要将伤病旅客放下，则可按照相反的顺序进行（图 8-61）。

2）颈椎骨折伤病旅客的搬运。一名乘务员单膝跪在伤病旅客的头部前面，用双手固定伤病旅客的头颈部，有条件时可以用颈托。同时，其他三名乘务员单膝跪在伤病旅客未受伤的一侧，分别在伤病旅客的肩部和背部、腰部和臀部、膝部和踝部将双手平伸到伤病旅客的对侧，手掌向上抓住伤病旅客，由头部的乘务员指挥，四名乘务员同时站起，同时用力，保持伤病旅客的脊柱处于中立位，抬起伤病旅客，齐步前进，以保持伤病旅客的躯干不被扭转或弯曲。如果需要将伤病旅客放下，则可按照相反的顺序进行（图 8-62）。

五、注意事项

1）使用间接指压法止血时，按压动脉的部位要准确；使用止血带止血时，上肢应扎在上臂上 1/3 处，下肢应扎在大腿中上 1/3 处，并标明上止血带的时间。

2）包扎时应当做到快、准、轻、牢和美观，无菌敷料需包入绷带内。

3）骨折固定若使用夹板，则要在夹板和肢体之间放衬垫，固定应当松紧适宜。

4）双人徒手搬运伤病旅客时，两名乘务员应当紧密配合，以避免伤病旅客出现二次损伤的发生。

六、实训考核

考核前，教师先正确示范四项技术（止血术、包扎术、固定术、搬运技术）中每种方法的具体操作方法和步骤，并讲解每种方法的适用范围及操作中的要点，然后学生分组（一般 2 ～ 3 人）进行练习。考核时，教师安排学生 2 ～ 3 人进行组合，以抽题的方式（四项技术中根据情况每个技术 1 题或多题）分别按照题目要求在规定时间内独自（或配合）完成四项技术的考核操作。教师根据学生的操作情况，给予相应分数。

实训三　心肺复苏术训练

一、实训目的

通过本项目的实践训练，学生能够熟练掌握心肺复苏术的操作方法，掌握胸外心脏按压、开放气道、人工呼吸的操作方法和技巧，能够单独或者配合完成心肺复苏抢救任务。

二、实训设备

心肺复苏人体模型、地垫、人工呼吸膜。

三、实训内容

心肺复苏技术练习。

四、实训方法与步骤

角色扮演：学生甲——乘务员；心肺复苏人体模型——伤病旅客。

1. 判断现场环境是否安全，并做好自我防护措施

确认现场周围环境安全、无障碍，戴上一次性医用手套做好自我防护措施。

2. 判断伤病旅客反应（意识）

用双手轻拍伤病旅客双肩，同时在伤病旅客耳边大喊："先生 / 女士，我是乘务员，您怎么了？您还好吗？您能够听见我说话吗？" 同时还应观察伤病旅客有无睫毛反射、四肢有无活动等（图 8-63）。

3. 判断呼吸

从胸至腹、从腹至胸来回扫视伤病旅客胸腹部 10s，同时口中数着"1001、1002、1003、1004、1005"（从胸至腹），"1006、1007、1008、1009、1010"（从腹至胸），至少判断 8s，才能作出伤病旅客无呼吸、无反应（脉搏）的判断。

4. 立即呼救（启动呼救系统）

在地面上，立即高声呼救："快来人呀，救命！（这里有人晕倒了！）我是乘务员！请这位先生 / 女士帮忙拨打急救电话 120，并将结果告诉我！请这位先生 / 女士帮我取来除颤器！现场会急救的请过来帮忙！"（图 8-64）。

5. 胸外按压

在伤病旅客胸部两个乳头连线中点放置一只手的掌根部，双手掌根重叠，十指相扣，

翘起，手臂伸直，垂直向下、用力、有节奏地按压30次。在进行胸外按压的同时，口中数着“01、02、03、…、30”（图8-70）。

6. 检查清理口中异物

用双手大拇指按压伤病旅客的下颌并向下压，其余手指放在伤病旅客脸上（操作时，两只手臂要抬起，不要触碰伤病旅客身体），检查伤病旅客口中有无异物（图8-72）。

7. 开放气道

将靠近伤病旅客头部的手臂肘关节着地做支撑，并用该侧手的手掌外侧缘（小鱼际部位）按压伤病旅客头部（额头），同时另一只手的两根手指并拢（食指和中指）放在伤病旅客的下颌，将下颌往上抬至伤病旅客鼻孔朝天（成人的下颌角与耳垂的连线与地面垂直，儿童的下颌角与耳垂的连线与地面成60°，婴儿的下颌角与耳垂的连线与地面成30°）即可（图8-73）。

8. 人工呼吸

在伤病旅客口上放上呼吸膜，用放在伤病旅客头部的手的拇指和食指捏紧伤病旅客的鼻翼，然后吸一口气，用双唇包严伤病旅客口唇周围，缓慢吹气1s，至伤病旅客的胸腹部稍微隆起即可。吹完气后松开伤病旅客的鼻翼，吹第二口气时再捏紧伤病旅客的鼻翼。注意吹气时要捏紧鼻翼，吹完气后要放开鼻翼（图8-74）。

9. 五组循环后评估伤病旅客（检查脉搏和呼吸）

胸外心脏按压与人工呼吸交替进行，五个周期的循环结束后，再次检查伤病旅客的脉搏和呼吸。一只手触摸伤病旅客一侧颈动脉搏动，同时口中数着“1001、1002、1003、…、1008”，若伤病旅客的脉搏和呼吸恢复，则说明心肺复苏成功，合上伤病旅客的衣物，将伤病旅客置于侧卧位（复原体位）。

五、注意事项

心肺复苏为了保证组织、器官的血流灌注，必须实施有效的胸外按压。有效的胸外按压必须快速、有力。

1）成人按压频率为100～120次/min。

2）按压深度为5～6cm。

3）每次按压后胸廓应当完全回弹，按压与放松时间大致相等。

4）胸外按压时尽量避免中断。

5）避免过度通气。

六、实训考核

考核前，教师先正确示范心肺复苏技术的操作步骤，并讲解操作中的要点，然后学生逐一进行练习。考核时，教师让学生独自在规定时间内完成整个操作（一般 2 ~ 3min 完成 5 组循环）。教师根据学生的操作情况，给予相应分数。

实训四　气道异物梗阻技术训练

一、实训目的

通过本项目的实践训练，学生能够熟练地掌握对各种异物梗塞进行抢救的操作方法和技巧。

二、实训设备

婴儿异物梗塞模型、活动桌椅。

三、实训内容

各类人群严重气道梗阻的抢救方法。

四、实训步骤

角色扮演：学生甲——乘务员；学生乙——伤病旅客。

1. 轻度气道梗阻

鼓励伤病旅客用力咳嗽，自己将异物咳出，但是不要拍其后背或者加以干扰，直到异物被咳出。

2. 严重气道梗阻（意识清楚的成人和一岁以上儿童）

（1）背部叩击法

乘务员站在伤病旅客一侧，稍靠近伤病旅客的背后，使伤病旅客上半身前倾，乘务员用一只手支撑其胸部（图 8-80），用另一只手的掌根部在其背部两块肩胛骨之间进行 5 次大力叩击，促使其咳嗽，将异物咳出（图 8-81）。

（2）腹部冲击法

1）互救腹部冲击法具体方法是：伤病旅客立位或坐位，乘务员站在伤病旅客的背后，双臂环绕伤病旅客的腰部，使伤病旅客弯腰、头部前倾。乘务员一只手握空心拳，拳眼顶住伤病旅客肚脐上两横指处（图 8-82），另一只手紧握此拳，快速有力、有节奏地向内、向上冲击 5 次（图 8-83）。

2）自救腹部冲击法具体方法是：伤病旅客本人一只手握空心拳，拳眼置于伤病旅客肚脐上两横指处（图 8-84），另一只手紧握此拳，双手同时快速有力、有节奏地向内、向上冲击 5 次（图 8-85）。还可选择将上腹部抵压在坚硬的物体上，如椅背、桌边等，连续向内、向上冲击 5 次（图 8-86）。若冲击 5 次无效，可以重复操作若干次，直至将气道内的异物清除为止。

（3）胸部冲击法

胸部冲击法适用于不宜采取腹部冲击法的伤病旅客，如孕妇、肥胖者等。胸部冲击法的施救姿势与腹部冲击法的施救姿势相同，区别在于按压部位不同。胸部冲击法的按压部位在胸骨中部，连续向内、向上冲击 5 次（图 8-87）。

3. 严重气道梗阻（意识清楚的婴儿和一岁以下的幼儿）

交替使用背部叩击法和胸部冲击法来解除气道异物梗阻。具体方法是：将婴儿脸朝下倒置在乘务员大腿上，乘务员用一只手支撑婴儿的下颚、头颈及胸部，另一只手的掌根在婴儿的两块肩胛骨之间拍击 5 次（图 8-88）。将婴儿仰卧，再将中指和无名指并拢在婴儿两个乳头连线中点处的胸骨上冲击按压 5 次（图 8-89）。重复进行背部叩击 5 次和胸部冲击 5次，直到气道内的异物被清除为止。注意观察婴儿，帮助婴儿将口中异物取出（图 8-90），确定其已经恢复自主呼吸。

4. 严重气道梗阻（失去意识）

对无意识或者在腹部冲击时（婴儿在背部叩击和胸部冲击时）意识丧失的气道梗阻者使用胸部按压法，操作方法与心肺复苏的操作方法相同（图 8-91）。

五、注意事项

1）要辨清是轻度气道梗阻，还是严重气道梗阻。若是轻度气道梗阻，则人体自身清除梗阻能力比外人采用的方法更有效；若是严重气道梗阻，则应立即实施急救。

2）背部叩击时，乘务员掌根部距离伤病旅客背部两肩胛骨之间要稍高一些，并大力叩击。

3）互救腹部冲击时，乘务员空心拳拳眼应当置于伤病旅客脐上二横指处。

4）实施背部叩击法、互救腹部冲击法或胸部冲击法时，若伤病旅客出现咳嗽症状，即可停止操作。

5）实施互救腹部冲击法或胸部冲击法时，乘务员在伤病旅客身后一脚并置伤病旅客两脚之间呈弓字步，以保护自己和伤病旅客，防止跌倒引起二次损伤。

六、实训考核

考核前，教师应先正确示范每种严重气道异物梗阻抢救方法的操作步骤，并讲解操作中的要点，然后学生分组进行练习。考核时，教师让学生独自或两人进行组合，以抽题的方式分别按照题目要求完成所抽题目的操作考核。教师根据学生的操作情况，给予相应分数。

参 考 文 献

崔学民，湛明，2014．机上急救 [M]．北京：国防工业出版社．

大连海事大学，2008．精通急救 [M]．大连：大连海事大学出版社．

刘平，2003．航空医学 [M]．成都：西南交通大学出版社．

刘平，王树明，2015．民航空勤人员航空医学 [M]．北京：中国民航出版社．

刘玉梅，2007．民航乘务员培训教程 [M]．北京：中国民航出版社．

上海红十字会，2008．现场初级救护手册 [M]．上海：上海交通大学出版社．

王利艳，2015．民航客舱救护 [M]．北京：中国民航出版社．

吴小兰，2008．船舶精通急救 [M]．武汉：武汉理工大学出版社．

吴小兰，2013．精通医疗急救 [M]．武汉：武汉理工大学出版社．

姚红光，李程，2013．航空卫生保健与急救 [M]．北京：旅游教育出版社．

湛明，潘应平，2009．实用航空医学基础 [M]．北京：国防工业出版社．

张作明，李松林，2005．航空航天临床医学航空航天临床医学 / 航空航天医学全书 [M]．西安：第四军医大学出版社．

郑静晨，张利岩，陈秀荣，2009．实用急救护理与操作流程手册 [M]．北京：人民军医出版社．

中国红十字会总会，2009．救护师资培训教材 [M]．北京：社会科学文献出版社．

中国红十字会总会，2015．师资培训教程（二）心肺复苏与创伤救护 [M]．北京：人民卫生出版社．

中国红十字会总会，2015．师资培训教程（三）常见急症与避险逃生 [M]．北京：人民卫生出版社．

中国民用航空局职业技能鉴定指导中心，2005．民航乘务员 [M]．北京：中国民航出版社．

附　　录

附录 1　卫生防疫包内物品性能指标

卫生防疫包内物品性能指标

名称	配备数量	性能指标	质量说明
消毒凝固剂	100g	① 剂型：粉剂； ② 具有吸水作用，吸水倍率≥30g/g，吸水速度≤50s； ③ 具有凝胶化作用； ④ 对常见致病菌具有抑菌作用； ⑤ 对飞机材料无严重腐蚀性，不导致漆层软化，对舱内各种设施表面颜色无明显影响	产品应取得卫生部指定卫生用品鉴定实验室有关有效氯、稳定性和抑菌效果的检验报告，抑菌率应≥50%；有效氯含量5%～10%；稳定性：在有效期内，产品有效氯≥4%
表面清理消毒片	有效成分1～3g	① 剂型：片剂； ② 具有高效消毒效果，有效氯含量1～3g，消毒作用时间3～5min； ③ 对飞机材料无严重腐蚀性，不导致漆层软化，对舱内各种设施表面颜色无明显影响	产品应取得卫生部消毒卫生许可批件
皮肤消毒擦试纸巾	10块	① 可杀灭常见致病菌； ② 无菌，使用安全； ③ 对皮肤无刺激	产品应取得卫生部消毒卫生许可批件
医用口罩	1副	医用N95口罩	生产厂家应取得生产许可证 产品应取得医疗器械许可证
眼罩	1副	① 材质清洁、对人体无毒无害； ② 有遮挡作用； ③ 具有防雾功能	生产厂家应取得生产许可证
医用橡胶手套	2副	应符合医用手套性能要求，可防止化学物、血液渗透	生产厂家应取得生产许可证
防渗透橡胶（塑料）围裙	1条	① 材质为医用防护服材料； ② 长度达到膝盖处； ③ 具有较好的强度/重量比值和柔韧性； ④ 耐高强度的液体冲击性；可有效预防血液、水、油、酸碱溶液等渗透性物质	生产厂家应取得生产许可证
吸水纸（毛巾）	2块	① 材质为聚丙烯高分子吸水材料； ② 规格为20cm×20cm； ③ 每片至少吸附100mL液体	

续表

名称	配备数量	性能指标	质量说明
便携拾物铲	1套	具有铲、刮、拾物的功能	
生物有害物专用垃圾袋	1套	① 材质：医用垃圾袋材料（规格2.5丝）； ② 尺寸：58cm×70cm； ③ 颜色：黄色； ④ 印有警示标识； ⑤ 垃圾袋上应当系中文标签，中文标签的内容应当包括：航空公司、航班号、产生日期、垃圾（污物）类别、操作人等	
使用说明书	1份	有明确的图文（中英文）对照的使用方法	
紧急医学事件报告单	1份	内容及格式见附录3	

附录 2　卫生防疫包的外包装式样和标示

卫生防疫包的外包装式样和标示

卫生防疫包

Universal Precaution Kit

(航空专用)

内含 Contains

- 消毒凝固剂　Dry powder　[illegible]
- 医用口罩、眼罩　Face mask and Glasses　1
- 医用橡胶手套　Gloves　2
- 吸水纸（毛）巾　absorbent towels　2
- 使携拾物铲　Pick-up scoop with scraper　1
- 皮肤消毒擦拭纸巾　Skin wipes　10
- 防渗透橡胶（塑料）围裙　Protective apron　1
- 表面清理消毒片　Germicidal tablet　[illegible]
- 生物有害物专用垃圾袋　Bio-hazard dispossai waste bag　1
- 紧急医学事件报告单　The record of emergency in flight　1

卫生防疫包外包装标示（正面）

适用范围 Usage

- 用于飞机座舱内人员产生液体污物的处理，如血流、尿液、呕吐物、分泌物等
  Used to clean up any potentially infectious body fluids such as blood, urine, vomit and faeces
- 客舱机组成员在护理疑似传染病人时的个人防护
  Used to protect the cabin crew caring for potentially infectious cases of suspected communicable diseases

使用说明 Instructions

依次穿戴口罩、眼罩、手套、围裙；
Put on FACE MASK, GLASSES, GLOVES and PROTECTIVE APRON in turn.

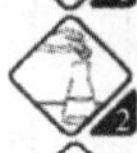

配制消毒液（取1片消毒片放入250-500毫升清水中）；
Prepare DISINFECTANT SOLUTION (Put a piece of GERMICIDAL TABLET into 250~500mL water).

将消毒凝固剂均匀覆盖污物3~5min，使其凝固化；
Sprinkle DRY POWDER over spilled area for 3~5min. Allow liquid to congeal.

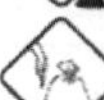

将凝胶固化的污物铲入生物有害物专用垃圾袋；
Remove gelled material with PICK-UP SCOOP to BIO-HAZZRD DISPOSAL WASTE BAG.

用消毒液浸泡过的吸水纸（毛）巾对污物污染区消毒两次，每次5min，再用清水清洗2遍；
Disintect contaminated surface area with absorbent towel dipped in DISINFECTANT SOLUTION and wipe up with water twice last.

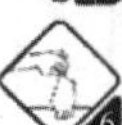

脱掉手套、围裙，用擦拭纸巾擦手消毒，再依次脱下眼罩、口罩，最后用擦拭纸巾擦手及可能接触到污染物的部位；
Put off GLOVES and PROTECTIVE APRON, Wipe hands with SKIN WIPES, put off GLASSES and FACE MASK, Wipe hands again.

填写紧急医学事件报告单。
Fill in THE RECORD OF EMERGENCY IN FLIGHT.

卫生防疫包外包装标示（背面）

附录 3　紧急医学事件报告单

紧急医学事件报告单

<table>
<tr><td>航班号
FLIGHT NO.</td><td></td><td>机号
AIRPLANE NO.</td><td></td><td>日期
DATE</td><td></td><td>备降地
ALTERNATE</td><td colspan="3"></td></tr>
<tr><td>病人姓名
NAME</td><td></td><td>性别
SEX</td><td></td><td>国籍
NATIONALITY</td><td></td><td>年龄
AGE</td><td></td><td>证件号
PASSPORT NO.</td><td></td></tr>
<tr><td>座位号
SEAT NO.</td><td></td><td>目的地
DESTINATION</td><td></td><td>联系电话
TELEPHONE</td><td></td><td>住址
ADDRESS</td><td></td><td></td><td></td></tr>
<tr><td colspan="5">事件情况
EMERGENCY</td><td colspan="5">处理过程
PREPARATION</td></tr>
<tr><td colspan="5"></td><td colspan="5"></td></tr>
<tr><td colspan="2">证明人姓名
WITNESS</td><td colspan="3">地址/电话
ADDRESS/TELEPHONE</td><td colspan="2">国籍及证件号
NATIONALITY & PASSPORT NO.</td><td colspan="2">座位号
SEAT NO.</td><td>签名
SIGNATURE</td></tr>
<tr><td colspan="2"></td><td colspan="3"></td><td colspan="2"></td><td colspan="2"></td><td></td></tr>
<tr><td colspan="2"></td><td colspan="3"></td><td colspan="2"></td><td colspan="2"></td><td></td></tr>
<tr><td colspan="2"></td><td colspan="3"></td><td colspan="2"></td><td colspan="2"></td><td></td></tr>
<tr><td colspan="2">处理人员签名
NAME OF PREPARATION</td><td colspan="3">地址
ADDRESS</td><td colspan="4">联系电话
TELEPHONE</td><td>签名
SIGNATURE</td></tr>
<tr><td colspan="2"></td><td colspan="3"></td><td colspan="4"></td><td></td></tr>
<tr><td colspan="2"></td><td colspan="3"></td><td colspan="4"></td><td></td></tr>
<tr><td colspan="2"></td><td colspan="3"></td><td colspan="4"></td><td></td></tr>
<tr><td colspan="2">乘务长签名
PURSER</td><td colspan="8"></td></tr>
</table>

附录 4　医疗用品和药品、防疫物品清单

医疗用品和药品、防疫物品清单

航空公司名称：					机型/机号：			
负责配备的部门：					配备时间：	配备负责人签名：		
医疗用品或药品、防疫物品名称	规格	数量	配备时间	最后检查时间/检查人员签名	使用和补充记录			使用有效期
					使用时间	使用数量	补充时间和数量	